クラウディア・ブラック 著
斎藤 学 訳

性嗜癖者のパートナー
彼女たちの回復過程

Deceived:
Facing Sexual Betrayal,
Lies, and Secrets

誠信書房

ウイメン・オブ・ザ・ロッジ——

扉を開けて中に入り、自分の癒しを始めた人たち、そしてこれから来る人たちへ

あなたの飛翔を願っています

まえがき

光栄なことに、筆者は三十年間、嗜癖障害の分野で仕事をしてきました。この仕事を始めて間もなくアルコール嗜癖者とその家族に注目するようになり、処方鎮痛薬やコカイン、その他の薬物の嗜癖にも携わるようになりました。アルコール嗜癖者の子ども（未成年だけではなく成人も）と関わっていたため、この言葉が現れる前から共依存というものに気づいていました。何年間かにわたり、筆者の仕事は、さまざまな状況の家族を対象としたプログラムの設計と、その実施にまで広がっていきました。その間、嗜癖分野の発展に伴い、性的強迫症への注目がますます高まってきました。約十年前に初めて、性的裏切りに遭った女性たちのグループを担当しました。専門家としてのこの経験が、本書を書くきっかけとなりました。

この仕事を始めてすぐ、三つのことに気づきました。一つ目は、以前自分がアダルト・チルドレンと児童期性虐待のサバイバーに対応した経験がとても役立ったことでした。嗜癖者の妻や恋人たちは、嗜癖家族や虐待的家族、あるいは機能不全家族の出身であることが多いからです。二つ目は、女性の社会化が、このような関係で女性がとる行動の多くを強化していることです。疑わしい点を男性に有利に解釈する［疑わしきは罰せず*1］、自分自身を信じない、折り合う、自分のニーズを捨てて他人のニーズ、特に彼のニーズを尊重するなどです。三つ目は、アルコールや薬物の嗜癖者と性的行動化をする人とは多くの共通点を持っていますが、性的行動化をする人のパートナーであるのはもっと個人的なことであり、混乱をもたらす恥ずべき侮辱であるということです。筆者が関わった女性たちは、人生のあらゆるレベル（道徳的、霊的、感情的、精神的、身体的）において破壊的な影響を受けていました。

グループ治療において、大きな不安と絶望のなかにいる彼女たちが、信じられないほどの（専門家としても個人的にも畏敬の念を抱いてしまうような）勇気を出すのを目にしてきました。彼女たちは自分の感情や経験、疑問のほかにも、多くの羞恥や、怒り、混乱、恥辱を共有しながら、コミュニティを形成していきました。

彼女たちが絶望のなかから自己肯定感や自尊心、尊厳を獲得していくのを見てきましたが、それはこれまでの仕事で遭遇したことのないレベルのものでした。筆者が担当した女性たちが特別だったからでしょうか。そうかもしれません。でも、そうは思いません。経験した裏切りの本質と深刻な生育歴が、グループでは声を上げることができるという安全性と相まって、彼女たちはお互いに本来の自分でいることができ、自分自身に忠実でいることができたのです。彼女たちは団結し、大きな飛躍を遂げました。そして苦悶のあまり泣き叫び、怒っていました――とても激しく。彼女たちは笑い、愛し、支え合い、より笑うようになりました。それまで表現したことも経験したこともない形で愛し合い、支え合うようになったのです。彼女たちの共通点は、性的に行動化するパートナーを持っていることだけです。彼女たちのパートナーのなかには、回復中に強くなった人もいますが、本気で回復に取り組むことがなかった人もいました。それぞれどんな状況にあろうと、関係にとどまった女性もいれば、結局別れてしまった人も、そして不本意ながら離婚を経験した人もいます。それでも、皆それぞれ前向きに人生を歩み、治癒の過程で出会った他の女性たちのコミュニティから大きな恩恵を受けました。

男性が女性パートナーに騙《だま》されることもありますし、男女を問わず、同性愛関係において性的欺《あざむ》きを経験することがあるのはわかっていますが、性的強迫を伴うあらゆる種類の関係で、その微妙な差異や相違を論じることは現実的に不可能でした。すべての読者が本書に価値を見いだしますように。そして、治癒を始めることができるコミュニティを見つけられるように願っています。

＊1　本文中の［　　］は訳者による注釈です。なお、文献等の訳注は、脚注形式で示しています。

女性パートナーであるあなたのために、本書を書きました。あなたの旅に関わることができ、光栄に思います。自分は弱く、無防備だと感じている女性の回復力と精神力〔スピリット〕には、常に畏敬の念を抱いています。本書を読み進むなかで、あなたは自分の人生に起きていることを理解し、自分の経験を承認し、あなたに明晰さや、方向性、声〔言葉〕を与えてくれる道筋を見つけることになるでしょう。

自らを「ウィメン・オブ・ザ・ロッジ」〔ロッジの女性たち〕と呼ぶ女性たちの集いにようこそ。

クラウディア・ブラック

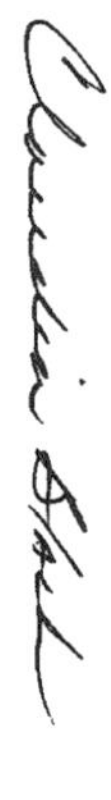

謝辞

自らの人生によって本書の執筆に影響を与えてくれた人たちのことを思うと，胸がいっぱいになります。最初に，性嗜癖者の女性パートナーのグループを主導するよう勧めてくれたパトリック・カーンズ氏とラルフ・アール氏に感謝します。専門家としても個人としても賜物であるこの経験に対し，感謝の気持ちを忘れることはありません。

長年にわたってウィメン・オブ・ザ・ロッジを担当してきた共同セラピスト，ダイアン・ディロン氏にお礼を申し上げます。ウィメン・オブ・ザ・ロッジは，心理療法の未開拓分野における刺激的かつ大変な経験でしたが，大きな喜び，謙遜，すばらしいチームワークを伴うものでした。同僚であり，親しい友人でもあるあなたから，多くのことを学びました。あなたの勧めもあって，本書を書きました。

嗜癖分野，特に性嗜癖分野には立派な権威が何人もおられ，その方々全員にお世話になりました。パトリック・カーンズ氏，ジェニファー・シュナイダー氏の先駆的な研究に謝辞を申し述べます。お二人は性嗜癖，共-性嗜癖問題についての最初の本を執筆し，現在のこの分野における研究の基本的枠組みを提示してくださいました。

六年間に多くの女性がグループに参加しました。数年間通った人もいれば，短期間参加した人，ただ来てみただけの人もいます。文字どおり，ありとあらゆる女性たちから，共-性嗜癖の苦しみと回復について非常に多くのことを学びました。生々しい感情，驚くべき勇気，見事な変身を目の当たりにしましたが，その過程で自分自身をより深く知るようになりました。共に泣き，笑い，触れ合い，愛し合った経験を片時も忘れることはありません。共に過ごした時間をいつも大切に思い，あなた方全員をずっと心にとどめています。

本書のために自分の話をしてくれた有名・無名の女性たちに心から感謝します。あなた方の貢献はすばらしいものです。また、自分の経験を語ってくれた男性たちにも感謝します。あなた方はかけがえのない貢献をしてくれました。全員にお礼を申し上げます。あなた方の物語を通して、他者の人生を褒《ほ》めたたえることができました。

長年のアシスタントであり、あらためてかけがえのない存在となったサンディ・クライン氏に謝辞を送ります。筆者に語られたままの物語を調整し、まとめ、守ってくれました。二年間、原稿の入力、修正、編集を際限なく行い、筆者にフィードバックを与え、重要な対話をしてくれました。

ジェリ・ニルソン氏に感謝します。あなたの理論的フィードバックは貴重なものでした。厳しい質問をして、筆者に発破《はっぱ》をかけてくれました。本書をさらに多くの女性を対象としたものにするという形で、女性パートナーたちの物語を受け入れてくれたのです。

またジーン・コリンズ氏、モーリーン・カニング氏、マリー・C氏にもお礼を申し上げます。時間を割いて非常に具体的なフィードバックをくださったことに感謝しています。

すばらしい女友だちにも感謝の意を伝えたいと思います。個人として専門家としてどこへ旅に出ようとも、あなた方、皆の魂はいつも共にありました。

性嗜癖とともに生きている女性に向けた本の必要性に迅速に対応し、熱意を持って筆者の仕事を受け入れてくれたヘイゼルトン社にも謝辞を申し上げます。担当編集者のキャシー・ブロバーグ氏のおかげで、この本を刊行させることができました。あなたの思慮深いアプローチに、そして感情的で複雑な主題を尊重してくださったことに感謝します。

最後に、三十年来の夫、ジャック・ファーヘイに愛を込めて感謝の意を伝えます。いつも筆者とその仕事を信じ、時間、情熱、本の内容とその形についての終わりのない対話を尊重してくれました。あなたは一番の支援者です。

本書を手に取ってくださった皆さんが，さらに大きな幸福につながる道を見つけることを願っています。

目次

序章

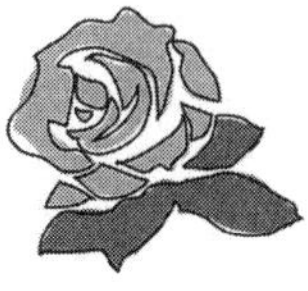

本書を手に取ったということは、あなたは自分のパートナーの性のことで、恐れや怒りを抱いているのかもしれません。パートナーの浮気のことで頭がいっぱいになっているのに、今度は別の浮気の疑惑が浮上したのかもしれません。彼がポルノを見ることにふけったり、ストリップ劇場で時間を費やしたりすることが多いのかもしれません。また、心当たりのないクレジットカードの領収書やEメールを見つけたのかもしれません。彼の性的行動化が表面化したか、あなたが気づいていなかった性行動を彼が告白したのかもしれません。**セックス・アディクション**［以降「性嗜癖」とする］という言葉を耳にしたことがあってもなくても、また、自分のパートナーがアディクト［以降「嗜癖者」とする］だと思ったことがなくても、あなたには彼の性行動をコントロールできないという認識があるのではないでしょうか。

もっと重大なものだという直感があっても、否認［精神分析的には「そこにあって視《み》えるはずのものを存在しないかのように扱う無意識水準の態度」を指し、意識レベルで行われる「否定」とは区別される］によって、あなたは行動を正常化してしまう可能性があります。自分の直感を信頼する必要があります。私の大切なクライエントがこのように言っています。「虫が知らせるときは、それを信じる必要がある」。パートナーの行動の程度を知らなくても（知らない可能性が高いと思いますが）、あなたは自分自身のために本書を読むべきです。最近あなたが発見、あるいは黙認、正常化したことは、「男はそういうもの」で済まされることとは限りません。多くの場合、彼の行動は嗜癖性、つまりリスクがあり、悪影響をもたらす可能性があるにもかかわらず、持続的で強迫性の高い反復行動になっています。彼の行動が強迫的かつ嗜癖的（筆者はこの二つの言葉を、相互に置き換えが可能なものとして使用しています）になっていても、治療可能です。ただ、あなたの治癒のため、また関係構築のためには、真実を認める必要があるのです。その真実はあなた、すなわちあなたの真実から始まります。

欺瞞と向き合う

性的裏切りに甘んじることは、欺瞞とともに生きることです。**デセプション**［以降「**欺瞞**」とする］とは、真実でないことを人に信じさせること、判断を誤らせ、裏切り、惑わし、欺《あざむ》くことです。あなたのパートナーが二人の関係の価値を損なうような性行動をとった場合、自分の行動を隠すためなら彼は何でもするでしょう。その過程で彼の欺瞞は、嘘や、真実を巧妙に隠したり、歪曲を伴うものになります。

ミスリードとは誤らせることですが、害を与える意図があるとは限りません。彼の行動にあなたを傷つける意図はないのです。おそらく彼は、あなたは気づかないだろう、気づいていなければあなたが傷つくことはないだろうと思い込むことで、自分自身を欺いているのです。

ビトレイヤル［以降「**裏切り**」とする］とは、相手に不利益や危険をもたらす不誠実のことです。この不誠実は、親密な関係を不平等なものにします。対等なパートナーシップではなく、「一段上」と「一段下」という関係にからめ取られ、あなたは一段下に置かれてしまうのです。正直さがなければ親密な関係は机上の空論になります。裏切りは親密な関係を危険におとしいれますが、危険な性行為や振られた恋人に逆上されるなどしては、あなたは身体的危険にさらされる可能性もあるのです。

惑わすとは、嘘を見抜いたり、正しい判断を下したりできないように、相手を導くことです。あなたのパートナーは、手品師のように騙す達人になってしまっているのです。

欺くとは、相手の感受性の高さや純朴さにつけこみ、惑わすことです。あなたのパートナーは、あなたの純朴さや彼を信じたいと願う気持ち、真実を知ればどうなるのか恐れる気持ちを何度も利用してきたのです。

本書は、性的裏切りに遭っているあなたを承認し、希望を与えるものです。はっきりとはわからないものの、パートナーが何らかの形で性的行動化をしていると疑っている、あるいは何かがおかしいと感じているが、それが何なのかわからないため気が狂いそうになっているあなたの感情を、正常化するものです。同じ道を歩んできた他の女性たちと出会い、彼女たちの物語を聴くことで、あなたは自分が一人ではないことを知り、恥は軽くなります。そして、被害者の役割をとる必要がないことを悟るのです。性的強迫症を嗜癖障害だと知れば、彼の行動は（許されるものではありませんが）理解できるものになります。あなたがこの関係を結んだのは偶然ではないこと、そして生まれ育った家庭の問題が、あなたのパートナー選択と行動にどれほど強い影響を及ぼしているかがわかってきます。切迫した問題に対する答えを得て、あなたは自分に力を与える手段を知ります。関係を続けられるかどうかの保証はありませんが、強さや方向性、支援を得る道は見つけられるので、あなたがどんな選択をするとしても、それは内面の知性と誠実さによって選ばれたものになるでしょう。

各章の内容

第1章からは、性的裏切りに直面した六人の女性の物語を追っていきます。彼女たちは自分の言葉で、最初に問題に気づいたときから回復した現在までを語ります。彼女たちは、筆者が初めて主導した女性パートナーたちのグループの一つに参加していました。これは、親密な相手の性的行動化に取り組む女性パートナーたちを対象としたグループで、メンバーは自分たちを「ロッジの女性たち」と呼ぶようになりました。彼女たちも今のあなたと同じ境遇にいたことがあるので、彼女たちの声は、あなたを承認し、希望を与えるでしょう。彼女たちは、それぞれさまざまな方法で治癒と回復の道を見いだしたのです。その道は、夫やパートナーの性的裏切りと行動化に直面し助けを求めていた、他の女性たちのコミュニティのなかにありました。この六人の女性の物語と人生は真実ですが、匿名性を持たせるため、名前や身元に関する情報は変更してあります。本書は彼女らの物語に加え他の女性たちの物語も紹介しており、さまざまな回復体験に触れることができます。このような女性たちについては、名前は出さずに**共嗜癖者**と示しています。あなたは**嗜癖者**の声も聴くことになります。回復中の女性たちの声に耳を傾けるのが有意義であるように、男性たち、つまり**嗜癖者**が自分の嗜癖と嗜癖行動について話すのを聴くのも意義があります。

あなたがこれから出会う女性たちは、自分の行動と思考を**共依存**と呼び、自らを**共嗜癖者**またはCOSA［共セックス嗜癖者］と呼んでいます。これらは自助グループや文献において広く確認されている一般用語であり、多くの治療専門家にも使用されています。これらは女性たちが進んで受け入れたものではなく、実際、最初のうち多くの女性はこれらの用語に抵抗を感じ、困惑していました。やがて彼女たちは、これらが自分たちに力を与える言葉であることに気づいたのです。

共依存という言葉が使用されるようになったのは一九七〇年代後期でした。当初は嗜癖者のパートナーを表す言葉でした。時間とともにその意味が広がり、嗜癖家族で育つことによって身についた行動パターンを表現するものになりました。後にこれらの行動パターンは、機能不全の、恥を基盤とした家族システムのなかで育った人にも見られることが認識されました。共嗜癖と**共セックス嗜癖者**（COSA）というラベル［レッテル］には、共依存の力動［ダイナミクス］という意味も含みますが、それだけではなく、パートナーに関する具体的な問題に取り組むものでもあります。これらのラベルは、あなたのつらい感情、否定的な思い込み、自滅的な行動の意味を（言葉で）表現するものだと思ってください。また、自分の否定的な信念を、自分を向上させる信念に変えていくための新たな道を切り開き、感情と力を与える［エンパワリング］行動の大切さに気づくチャンスと考えてください。共セックス嗜癖者、共嗜癖、共依存という言葉は、治癒と回復に向かおうとするあなたを支える言葉なのであって、あなたをとがめたり、恥をかかせたりするものではありません。これらの言葉をあなたの治癒の障害にしないでください。自分が望まないラベルを付ける必要はありません。今はただ、あなたの新しい言葉となる可能性のあるものを受け入れるようにしてください。

第1章　あなたは一人ではない

「なぜ私がこんな目に遭うのか」「どうして彼はこんなことができるのだろうか」。あなたは六人の女性（テレス、ヴァネッサ、ジャック、サラ、マイテ、ジェニー）と出会います。どの女性も、ポルノから複数の浮気、サイバーセックス、売春まで、パートナーのさまざまな性的行動化に直面しました。二人の絆、愛、信頼関係を裏切られただけでなく、彼女たちは法的問題、パートナーと他の女性との間にできた子ども、そして性感染症［ＳＴＤ］に直面し、自分の子どもを抱えてパートナーの行動にどう対処するかを突きつけられました。これらの女性は皆、怒り、おびえ、このことが自分の親密な関係に対し何を意味するのか困惑していました。

第2章　真実と向き合って

「こんなこと、ありえない」。あらゆる嗜癖障害と共嗜癖、すなわち嗜癖障害とともに生きることで形成される、自己破滅的な思考と行動の中核である否認を探ります。合理化と過小評価をしているのは、あなただけではないことがわかるでしょう。共通の問題として、自分のパートナーをコントロールしようとすること、常に頭がいっぱいになっているために人生が手に負えなくなっていること、激しい怒り、遠回しの怒り、イメージ〔印象〕操作について考えます。あなたが経験しているかもしれない感情のジェットコースターが明らかになり、自分の置かれた状況がもたらす苦痛からどのようにして身を守ってきたのかを知り、また自分が常に悲嘆状態にあることがわかるでしょう。感情的に自分自身を切り離す方法について振り返る機会が得られるのです。嗜癖とともに生きることからくる慢性的なストレスは健康問題を引き起こすことが多いのですが、このストレスについても説明します。

第3章　彼の行動はあなたとは無関係

「なぜ彼はやめようとしないのか」。嗜癖者とその行動への注目は、本来あなたの共嗜癖が持っている側面です。そのため、本書の冒頭ではあえて嗜癖者に焦点を当てていません。注目すべきは、あなたなのです。あなたは回復する資格がありますが、あなたの回復は、彼の回復の上に成り立つのではありません。本書が伝えているのは、回復プロセスを自分のものにすることで、苦痛に対する答えを見つけられるということです。とはいえ、彼の行動を理解するのは重要です。本章は、一部の人にとって、性行動がどのようにして嗜癖となりうるのか、物質依存やその他の行動嗜癖と性嗜癖の類似性、多重嗜癖およびうつの可能性、嗜癖の神経科学などを理解するのに役立つでしょう。嗜癖は、その人の人生を支配する強迫的行動と定義されます。嗜癖者は悪影響があるのにその行動を続け、その不健康な行動を維持・継続するために、自分の最も大切なものを犠牲にすることさえ厭《いと》わなくなります。この説明のいずれも、あなたのパートナーの行動を弁解しているのではありません。なぜやめることが彼にとってそれほど難しいのか、なぜ専門家やセルフヘルプ・プログラムによる適切な治療を求めることが彼の行動化を止めることにつながるのか、理解する手助けをしたいと考えています。

第4章　こうなったのは偶然ではない

「この状況になじみがある気がするのはなぜだろう」「こんな目に遭うなんて、私が何をしたというのだろう」。はっきりさせておきます。あなたがこんな目に遭ういわれはないのです。不当な扱いを受けて当たり前の人などいません。パートナーの行動の責任を負う必要はありませんが、あなたが嗜癖者と親密な関係にあることは偶然ではありません。本章であなたは、生まれ育った家庭での傷つきが、どのようにして親密な関係をまたげるのかがわかるでしょう。見捨てられと外傷［トラウマ］の繰り返しが語られます。自分が内に持っている性に関するメッセージが、どのような形で今のあなたの人生に影響を及ぼしているのかを考えるきっかけが得られます。あなたは嗜癖者と共嗜癖者の間で当たり前のように生じるお定まりの「嗜癖ダンス」［両者が互いに相手の動きを支え合う］を目の当たりにし、家族がこれまで繰り返してきた脚本があなた方二人に及ぼす影響を認識することになります。過去に向かって語りかけ、まだ済んでいない悲嘆の［グリーフ］ワークを完了させる必要があることを認識すると、あなたは自由に回復に取り組み、現在の親密な関係のなかにいられるようになります。あなたの共依存的資質の特徴とその源となっているものの両方を認識することで、治癒のための方向性を見いだすことができるでしょう。

第5章　そのことを知る

「とどまるか、別れるか」「私たちの性生活があるのにそんなことをするなんて、一体どういうことだろう」「彼を愛しているなんて、自分はどうかしているのだろうか」。パートナーの行動は、さまざまなところから発覚します。突然のこともあれば、うすうす気づいていた場合もあるでしょう。本章では健全な開示のモデルを示し、「滴下効果」［時間の経過に伴い、情報が少しずつ出てくること］について説明します。これは多くの共セックス嗜癖者にとって、大きなショックと苦しみを伴う時期です。そこで自分の状況について理解を深めることができるまで、一歩前に踏み出す手助けをします。彼の行動の発覚に伴い、あなたはたくさんの疑問と問題を抱えることになります。とどまるか別れるかにかかわらず、開示の直後に性的な関係を持つという問題について、また、このような状況にもかかわらずあなたが彼を愛してしまう理由について論じます。治療的別居という、何組かのカップルが最終的に関係の支えになったと認めた手段のもつ意味を紹介します。同じような状況に置かれたとき、他の人はどんなふうに対応し、どうやってこのような問題の解決方法を見つけたのかを知ることで、あなたは自分を認め、進むべき方向が見えてくるでしょう。

第6章　子どもたちに何を話すか

「子どもたちはどこまで知る必要があるのだろうか」「子どもたちがもう何かに気づいていたり、疑ったりしていたらどうしよう」。あなたが親なら、このように自問していることでしょう。自分の子どもと性嗜癖行動にまつわる話をするのは、親ならたしかに直面したくない状況です。親が自分の秘密や苦痛、子どもに対する裏切りを子どもに打ち明けたいと思うことはまずありません。親は子どもを苦痛から守りたいと願っていますが、残念ながら家庭内に嗜癖があると、それは不可能になります。あなたは**嗜癖**という言葉を使用するのを恐れ、子どもがその言葉をどんなふうに思い描いたり、解釈したりするのか心配しているかもしれません。本章は、あなたとパートナーの間で起きていることについて、さまざまな年齢の子どもたちと話し合うための方法に関する情報を提供します。さらに、回復があなたの親としての機能に与える影響についてもお話しします。

第7章　癒しのとき

「自分にコントロールできないことを何とかしようとしたり、コントロールしようとしたりすることで、何を犠牲にしているのか」「影響を与える力が自分にあるのだろうか」「再発して、彼がまた行動化を始めたらどうしよう」「助けを求める覚悟はできているだろうか」。あなたが経験している悲嘆〔グリーフ〕プロセスについての話をさらに進め、無力であることとどうにもならないことに注目し、境界について取り上げます。境界は、あなたの回復プロセスに不可欠です。この傷つきやすい時期に、より大きな安全と安心をもたらすゆずれない境界という概念を紹介し、頭の中だけで生活する習慣（没頭しすぎているため、理路整然と考えることができません）を和らげる方法を伝えます。あなたは、自分の人生に充満しているさまざまな感情に対する承認を得るでしょう。ロッジの女性たちは他の女性とつながった経験を分かち合い、光を照らす手助けをし、あなたが希望を見いだせないときに希望を与えてくれます。あなたは一人でこの作業をしたいとは思わないでしょうし、一人でする必要もありません。この道をあなたと一緒に歩いてくれる人たちがいるのです。

第8章　平安を見いだす

「彼を許せるだろうか」「許したいと思っているのだろうか」。許すと言っても、自分の声を上げ、苦しみを嘆き、自らの不公正を認めたうえでなければ、回復の話はするけれども回復の道は歩みたくないということになります。感情に正直にならなければ、心からの許しには至らないのです。ロッジの女性たちと筆者が話すのは、私たちが許しと考えているもの、そしてパートナーと自分自身に対する許しを見いだす方法についてです。彼女たちは、自分の治癒には霊的導きが含まれると悟りました。すでにそれぞれの信仰に慰めと支えを見いだし、信仰に入っていた人もいますが、宗教と霊的導きを区別せざるを得ない人もいました。ハイヤーパワー〔個人の力を超えたところで働く超自然的な影響力。キリスト教徒であれば〝ゴッド・パワー〟〕とのつながりに大きな平安を見いだし、精神修養を伝統的でない方法で行う人もいました。特定の信仰や信条を持っていてもいなくても、あなたはここで語られることにただ耳を傾けてください。

第9章　ロッジの女性たち

「自分の現実を信じ、それを言葉で表現してください」。回復は、ロッジの女性たち全員が取り組む旅なのです。この章で彼女たちは、自分が回復のプロセスのどこにいるのかを語ります。彼女たちはもう危機的状態にはなく、恥に満ちた人生を送ってはいません。パートナーがどんな行動をとろうと、自分は大丈夫だと言える場所と安全を与えてくれるものを見つけたのです。彼女たちは、情緒的孤立から抜け出し、自分の秘密と恥を捨てて自分のなかに美しさと力を見いだせるように、あなたを誘導してくれます。

本章のおさらい

各章の最後に、あなたに考えてもらうための質問と考え方を示してあります。正解も誤りもありません。それぞれの章を読み終わったときに取り組んでも、本書を読み終えた後にまた戻ってもかまいません。自分の考えを紙に書くと、必要以上に分析的になったり頭では理解したつもりになってごまかしたりすることがなくなり、自分の感情と真実とのつながりを強めることができるので、必ず答えを書くことをお勧めします。これらの考え方と質問は、回復中の他の女性やセラピストとの分かち合い［シェアリング］を始めるのに適した構成になっています。

推薦図書

治癒過程における重要なツールが読書です。性的強迫症と共嗜癖に関する本だけでなく、共依存についての本や、嗜癖とともに、また性的あるいは身体的虐待を受けて育つことについての本を読むことが大切です。心の癒しについての本や霊的導きに関する本も有益です。推薦図書の一覧を掲載しましたが、是非とも書店のセルフヘルプのコーナーを見て回ったり、回復中の他の女性たちに何が役に立ったか尋ねたり、セラピストに聞いてみたりすることをお勧めします。

次の段階に進む

性的裏切りと欺瞞は大きなショックですが、回復中の人たちは、最終的には自分の過去から意味を見いだし、治癒の過程で恩恵を見つけることができるのです。率直かつ積極的になることで、あなたは次の段階に進み、癒しを得ることができます。あなたが感じている情緒的孤立と恥は軽くなり、不必要な防衛を手放すようになるでしょう。隠蔽工作としての偽りのプライドとイメージ操作の必要はなくなります。完璧主義は脇に追いやられます。あなたはうつや不安、自分の嗜癖障害に対する援助を進んで求めるようになります。防衛的な感情表現を捨て、自分のニーズと気持ちを明確に表現できるようになるでしょう。敬意を込めて話し、話を率直に聴くようになります。境界はあなたの命綱となり、保護と安全を与えてくれます。あなたの自己評価と自己受容は成長を遂げ、自己愛が健康な境界に導いてくれます。あなたは自分の直感に耳を傾け、信頼し、自分の認識を信じるようになります。あなたが自分の居場所を見つけるのに伴い、これらのことがすべて実現するのです。本書からすべてが始まることを願っています。

第1章　あなたは一人ではない

なぜこんな目に遭うの？　どうして彼はこんなことができるの？
彼は私を愛してないの？　どうしよう？
どうすれば、頭がおかしくならずにこのことを秘密にしておけるの？

雑誌を手に取っても、テレビをつけても、ポップ・ミュージックを聴いても、セックスや親密性、関わり、裏切りというテーマが氾濫しています。独身でいることは楽しくてわくわくすることのように描かれますが、ほとんどの人にとって最終的な目標は、カップルの絆［カップルシップ］を築くことです。しかし、親密性と約束については混乱があり、性的な裏切りは私たちの文化にあふれています。

ほとんどのカップルには、既婚、未婚にかかわらず、セックスはお互いの間にとどまるものだという、言葉あるいは暗黙の了解があります。お互いに心を通じ合い、相手のニーズと境界を尊重するのです。二人は無条件の愛を望んでいますが、オープンに話し合うために必要な条件があることもわかっています。残念ながらこれらの了解と期待は、多くの人々の間でうわべだけのものになっています。多くの女性のカップルの絆は、パートナーの強迫的な性的行動化［衝動的で病的な性行為の反復、性倒錯（たとえばポルノサイトへの熱中）など］の結果、欺瞞や嘘、誤った認識に侵されています。

今日、あらゆるコミュニティのあらゆる場所で、女性はパートナーの性行動の繰り返し［嗜癖性］に悩まされています。夫が結婚式の数日後に別の女性と浮気していたことを知った十九歳の若妻は、夫のことを何もわかっていなかったことを思い知ってショックを受けます。両親から離婚するよう説得され、そのほうがいいかもしれないと思うようになりました。

二人の子どもを持つ女性の夫は、勤務中にインターネット・セックスにふけったため失業したばかりです。かねてから夫の行動を不審に思っていましたが、それは家でも同じことをしていたためだと、急に思い至りました。

二人の子どもを持つ三十八歳の母親。高卒の学歴しかなく、働いた経験もありません。これまでは夫の浮気の噂を信じないようにしてきましたが、夫はポルノ捜査網にかかって逮捕され、新聞で大々的に報道されてしまいました。

夫が仕事であちこち飛び回っていることに疑惑を持ち、気がおかしくなりそうな専業主婦。ホテルに滞在している夫に電話をしたところ、後ろで女性の声がしました。夫はルームサービスだと言います。ここ数カ月、受話器を取ったとたんに切れる無言電話が続いています。夫に問いただしても、彼女が精神的に不安定であり、過去に前夫に対する信頼の問題を抱えていたことを突いてきます。

夫の慢性的わいせつ行為に対し、恥と困惑を隠している四十七歳の女性。子どもたちが父親の窃視症を知ってしまうことを恐れています。もう窃視はやめたと思っていたのに夫は逮捕され、今度は事件が表沙汰になりそうです。

四人の孫を持つ六十五歳。夫は四十五年間、浮気を繰り返しています。最近発覚した浮気も今までと同じようなものでしたが、もうがまんの限界です。

実際あなたがこれらのどの女性であったとしてもおかしくありません。あなたには子どもがいるかもしれないし、いないかもしれません。自立するためのお金があっても、その関係にとどまっているのかもしれません。離れたいのに経済的にパートナーに頼っているので、選択肢が限られているのかもしれません。あなたは何らかの信仰を持っているのかもしれません。信仰は方向性を示したり、安らぎを与えたりする場合もありますが、宗教に縛られてしまい、身動きがとれないと感じることもあるでしょう。あなたが所属している民族性や文化は、自分を傷つける屈辱的な行為をあなたが否認し、それが普通であるかのように振る舞うのに一役買っているかもしれません。反対に、激しく混乱しているときに力を与え、支えとなる可能性もあります。もしかすると、このような状況におちいることは、あなたの家系の伝統なのかもしれません。あなたの家系の女性たちは何世代にもわたって、夫の性的行動化を否認し、がまんし、合理化してきたのです。あなたが誰で、どんな経歴の人間であろうと、あなたの愛する人や、あなたを愛していると思う人、あなたが結婚などの誓約を結んだ人との関係において、彼が続けてきた性的行動化を知らされるのは、大きな裏切りです。

知ってほしいのは、あなたは一人ではないということです。このつらい状況から抜け出す道はあるのです。嗜癖分野での三十年間にわたる私の職務経験から、かつてこの道を歩いたことがあり、これから一緒に歩いてくれる他人と知り合うことで、癒しがあなたに訪れると信じています。本書を読めば、勇気を奮い起こして真実と向き合い、誰かの行動に反応して生きるのではなく、自分にはもっとましな人生を送る資格があると信じた女性たちの声を聴くことになるでしょう。この女性たちは勇気を出して秘密から抜け出し、方向性を探り、そうすることで希望を見いだしたのです。この人たちはわずか一握りの人々（今のところ大部分が女性ですが男性もいます）ですが、勇気を出して、共感できる誰か探し求めるための助けを得た人々です。セルフヘルプ・グループや治療的サポート・グループにおいて、彼女たちは自分の経験を見直し、自分の声を取り戻し、自分にとっての真実を話すための支援を得て、自分の価値観を信じることを自身に許します。恥と苦痛から解き放たれた彼女たちは、同じような道をたどり、よく似た生育歴を持っていることの多い他の女性たちのコミュニティのなかで、自分の力を実感するようになりました。彼女たちはこのコミュニティを「ウィメン・オブ・ザ・ロッジ」「ロッジの女性たち」と名づけました。

コミュニティには多くの意味がありますが、彼女たちにとっては居場所とつながりを意味します。彼女たちは共感できる女性を見つけ、女性たちは知識を与え、彼女たちの心の弱さを受け入れてくれます。どんなコミュニティもさまざまな人と問題を抱えていますが、危機にあるときは助け合うために、回復したときには祝い合うために集まります。一人で、また力を合わせて未知の感情的・関係的領域に進むにつれ、彼女たちはお互いのセーフティ・ネットとなるのです。「ロッジの女性たち」は人によってさまざまな意味を持つ言葉ですが、「ロッジ」は、火にあたっているような暖かさが感じられ、安全を与えてくれる建物であり、そこに集まり、共に過ごすことを意味します。この安全な場所で彼女たちは力を与えられ、強さを身につけたのです。そして幸福感をつちかう笑い、喜び、希望、つながり、人生の方向性を見いだしました。健康と幸福を求める旅が始まったのです。

あなたは自分のコミュニティがどこにあるのか、まだ知らないかもしれません。怒りや苦痛、恥があまりにも大きいため、自分がコミュニティを求めていると思っていないのかもしれません。でも、本書を手に取った以上、あなたもまた承認や援助、方向性、希望を求めている、勇気ある人だと信じています。ここからコミュニティが始まります。あなたは健全と幸福を探す旅に出ることができるのです。

ロッジの女性たちに出会おう

テレス

結婚して五年が経ったころ、私は夫が日常的にネットでポルノを見ていることに気づきました。なぜ夫がそんなことをしているのかわかりませんでした。いつもベッドでは彼を喜ばせようとしていたからです。泣きながら夫に、それが間違ったことだと訴えたのを覚えています。なぜ私では不満なの？　必死でそれが恥ずべきことだと夫に思わせようとしましたし、実際にそうなったと思いました。けれども、彼は自分の行為を隠すのがうまくなっただけでした。定期的にEメールやウェブサイト、車の中のものや郵便物を見て、[夫がまだポルノを見ていることを]突き止めました。そのたびに、聖人ぶっては、厳しい母親のように彼を叱りつけました。神様から見れば偽善者だと彼をののしり、駄目な親だという彼の罪悪感を利用して、完璧な家族のように教会に通いました。

私は鉄拳を振るって家を仕切っていましたが、世間にはいつも笑顔を向けていました。子どもたちはかわいかったし、どこへ行くにも完璧な家族のように外面を取りつくろっていました。夫は私が抱いている理想の家族にふさわしい人でした。面白くて、ハンサムで、教会に通い、絶対に私と対立することはありませんでした。私たちの間では「絶対に対立しない」ことが不可欠な要素でした。もちろん当時それがわかっていたわけではありませんが、本当に自分は支配者でした。自分に刃向かってくる人には対処できなかったのです。それは私にとって大きな脅威でした。職場では、夫はいつも従順でいい人でした。権威を恐れるのと同じように私を恐れていました。自分たちのことを注意してみる余裕がなかったからか、あるいは完璧な家族像が壊れると思ったからなのか、当時はこのことがわかっていませんでした。完璧さに弱さやもろさは必要ないからです。

そして際限のない質問魔にもなりました。インターネットを見ていたのではないか、自分の女友だちを魅力的だと思うか、なぜ魅力的だと思うのか、自分は夫の同僚の女性よりきれいか、ひっきりなしに彼に尋ねていました。こんな質問をするのは、彼が性的な意味で一緒にいたいと思っているのは私一人であり、他人など必要ではないと何とかして信じたかったからでした。自分の性的魅力を誘惑に使いましたが、私は二人の性生活を完全に支配していて、セックスを避けるための言い訳に子どもや病気を使うことがよくありました。

もうポルノを見ていないと思って私が安心すると、夫は元に戻ってしまいます。気がつくと、自分も不倫をしていました。一人だけだったのですが、自分は間違っていないという気持ちでした。ただ、夫はなぜこんなことをしたのか理解できなかっただけでした。本当に腹が立ちましたが、彼に対する私なりの仕返しの方法は、お金を使うことでした。衝動買いを続け、彼が何か言ってくるのを待ちました。でも彼は何も言いません。言わないだろうと思っていたし、その理由もわかっていました。

今なら自分がコントロール・フリーク［支配することに囚われている人］だったとわかります。イメージこそが私の人生のすべてでした。夫を愛し、この結婚生活を心から望んでいました。私たちの人生はおおむね良好なものでしたが、こんなふうに秘密の生活を送っていたのです。最終的には、教会を通じて、性嗜癖についての知識のある人から援助を得ることができました。私たちは二人とも、彼の行動が嗜癖であると知ってほっとしたのです。このことは、恥をほとんど取り去ってくれました。でも、これは彼の嗜癖であって、作業［ワーク］を行う必要があるのは彼なのだと思っていました。結局、私が道徳の基準だったのです。私は学校や教会、子どもたちのことで手いっぱいでした。彼が自分の問題に取り組んでいるのはうれしかったのですが、私には共依存の特徴があり、これに取り組む必要があると本当に理解するまでにはしばらく時間がかかり、その間に何度か再発がありました。

共依存を示す行動はいろいろありますが、テレスが正直でいられなくなった原因としては共依存の特徴である、完璧主義、コントロールの必要性、権利意識が挙げられます。彼女の完璧主義において重要なのはイメージで、テレスは笑顔を絶やしませんでした。彼女はできる限りコントロールしようとしましたが、夫婦関係の機能不全に拍車をかけただけでした。彼女は黙って罰を与え、罪悪感を誘いました。権利意識の下、自分も他人も傷つける行動をとりました。でもテレスは、それは全部夫の問題だと考えていたのです。

ポルノへのアクセスや、**サイバーセックス**として知られるバーチャル・セックスへの参加を目的とするインターネットの使用は、異常な速さで増えています。一部の女性は、他の行動に比べればインターネット上のセックスのほうがましだと言い切ります。ですが、その行動が嗜癖によるものである場合、浮気や買春、自慰［マスターベーション］、ポルノによって繰り返し行動化する夫やパートナーを持つ他の女性と同じように、裏切られたという気持ちや屈辱、恥を、テレスのような女性は感じるのです。

文化によってポルノや自慰が持つ意味合いはさまざまなので、何が正常で健全なのかについて混乱を招いています。一部の文化は自慰を自然な快楽追求行為とみていますが、別の文化はこのような行為を認めていません。また、一部の文化はポルノを青年期、成人期の正常な要素と考えていますが、別の文化は道徳的に判断をし、ポルノが女性の物象化をうながすと考えています。このように混乱した意味を持つせいで、女性パートナーたちはこのような行動化に気づいたとき、相反する感情を経験するのかもしれません。

いずれにせよ、これらの行動が強迫的であることが問題だ、ということに留意してください。実際、自分のパートナーが強迫的にポルノや自慰にふけっていたら、夫に自分の他に親密な女性がいるのと同じような気持ちになるでしょう。ただ、非難する生身の相手がいないだけです。混乱し、罪悪感と恥辱にさいなまれ、自分の魅力を信じられなくなるかもしれません。そして、怒りと恐怖を覚えるかもしれません。

他のあらゆる強迫行動と同じで、強迫的に自慰を繰り返していたり、サイバーセックスにはまりすぎている場合は注意してください。これらの嗜癖からは回復する可能性があるのです。自慰は自らが燃料となる炎です。身体的快楽があるため、この行為はそれ自体を強化します。人は気分が良くなることを繰り返し行うからです。強迫行動によって嗜癖者は、貴重な仕事時間や家族の時間、社交の時間を失います。ポルノやサイバーセックスに費やす時間が増えるほど、その男性は孤立を深めていくのです。

C・S・ルイスは、花嫁のハーレムを空想しながら自慰を行う男性のことを書いています。このハーレムは、彼が外出し、本物の人間と交流するのをさまたげています。このハーレムがもたらす大きな利益を考えてみましょう。いつでもアクセスでき、常に従順で、何の犠牲も適応も求めないうえ、本物の人間ではかなわない性的・心理的魅力に恵まれています。「これら幻の花嫁に囲まれた彼は、常に崇《あが》められている完璧な恋人であり、利他性を要求されることも、虚栄心の抑制を課されることもない。結局、この幻の花嫁たちは、彼がますます自分を崇拝するようになるための媒体にすぎない[*2]」。

●ヴァネッサ●

　夫とは大学で知り合いました。彼は私の理想の人でした。魅力的で、聡明で。私にとって一番重要だったのは、彼が私を崇拝し、理想の人だと信じ、必要としていることでした。私は人を助け、世話をするのが好きでした。彼と私はすばらしいペアでした。一匹オオカミの彼は自己肯定感［今のままの自分でいいという感覚］が低く、反対に私は表面的には自信に満ちていて人気者。クラスでは一番で、すべて順調でした。彼は失意のなかにあり、誰かの助けを待っていました。そして私は、いつも誰かを救う機会を探していました。彼は私の指導の下で優れた能力を発揮し、自分では想像したこともないような成功を収めました。二人とも自分たちの出した結果に胸を躍らせました。悲しいことですが、このことは関係を築くための土台とはなりませんでした。彼は詐欺を働いたような気がしていて、（ずっとそうしてきたように）性的行動化によって対処したのだと思います。私は彼の業績によってさらに自己評価を上げ、ますます自分を偉大に感じるようになっていきました。私はキャリアの階段をかけ上がり、夫のプロジェクトも順調でした。自分の空想の世界ではすべてがうまくいっていたのです。私は完璧な人生を送っていました。

　私は刺激に満ちた生活を送っていました。仕事とパーティに明け暮れていたのです。私の両親を仕事嗜癖

＊2　Lewis, C. S. (2007) *Collected Letters of C. S. Lewis*, vol. 3. New York: Harper San Francisco. pp.758–59.

のモデルとして、頂点に上りつめるために時間とエネルギーを絶え間なく注ぎ込みました。多くの時間と努力を自分の利益と活気あるパーティに費やしても私が気づかなかったのは、仕事に追われ、相変わらず一匹オオカミを標榜していた夫が、別の用事、つまり他の女性たちで忙しくしていたことです。私たちの関係を無傷のまま維持するためには自分は不十分なのだと思い込んだ彼は、想像しうる限りのあらゆる形の性的行動化によって、不全感を自分で治してきたのです。強迫的な毎日の自慰、サイバーセックス、出会い系サイト、そして一夜限りの関係から長年にわたる不倫まで、またインターネット上で引っかけた見知らぬ女性から同僚、出張先の街々にいるなじみの女性、そして売春婦まで、種類も相手もさまざまな浮気。リスクを伴うセックス、公共の場所での無防備なセックス、自宅でのセックス、バイセクシャル経験、他のカップルとのセックス。それは持続性・進行性のものでした。

こんなことが起きているのに、おめでたいことに私は気づいていなかったのです。原因の一つは、生まれ育つなかで対処機能として身につけた否認、そして仕事嗜癖と多忙で派手な生活に囚われていたせいでした。子どものころ、私は非常に飲み込みが早く、成績はオールA、態度は従順、人当たりのいい性格で、優秀な生徒でした。本気で取り組んだことは、ほとんど全部うまくできました。何が私をそこまで駆り立てたのでしょうか。自分がちゃんとしていることを証明する必要に駆られていたのか、それとも受容と承認に対する強い欲求か、自分は十分ではないという生まれ持った基本的信念でしょうか。実際は、私の家族は根本的に壊れていたのです。私を育てた両親は、沈黙と恐ろしい怒りが支配する、愛のない、仕事嗜癖の結婚生活を送っていました。幼いころから自分は価値のない人間で、男性から虐待を受ける運命なのだと思い込んでいました。このことは、私の人生の二重性、つまり完璧に見える外側のペルソナと壊れた内側によって何年間も現実となっていたのですが、それをずっと後押ししていたのが、自分は不十分だという基本的信念でした。

今では、自分と同じような大物の詐欺師を配偶者に選んだのだとわかります。私たちは嗜癖夫婦の究極のダンスを踊っていたのです。このダンスでは、私はできるだけ速く走って、楽しくて刺激的な生活を送り、不満だらけの夫婦関係という現実に気づきませんでした。そしてある日、息子の出生の前、私は性感染症（ＳＴＤ）にかかっており、この感染症は自分とお腹の赤ちゃんの健康を脅かすものだと告げられたのです。これがきっかけとなって、夫は自分の行動の一部を話しはじめました。幸い帝王切開を受けることができたため、生まれた赤ちゃんは健康で、私も治療を受けることができました。子どもは、夫にとっても私にとっても転機となりました。お互いに、永遠にこんな生活を続けることはできないし、変化が必要であることはわかっていました。

今お話ししたヴァネッサ、そして次に紹介するジャックは、三十代の専門職の女性です。彼女たちは仕事上の自分の業績に、大きなプライドを持っています。仕事は二人にとって、主な自己肯定感の源です。忙しくしていることは、女性が否認のなかにとどまろうとする際の一般的な防衛です。減速することで、彼女たちは自分の感情を分析し、意識のうえでは些細《ささい》なことに思えるパートナーの行動の微妙な意味を、じっくり考える時間を手に入れることができます。

ヴァネッサの仕事嗜癖、パーティ三昧《ざんまい》の申し分のない人生というイメージは、すでに強迫的な性行動におちいっている人と交際する選択をしたことに気づくという彼女の認知力を上回っていました。そのため彼女は、夫が問題を抱えているとはっきりと認識してショックを受けたのです。ジャックの場合は、最初のデートで何らかの性的問題を示す兆候がはっきりあったのに、すぐに自分を疑い、相手の都合のいいように解釈してしまいました。ジャックの例が明確に示しているのは、あるレベルですぐにそれと気づいた女性が、深い恥と恐れの瞬間を経験し、懸命にそれを無視してしまうということです。この二人の女性が後になって気づいたのは、原家族の力動［家族を全体としてとらえた場合の家族内の相互作用］が、ほとんどが不健全な自分の対処能力に影響を及ぼしていることでした。性嗜癖者［セックス依存症者］のパートナーは、嗜癖的だったり虐待的だったりあるいは機能不全の家族システムのなかで、育っていることが多いのです。

ジャック

「テレビをつけて」と命令する声が頭の中で聞こえました。いつもは自分の声に耳を傾けることも、家にいて『オプラ・ウィンフリー・ショー』を見ることもありませんでした。あんなくだらない番組を見ているのは、救いようのない人たちだと思っていました。でも頭の中の声がしつこく続くので、部屋から出る途中でソファー越しにリモコンを取ってテレビをつけました。くだらない、情けない人たちという私の予感どおり、夫が浮気するだとか、ポルノを観るだとか、その他いろいろな安っぽい下流社会の出来事を女性が話し、泣き言を言うのが聞こえました。こんなばかばかしい番組を見る必要はありませんでした。でも私の足はその場にくぎづけになり、手はリモコンの電源ボタンを押そうとしなかったのです。私は話を聴こうとソファに寄り掛かりましたが、すぐに座って楽な姿勢になり、耳を疑いながらも何組かのカップルが性嗜癖を抱えて生きることについて話すのを聴きました。「ふぅーよかった。私にはこんな問題がなくて」。大きいけれども、とても不安げな声が頭の中で聞こえました。でも、それより静かで落ちついた力強い声が、繰り返しこう言いました。「これは私の人生だ」。番組が終わったのでテレビを消し、ぱっと立ち上がりましたが、「これは私の人生だ」という声がずっと聞こえていました。自分の声を聴く能力がずっと欠けていたため、「それでも……私にはどうすることもできない」と自分に言い聞かせながら部屋を出ました。

結婚して十一年以上経ち、仕事では数々の栄誉と賞を手にしてきました。でも喜びは感じませんでした。ただ空しさ、孤独、麻痺、恐れを感じていました。自分の声に耳を傾けることはありませんでした。私がどういう状態で、どんな気分なのかを知りたいときは、自分の周りに目を向けて、私の行ったことやそれに対する周りの人たちの反応を見ていたのです。実際、どんな気持ちかと聞かれたら、自分の人生はうまくいっている、すばらしい結婚をして家族にも恵まれている、自分の子ども時代も恵まれたものだった、あなたにも分けてあげたいと答えたでしょう。

当時、夫は数キロ離れた場所で働いていて、週三〜五晩帰宅しないこともたびたびでした。電話で話すこともめったになく、話をしたとしても表面的な会話でした。話題は家や犬のこと、それから夫が同僚の女性と何回かイベントに出席したと話したことを覚えています。夫は「彼女はただの友人だ」と言います。これは普通のことだと私は自分に言い聞かせていました。そのうち、浮気は彼女が初めてではなかったことがわかったのです。

一緒にいたとき、私たちを結びつけていた唯一のものはセックスでした。セックスはいつも夫から始めました。機械的なものに感じられました。興奮、強さ、オーガズムの回数がすべてでした。私はセックスに同意していたし、関与もし、耐えていましたが、それは彼を怒らせないためでした。私たちの性生活は正常で健全なものだと、自分を納得させていました。次から次へとわき起こる考えの渦の中に埋もれていた「何かがおかしい」という疑惑が浮かび上がってくることもありましたが、すぐに頭の奥のほうに吸い込まれていきました。

夫と出会う前、私には真剣に付き合った恋人が何人かいました。真剣に付き合った最初の彼（周りは私と結婚すると思っていました）と別れたのは、私が不快に思うほど彼がお酒を飲み過ぎるようになったからです。父がアルコール嗜癖なので、十九歳の時からアルコール嗜癖者とは結婚しないと決めていました。お酒をあまり飲まず、お酒に関して責任感のある人を探すことにしたのです。

大学を卒業して一年後に夫と出会いました。彼はとても良い人で、面白い人に見えました。当時、つらい出会いが続いたため、しばらくデートは控えることにしていました。でもある日、一瞬弱気になったときに彼からの夕食の誘いを受けてしまいました。食事の後、私は帰りたいと言ったのに彼は私を家に連れて行きました。早い話が私は彼のことを好きだったのです。泊まってと言われましたが、そうするけどセックスはしないと言いました。彼はそれでもいいと言うので、それを信じていました。そして夜中に彼がセックスを始めたとき、私は当然のように自分を無視しました。私が折れ、そのときから私たちの関係のパターンが始まりました。このパターンは二人が回復の旅路に出るまで続きました。いやいやながら何年間も彼の要求に従い、自分のニーズや欲求、欲望を無視してきました。波風を立てないためにそうしてきたのです。

彼の魅力の一つは、セックスについての独創性と知識でした。最初のうちは、セックスのことをすごくよく知っているように見え、性的な面でたくさんの楽しいこと、いろいろな行為を提案してくる彼と一緒にいるのは刺激的でした。でも私たちの関係が進むにつれて、楽しくて独創的だったセックスはだんだんと大胆になり、常軌を逸したものになっていったので怖くなりました。私が拒否すると、彼はせがんだり、なだめたり、最後には怒り出すので、仕方なく応じました。セックスの最中、彼は私にいやらしいことを言ったり、ポルノを見たり、自分の女友だち、それから男友だちとのセックスを想像するよう求めてきました。私が拒絶すればするほど、彼はますます強く要求してくるようでした。良い妻なら自分のニーズを満たしてくれるはずだと言うのです。私は申し訳ない気持ちになってしまい、従わざるを得ませんでした。

結婚して間もないころ、彼は二人で読めるように官能小説を買ってきました。私をヌーディスト・ビーチにも連れて行きました。刺激的なことに思えましたが、不快でもありました。私はすごくいやな気持ちでしたが、やはり、自分が彼ほど性に長《た》けていないせいだと考えました。気がつけば、夫を喜ばせる行為をするために、抑制をはずそうとお酒を飲むようになっていました。そのころ夫は、テレフォン・セックスを利用するようになっていました。やめるように言うと（ものすごく高額なため）、自分のニーズに私が応えて言うとおりにしてくれれば、こんなことをする必要はないのだと言いました。私は罪悪感にさいなまれ、おとしめられた気持ちになりました。彼のニーズに応えていない自分には価値がないと思いましたが、同時にそれは間違っているような気もしました。結婚していたときは、こんな状態は正常でないと思うことがしょっちゅうありました。自分の意見を言って夫の機嫌を損ねることがとても怖かったのです。というのは、私が育った家では、父は怒り、怒鳴り、犬を蹴とばし、ドアを乱暴に閉め、不機嫌になると暴力を振るうと脅かしていたからです。兄から性的虐待を受け、命の危険を感じたことが何度もあり、威圧的な男性から辱めを受けやすいのです。

友人に、私の夫から性的なことを言われたと何度も言われました。私はそれを無視し、気持ちの乱れを押し隠していました。これまで夫に何か言ったり質問したりすると、必ず私が潔癖症だと言って怒り出すからです。彼は何度も、私が子ども時代に性的虐待を受けていたせいで問題を抱えているとほのめかしました。

時間が経っても何も変わらず、テレフォン・セックスはエスカレートしていきました。何度か引っ越しをしました。住む場所が変わればすべて解決するかもしれないと思ったのです。それは幻想にすぎませんでした。当時は仕事の問題もお金の問題も深刻でした。そのころに彼の雇い主から、私たちの生活について考え、解決法を見つけるためのワークショップに出てはどうかと勧められたのです。生活に十分なお金を得るため、私は彼の仕事を守らなくてはなりませんでした。この週末のワークショップで、私たちはお互いに浮気をしていたことを認め、心を開いてすべてを話し、良心の曇りを晴らして謝罪しました。私たちは治ったのだと思いました。ワークショップへの参加を続け、生活は良くなっているように見えました。

ある朝、夫がセックスを求め、私は断り、すると彼は私が彼のニーズを満たしていないと言い出すというつもの儀式の最中、夫は突然、また浮気をしていると口走ったのです。私は泣いて叫びました。「どうして？　私はこれから仕事に行くところなのに、よくもそんなことが言えるわね！」。彼は反省し、後悔しているようでした。彼は謝り、自分は性嗜癖者かもしれないと言いました。「そう、そうかもしれない。うまい言い訳に聞こえるけど」。私は仕事に出かけ、そのことについて話し合うことはありませんでした。少なくとも数年間は。

その後の数年間、女性にちょっかいを出すような行動を見てもひたすら無視しました。そしてある夜、ラスベガスにいたとき、セックス・クラブに入るよう言われたのです。断りました。夫はどうしてもと言い張って、私をけなしたり、責めたり、なだめたりしました。結局私が折れました。良くないことだとわかっていても、いやだと言えませんでした。どうすればきっぱり「いや」と言えるのかわかりませんでした。結婚が破綻するのを恐れていました。怖かったのです。結婚したら添い遂げると心に決めていました。私は行き詰まり、逃げ場がないと思っていました。実際には、得るものが多く、すばらしい仕事を持っているのに、自立できないと思っていました。夫の言うとおりセックス・クラブに行きました。そこには大勢の人がいて、見ている人もセックスしている人もいました。オーラルセックスを強要されました。最初は拒否したのですが、いつもと同じで、断固とした態度で断ったり立ち去ったりするほど強くなかったのです。自分は堕落し、汚れていると感じました。ホテルに戻ると夫はセックスを求めてきました。私は疲れ果てていてこれ以上駄目とも言えず、放っておいてもらいたい一心で応じました。とうとう私たちは本格的な性嗜癖に陥ってしまったのです。信じられない話ですが、その一方で、人生を向上させるためのワークショップにも参加していました。

一人きりになることと、経済的に不安定になることがとても怖かった。そして、とても孤独でした。自分は井戸の底に座っている。壁はぬるぬるして滑り、出口がない、そんな気分でした。泣き出してしまって、止めることができませんでした。夫は私を捨てて他の女のところに行くと言います。電話の人生相談で、自分のこれまでの人生を彼女に話しました。夫を性嗜癖者だと思っていることや、『オプラ』の番組を見たときのことを話しました。回復はこのようにして始まりました。私は自分の作業［ワーク］を始めました。なぜかはわかりませんが、私が真実だと思っていること、つまり夫は性嗜癖者だということを夫に話すと、彼も自分のワークに取り掛かったのです。

嗜癖者は、結婚中やカップルでいるときも強迫行動に囚われることがしばしばあり、パートナーが彼の行動化の対象になることがよくあります。ジャックは自分を侮辱するような性的行動に何度も巻き込まれました。自己肯定感が低く、見捨てられ不安があったため、彼女は自分の行動を合理化して加わったのです。またジャックは、パートナーの怒りと逆上によって威圧され、なだめられ、操作され、支配されていました。これは性嗜癖者との生活においては珍しいことではありません。これらすべてを増幅させているのは、ジャックが内に秘めている恥の感覚からもたらされる思い込みであり、これはヴァネッサが抱いていた自分の価値観に対する不信と同じものです。

サラ

二十四年前、二回の離婚を経て、私は願ってもないほど素敵で、成功していて、立派だと思う男性と結婚しました。最初にあいさつしてくれたときから、私は彼のことが好きでした。今思えば、完璧な彼には問題があることを示す兆候（セクシーな水商売風の女性に見とれたり、酔いつぶれるまで飲むことが何度もあったり、物事が自分の思いどおりに運ばないと激しく怒ったり、セックスの最中に心を遮断したような状態になったり）がありました。結婚前、心配のあまりセラピストに相談し、当時は婚約者だった夫に私の恐れと向き合ってもらいました。夫とセラピストから、私が経験した二人の前夫の行動を非常に成功した立派な男性である夫に投影していると、即座に言われました。

それまでも、自分よりも他人を信じやすかったので、疑うこともなく結婚まで進みました。新婚旅行中、夫はそれまで話さなかった自分の過去の性体験の一部を話しました。彼が売春婦や友人、親族などとの性体験を話すのを聞き、心が冷えていきました。今ならわかります。あれは性嗜癖の典型的な症状だと。私は恐れおののき、おかしい人と結婚してしまったのだと沈痛な気分になり、文字どおり凍りつきました。

新婚旅行中、私たちの間はぎくしゃくしていましたが、私は彼の過去を水に流し、下は十歳から上は十六歳までの三人の子どもたちのため、良い家庭を作ろうと前向きに努力するつもりでした。年月が経ち、その間夫は逆上したり、飲酒したり、好きなように女性にちょっかいを出したり、色目を使ったりしていました。彼の振る舞いについて数えきれないほどの言い争いをしましたが、彼は私の芝居がかった行動を「頭がおかしい」と切り捨てました。彼の言うとおり、自分はおかしいと感じていました。またしても結婚に失敗した、自分は望まれていない、どんなに傷ついているか説明できない、彼はきっと変わらない、そう考えると恐ろしくてたまりませんでした。

私たち二人は、一緒にあるいは個別に、数えきれないほどの時間をセラピー〔心理療法〕に費やしました。子どもたちも問題を抱え、生活は決して楽で平穏なものではありませんでした。一人の子どもをめぐる危機を乗り越えた後で、夫は何度か浮気をしたことを告白しました。彼は、就いた役職をすべて解雇されていました。経済的な理由で、私は大学院をやめて仕事に戻らなければなりませんでした。絶望感がますます募り、自分は病的だと思うようになりました。いつも彼を責めていました。怒りと恨みは積もりに積もって、「相手に勝てないのなら、いっそその仲間入りをするまでだ」と自分に言い聞かせるところまで来ました。腹いせに上司と短い間、浮気をしました。でもすぐ、自分が求めていたこととは違うこと、自分らしくないことだと気づきました。浮気は自分の痛みにも怒りにも役に立ちませんでした。実際、ますますみじめになり、自尊心が傷つきました。

初期の乳がんと診断された後、ある夜、車のトランクの中で性嗜癖に関する本を見つけました。夫に尋ねると、彼を嗜癖者だと考えるセラピストから読むように勧められたとのことでした。私はすぐにその本をリビングに持っていき、腰を下ろしてすべてのページに目を通しました。最初の感想は「驚いた！　私はおかしくなんかなかった。これは私たちの人生だ」でした。夫も、これこそ私たち夫婦がこれまで抱えてきた問題だと同感しました。この浮気を彼が告白する前から、今度やったら離婚すると告げていました。彼はマッサージ嬢を何度か買春したことがあると告白し、私は静かに別れを切り出しました。

私たちは別居し、お互いに話をしないよう双方のセラピストから言われました。がんの放射線治療を受けるとき、何度か彼に家に戻るよう頼みましたが、彼は私と一緒にいたいのかどうかわからないと言いました。やがて話し合うようになり、私たち二人のために家に戻って、治療プログラムに通ってほしいと彼に言いました。彼は承諾したものの、条件を出してきました。私は、二人の異常な関係のうち、自分の側の問題に取り組むことに同意しました。セラピストの協力で、私の反応の仕方や、恐怖、怒り、自分を取り巻く狂った世界をコントロールしようとする試みが、どのようにして自分の嗜癖を形成していったかを理解しました。そうやって、私たちは前に進みました。

夫は十年前に断酒し、ＡＡ（アルコホーリクス・アノニマス）ミーティングに出席しはじめました。そのころ、私もアラノン［Al-Anon］ミーティングに参加しはじめました。アラノンの教えは、初めて彼が性嗜癖を打ち明けたとき、私の支えとなりました。

アラノンと12ステップ［ＡＡで用いられる治療プログラム］での経験のおかげで、サラは嗜癖と家族問題を的確に理解していました。それでも性嗜癖の兆候には気づかなかったのです。残念ながら、これは珍しいことではありません。サラの家族のなかでは、性的行動化は疑問に思われることなく黙認されていました。結婚生活において性嗜癖に直面する際、彼女はアラノンでの経験を活用し、回復の過程には正直さが不可欠だと考えました。このような経験があったからこそ、彼女は前向きに人生を歩んだのです。

その後の数カ月間、被害者の一人（夫が関係を持った友人）に使った金銭について、夫から残らず告白されました。細かい下劣な部分は、正直言って自分に都合良く忘れてしまいました。ただそのときの苦労は覚えています。私は怒鳴り散らしました。ますます腹が立ってきました。夫の回復初期、彼が私に正直になってきたことは覚えていますが、この苦しみには耐えられないかもしれないと思いました。乳がんと夫の性的行動化による苦しみのはざまで、大きなブラックホールに落ちていくような気がしました。その当時私の命を救ったのは、セラピストのこの言葉でした。「怒鳴り続けたり責め続けたりして復讐することもできるし、離婚して一時的に気分を良くすることもできる。本気で自分自身と自分の問題に取り組んで、一生気分良く過ごすこともできる」。このシンプルな助言が私に命を与えてくれました。この作業はつらく、疲れるし、恥ずかしいこともありましたが、私には自分がついていました。自分の人生に誇りを持っているし、ずっと求めていた誠実さも身につけました。

私たちは集会、セラピー、回復ミーティング、週末治療などに参加しました。すぐに二人とも完治すると期待していましたが、そうではありませんでした。実際は、自分を見つけることになりました。自分の価値観、すばらしい欠点に気づいたのです。正直になりました。ずっと望んでいた正直な人生を送るようになりました。私たちは約一年間別居していましたが、長い間この病気とともに過ごし、二人とも積極的に回復を求めているのだから、一緒に努力してみようと思いました。すべてが上り坂というわけではなく、ジェットコースターに乗っているようなものでした。楽ではありませんでした。不安になると過剰に警戒してしまうし、自分たちの性生活にもまだ取り組んでいます。基本的には、二人とも結婚生活を良くしたいと思っていて、一人であるいは力を合わせて努力しています。

このように、二度の離婚の後、サラは完璧な自分の運命の相手に出会ったと確信しました。彼は魅力的で、楽しく、ハンサムで、稼ぎが良く、彼女の子どもたちを受け入れてくれました。彼女は夫が新婚旅行で話したことに、どう対処していいかわかりませんでした。自分が耳にしたことが、またもや関係の破綻を示していたからです。自分を信じたいと考えて彼女はカウンセリングを求めたのですが、疑わしきは罰せずで、好意的に解釈するように何度も言われました。結婚生活のほとんどの間、彼女の内面は、わかりにくかったりあからさまだったりする行動に対して怒声を上げていました。「虫がうごめいていた」と彼女が話すように、夫が行動化を抑えられなかった以上に、サラは自分の怒りをコントロールできないことが多かったようです。苦しむ子どもたちを育てながら、夫の行動の全容を知り、彼女は深刻な健康問題にも直面しました。女性たちと関わるなかで知ったのは、彼女たちが関係の破綻という問題とともに、複数の人生の問題（老親の介護や死別、子どもを病気で亡くす、自分やパートナーの健康問題など）にも直面していることでした。人は最良の時期を選んで人生の大きな試練に遭うわけではないのです。

マイテ

二十年前、まだ若いときに南米からアメリカにやってきました。南米の文化では、男性が愛人を持ったり浮気をしたりするのは当然とされていました。男性は、浮気によって自分が裕福で男らしく見えると思っています。女性がこれに不満を漏らすことは、特に人前ではまったくありません。ある意味、妻としては名誉なことであり、選ばれた女性だということになります。妻は聖母であり、結婚したのだから夫は妻を愛しているのです。女性はそれで十分だと考えられています。でも私が求めていたのは、それとは別のものでした。自分がアメリカに行くこと、アメリカでは女性が発言力と社会的地位を持っていて、男らしくなければならないという男性に対する圧力も南米より低いことを知ったうえで、私は盛大な結婚式を挙げました。自分の結婚は完璧なものだ、不倫などないだろうと思っていました。結婚式の三日後に夫が言いました。別の女性を妊娠させてしまい、その女性に子どもが生まれると。びっくり仰天しました。結婚式は嘘偽りと不実、欺《あざむ》きで塗り固めたお芝居だったのです。この国に来たばかりで、夫の家族以外知る人もなく、言葉もしゃべれませんでした。アパートの手配がまだできていなかったため、私たちは彼の両親の家に住んでいました。最悪だったのは、話し相手がいないことでした。とても恵まれた結婚をしたと思っていたのに。

子どものころから、自分は完璧でなければならないと思っていました。友人や家族からそう期待されていたからです。両親は地域のリーダーで、政治や教会、教育に深く関わっていました。自分の父は理想的な父なのだと思っていました。父は私に人の役に立つようにと高い理想を課していました。母はすばらしい教育者で、いくつも賞を受賞しました。地域全体が私を見守り、育てたのでした。私たちの意見が対立することはありませんでした。両親や教会の言うことを信じ、両親や教会と思いをひとつにしていました。完璧な子どもだった私は学校ではますます優等生ぶりを発揮して、高校卒業時に（もちろん）卒業生総代を務め、順調にカトリックの法科大学院に進みました。そして、卒業後すぐに結婚して両親を驚かせました。

私の結婚は自分で思っていたほど祝福されませんでした。何年も経つうち、何が起きているのかわかってきました。女性たちが家に来て、夫のことをいろいろ話していきました。あるいは、夫の職場の同僚が、目を覚ますようにと私に言いました。何百人もの女性がいました。彼を責める前にできる限りの詮索はしていたので、自分だけが正しいという気になっていました。行く理由のないレストランやホテルでのクレジット・カードの伝票を見つけました。女性用のプレゼントの領収書も見つけましたが、私はもらっていません。夫は私がつけていない香水を買っていました。彼はディナーの領収書も持っていましたが、相手は一人ではありませんでした。私は刑事や探偵のように彼のかばんや航空券もチェックするようになりました。彼の行動化の多くは出張で家を離れたときに起きていました。何日も彼と口をきかず、ベッドも共にしませんでした。そして、彼と向き合ったとき、私は最後通牒を突きつけました。「私はもっとましな生活を送れるはず。もう家に帰る」。そうすると彼は固まったまま何も言いません。私が何週間か寝室を別にすると、夫は謝り、恥にさいなまれているような行動をとります。彼はもう一度チャンスを与えて欲しいと懇願するのです。私はそれに応じてしまう……何度も何度も。

最悪なのは、たいていの場合、夫の浮気相手が私の知り合いだということです。相手の女性の九九％は、私を知っていました。委員会の仕事や募金活動で知り合った人たちでした。彼女たちには何も言いませんでした。私は一九八〇年代の初めに結婚しましたが、八〇年代が終わるころまでには、何が問題なのか真剣に答えを探し求めるようになっていました。光明が見いだせるよう祈りました。

女性と抑圧についての本を読みはじめました。階級やジェンダー［社会的・文化的な性］が与える影響が、男性と女性で異なることに目を向けました。お金の役割と、男性が持っているお金が多いほど夫婦の関係は不均衡になることも、本を読んで知りました。また、お金は力であり、その力が大きいほど、結婚生活において虐待が激しくなることも知りました。私はフェミニストであることを自認しはじめ、フェミニストの視点から自分の人生を理解しようとしていました。その過程で、夫がこれらの女性たちを利用し、その後ティッシュ・ペーパーのように使い捨てにしていることがわかってきました。これは浮気の問題ではなくもっと大きな問題、自分の想像を絶する病的で深刻な問題だと思うようになりました。それまでは悪夢のような生活を送っていました。私は孤独で、誰ともつながりが持てず、無力でした。神に怒り、実際よりも物事はうまくいっていて幸せであるかのように、ひたすら取りつくろっていたのです。

結婚当初、私の服のサイズは七号でした。私は魅力的だったはずなのに、なぜ彼は他人へと走ったのでしょうか。年を取るにつれ、そして子どもを産んでからは、体重が増えはじめました。そして三十代半ばになると体が変化しはじめたのです。彼は、自分にはもっと若い女性が必要だと言います。当時、若い女性と付き合っていることは知っていました。髪を染めたり、エクササイズに励んだり、美容院に足しげく通ったり、セクシーな服を着たりしました。いろいろやってみましたが何も変わりませんでした。喜ばせることのできない誰かを喜ばせようとしても、事態はますます悪くなるだけでした。

数年間に十五人ものセラピストのところに通いました。夫を行かせることもありました。結婚直後の二週間、私たちはセラピーを受けていました。ですがいつも、私が不満なのはアメリカにいるせいだと思われてしまうのです。私が幸せでないのはアメリカにいるからだと言われるのです。私たちにはコミュニケーションの問題があると言われました。私は英語はあまりうまくないかもしれませんが、スペイン語には問題はありません。私はずっと助けを求めていましたが、必要な助けは得られませんでした。

彼の嗜癖は進行していました。自分の行動をますます隠すようになり、職場でも隠していました。挙げ句の果てに合意の上ではないセックスを同僚としたらしく、訴訟の恐れさえ出てきました。

それでも私は、必死に完璧な妻であろうとしました。夫婦げんかも子どもたちに気づかれないよう、隠れてしまました。今は子どもたちもティーンエイジャー［十三〜十九歳］になっているので私に聞いてきます。「お父さんには別の人との間に子どもが二人いるのに、うちは完璧な家族だと言えるの？」。

それほど昔のことではないのですが、母が父の浮気癖のことを話しました。父は信仰の篤い人で、不倫などするはずがないと思っていました。自分の両親は理想的な夫婦だと思っていたので、浮気男と結婚してしまった自分はなんて馬鹿なのだろうと思っていました。もっと利口ならよかったのにと自分をさんざん責めていました、母からその話を聴くときまでは。これは私の家系の一端で、私はそれを繰り返しているのです。私の家系では代々、男性に他の女性がいることが当たり前だったのです。

ついに私は、もうがまんの限界だと夫に告げました。もう別れる、この空虚感に耐えられない、これ以上体裁をつくろい世間を欺《あざむ》き続けることはできないと思いました。周りは、私たちが夢のような結婚をした理想の夫婦だと思っていました。でも実際はそんなものではなかった。私は彼を愛していましたが、自分自身を愛するからこそ別れる必要があったのです。長い間ずっと、私は自分に忠実ではありませんでした。見た目は良くても中身は空っぽでした。私たちはお互いに愛し合っていましたが、それよりも大きな何かが二人の関係を壊そうとしていたのです。

夫と一緒にいるのがつらく、一息ついて自分にとって何が問題なのか見極める必要があることを、子どもたちに話しました。自分を責めました。何が不満なのかわからないと夫は言いましたが、今度こそ私が別れるつもりであることは知っていました。私にはもう、彼の抱えている問題の名前がわかっていました。性嗜癖です。性嗜癖についての本を読んでいましたから。夫は性嗜癖に関する知識のある人に会いに行くと言いました。そして、自分の行動をやめたいけれども、どうすればやめられるのかがわからない、助けが必要だと話しました。現在、私たち夫婦は回復グループに参加し、性嗜癖を専門とするカウンセラーのところに通っています。私たちは二人とも変わりました。

マイテの例は、文化が男性の性的行動化を認めた結果、彼女が自分自身を信じ尊重することをさまたげられる可能性を描いています。この結婚では、彼女は早い段階で夫の浮気に気づき、他の女性との間に乳児がいることも知っていました。文化とは関係なく、性的行動化の結果、子どもが生まれることは珍しくありません。マイテは、子どもが赤ちゃんのときにその存在に気づきましたが、多くの場合、女性パートナーは何年間もそれに気づきません。父親がひそかに子どもを支援し、子育てに関わっていることも多いのです。

多くの女性と同じように、マイテは何度も専門家の援助を求めてきました。残念ながら他の女性がそうだったように彼女も、過剰反応している、根拠もなく疑惑を抱いていると、何度も周りから言われました。マイテが本当に結婚生活に終止符を打とうとしたとき、夫は自分の行動を正直に認め、必要な助けを求めたのです。そのため彼女は結婚にとどまることができました。

次に登場するジェニーは、非常に早い時期に、夫が他の女性と性的関係にあることに気づきます。彼女は自分の直感を信じていたものの、感情的にも経済的にも追い込まれてしまい、結婚生活がうまくいくよう努力しました。彼女はすぐ、正気を保つためには夫の合理化を受け入れるしかないと悟りました。そのため、彼女は真の自己という感覚を失ってしまったのです。

◉ジェニー◉

夫の浮気に最初に気づいたとき、私は十八歳で妊娠四カ月、結婚して七カ月でした。この結婚は、本当は望んでいませんでした。十八歳で結婚、妊娠した私は、全力を尽くして 彼を愛し、信じようと心に決めていました。でもある夜、彼が帰ってきてすぐ様子がおかしいことに気づきました。彼は少しよそよそしく、普通に振る舞ってはいましたが微妙な変化を感じました。すぐには問題を持ち出さず、その夜もっと遅くなってから、その日仕事で何があったのか聞きました。

結局、すべてが順調であると私を納得させることができず、彼は私をどんなに愛しているか、私をとても愛しているということが一番大切なのであって、仕事中自分が何をしようとそれは変わらないのだと話しはじめました。話を聴くうち、彼から洗脳されているような気がしてきました。そして彼は、同僚の女性とセックスはしたものの、彼のためを思って彼女が望んだことなので問題はないと言いました。また、そこに愛はなく、彼は私を愛していて、ただ男は時々そうする必要があるのだとも言いました。夫は催眠術師のように延々と説得を続け、私に思い込ませようとしていました。何も心配はいらない、ただのセックスなのだから私が受け入れればいいだけの話だと。彼が愛しているのは私で、それこそが大事なのだと。そして、彼がどんな人間か結婚前からわかっていたのだから、浮気くらい気にしないようにすべきだと。

私は結婚式の写真を壁から外し、崩れ落ちて床にひざをついてこらえきれずに泣き、思い描いていた完璧な結婚が失われたことを嘆いたのを覚えています。夫に口説かれて結婚、妊娠したけれど、私にはまだ準備ができていなかったのです。私はまだ子どもで、精神的にも幼く、十四歳上の夫はいつも父親のような存在でした。彼は忠実で信頼できる人だと思っていました。私の幻想は打ち砕かれてしまったのです。

子どものような状況に置かれていたため、離婚を考えることも、彼に二度と浮気をしないでと言うこともできませんでした。それを可能にするための気力がありませんでした。そのため、彼を信じることが私にとって唯一の選択肢でした。私のではなく、彼の現実を受け入れることが。大丈夫、彼は私を愛している。男は皆浮気をするものだ。自分の置かれた状況で生き延びるため、たくさんの嘘を信じ込み、それを自分のものにしなければなりませんでした。それが心理的に生き延びるための唯一の方法でした。彼はもう二度としないだろうと、自分に言い聞かせました。彼のやったことがどれほど私を傷つけたか彼は目の当たりにしたのだから、愛していると言っているのだから、もう私を傷つけたくないはずです。私は、自分が衰弱し苦しむことが、彼の不実の歯止めになるのだと合理化しました。彼は過小評価を続け、私が過剰反応している、男なら誰でもやっていることだとわかっていない、いちいち浮気に目くじらを立てるべきではない、と言い続けました。大したことではない、ただのセックスだと。セックスは愛とは別物で、彼が愛しているのは私なのだと解釈しました。まだ若かったので頭が混乱しました。

●●●●●

二十年以上の間、ジェニーは夫の嗜癖行動の虐待性を認識したりしなかったりでした。彼女は自分を騙《だま》す名人でした。大丈夫だと自分に言い聞かせてまで、夫の性的空想に加担しなければならないと思うことがたびたびありました。彼女の人生は自動操縦になっていたのです。相変わらず子どものように夫と関わっていましたが、子育てのスキルにおいては大人の強さを発揮していました。この状況から抜け出す道が見いだせず彼が助けを求めたときに、初めて抜け出す道筋が見えてきました。

夫の行動化は全部嗜癖によるものでした。最初から、私は隠し事と埋め合わせに満ちた生活を送っていたのです。忙しくなればなるほど、夫との距離は広がっていきました。私たちの結婚は、これ以上ないほど強い共依存におちいりました。相手にのめりこんで自己を完全に失ったのです。夫の不倫と言い訳を受け入れることでトラウマを受けているとは、思いもよりませんでした。私たちの関係には性が氾濫していたので、ポルノぐらいなんでもないと合理化していました。私と子どもたちに対する彼からの精神的虐待、言葉による虐待に甘んじていました。彼の薬物乱用によって情緒的に見捨てられても、発作的な逆上によってトラウマを受けても、それを受け入れました。

身体的には何をするにせよ、狂ったように取り組みました。感情的、霊的［スピリチュアル］には、すべてが機械じかけのようでした。情緒的なつながりは何もありませんでした。圧し殺した怒りと疲労のせいで私はうつ状態におちいり、最低レベルで機能することすらできなくなりました。当時は結婚して約十六年経ったころでしたが、極度のうつ状態を二度、ノイローゼを一度経験しました。その結果、私は何もできなくなってしまいました。業績を上げたり有能でいるための能力は消えてしまいました。私は馬鹿になってしまったのです。電話番号を調べるという簡単な作業でさえ、涙があふれてきます。小切手帳の収支を合わせたり、小切手を書くことすらできなくなりました。考えること、集中すること、プレッシャーに対処すること、どんな形であれ責任を負うことができなくなりました。夫は大量に飲酒するようになり、激怒は当たり前のことになりました。私は対処する能力をなくしてしまったのです。

自分よりも大きな力に救いを求めたのは、このときでした。自分の心の中の神様に問いかけ、一人では乗り越えられないと話しかけました。それが私の霊的な癒しの始まりでした。神様に夫を変え、私の境遇を変えてくれるように祈りましたが、物事が変わりはじめたのは、自分を変えてくださいと祈ってからでした。そのときから、共依存と性嗜癖について学びはじめたのです。

ジェニーの旅は、信仰のコミュニティとつながり、導きを求めることから始まりました。テレスは教会を通じてカウンセラーにかかりました。ヴァネッサとジャックは、危機の真っただ中で旅に出発しました。ヴァネッサは妊娠中に性感染症にかかったとき、ジャックは別の女性と一緒になるために夫が家を出るのを見たときでした。マイテの治癒は、彼女が離婚の準備を始めたときに始まりました。サラは、夫が別の嗜癖すなわちセックス嗜癖を持っているという事実を受け入れはじめたとき、読んでいた本のことを思い出しました。癒しの旅にあなたを導いたきっかけや危機が何であろうと、あなたは違う人生を送ることができるのです。

旅に出る準備を整える

女性が欺《あざむ》かれたり裏切られたりする経験は、さまざまな形で現れます。気づいていようがいまいが、欺瞞や裏切りには日常的に接しているのです。ポルノや、自分が太刀打ちできないインターネット上の匿名の相手を対象とした空想、という形を取ることもあります。また、別の女性、たとえば一晩限りの相手、同僚、あなたの親友、デリヘル、売春婦という形を取ることもあります。窃視症、露出症、バイセクシャル行為を伴うものかもしれません。そのほかにも嗜癖やうつ、激怒があると、問題を複雑にすることがよくあります。

性的行動化をしている本人と親密な関係にある人の苦痛は明らかです。あなたは裏切られ、騙《だま》され、嘘をつかれてきました。あなたとの約束は何度も破られてきました。あなたは無視され、あるいは感情的、身体的に操作されてきました。不快かつ虐待的だと思う性行為に加わるよう求められてきたかもしれません。彼はこれまでに金銭的な援助を伴う長期的関係を続けてきたか、現在も続けていて、子どもまでいるかもしれません。あなたは性感染症をうつされる危険にさらされたかもしれません。このような侮辱はさまざまな考えや感情をもたらします。絶望、怒り、傷つきから、疑問に思ったり、答えを探し求めたりということまで。

見せかけの関係のなかにいると、それを認識しているか否かにかかわらず、以下のような共嗜癖の特徴が生じることが多いです。

気が狂いそうになる。
自分にも他人にも嘘をつく。
自分を信じられない。
感情の爆発。
苦痛を感じる。
疑惑の否認［見ないふりをする］。
感情が鈍くなる。
薄氷を踏む思い。
完璧主義が生むたくさんの些細《ささい》な仕事に没頭することで、自己防御する。
うつ状態。
現実を直視しない。兆候を無視する。
健康問題を抱えている。

気に入られたり、迎合したり、なだめたりするために、自分を変える。
不全感。
強迫的。
社会的ひきこもり。
激しい怒りに満ちた思考と行動。
食べ物、アルコール、薬物、浪費、浮気による行動化。

不健康な行動はさまざまな形で現れ、露呈します。第2章「真実と向き合って」では、性的強迫性の影響を受けた関係に特徴的な多くの行動と感情について、さらに詳しく探ります。

望みはあります。変化の結果、今では喜びにあふれた人生を送っている女性たちと、あなたは出会ったばかりです。ジェニー、マイテ、サラ、ジャック、ヴァネッサ、テレスに続き、本書に声を寄せてくれた多くの無名の共嗜癖者の話を、あなたは聴くことになるでしょう。無名の女性たちの体験をすべてなぞるわけではありませんが、彼女たちのエピソードはさまざまな経験をさせてくれます。

ウィメン・オブ・ザ・ロッジ〔ロッジの女性たち〕のように、あなたは苦痛から自分を解き放つような行動を見つけ出し、それに集中するという選択ができます。これは激しい怒りや、裏切られた気持ちを否定することではありません。そうではなくて、あなたは感情と向き合い、利用さえすることで、より強い関係を築くのです。信頼を構築し直すことはできます。しかし、それは自分自身を信じることから始まります。親密性は、感情的、身体的、霊的に形成できるものです。そしてそれは、あなた自身が癒されることから始まるのです。関係がうまくいってもそうでなくても何が起きたのか理解し、嗜癖のシステムからどのような影響を受け、どのようにして嗜癖のシステムに巻き込まれたのかを認識することが、人生を変えるかもしれません。それには勇気が必要で、しかも苦痛を伴います。しかし、人生を変える可能性は模索する価値のあるものです。どうかあなた自身がこの旅に足を踏み出してください。

本章のおさらい

＊女性たちの体験談のなかで自分と重なる部分に、線やマーカーを引いてください。
＊共嗜癖の特徴のうち、どれがあなたに当てはまりますか?
＊特定の女性の体験談で、自分の体験と似ているものはありますか?
＊本章を読んでどんな感情を覚えましたか?　安心、悲しみ、怒り、恐れ、希望、孤独、恥など……
＊本章で最も重要だと思ったことは何ですか?

第2章　真実と向き合って

こんなことあり得ない。
私が何をしたというの？　私のせいなの？
なぜ気が変になりそうなの？

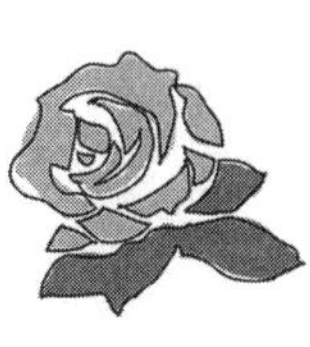

気のせいだとか、彼が不幸なのはあなたのせいだとか、黙って自分が恵まれていることに感謝すべきだ、あなたが彼を信頼しないからだ、などと何度も言われるうちに、あなたは黙ってがまんするようになります。恐れと疑いをずっと内に秘めていると、自己肯定感がむしばまれます。

●テレス●　他の女性に関心があるのではないかという疑いを夫に突きつけると、彼はいつも、愛しているのは私だけだと言いました。自分が他の女性に興味を持っても心配はいらないというのです。でも、私が突き止めたチャットルームで知り合った人と会う気になったらどうしよう。そこからどんどん悪い方向に考えるようになり、考えが頭の中で回り出します。私はあまりきれいではないし、それほど頭も良くないし、セクシーでもない。

●共嗜癖者●　いつも夫は、自分と結婚した私は幸せだと言っていました。「小さい子どもが四人もいる女を引き受けるような男はほかにいない。もっと感謝して、いつも管理しようとするのをやめるべきだ」。それで私は、自分は男性に対する信頼に問題を抱えており、もっと信頼できるようになればすべてうまくいくと自分に言い聞かせたのです。彼が離れてしまうので、あまり物欲しげにしたり、必死になったりしないようにしています。でも、それはつらいことでした。何もしないでいると彼を失ってしまうようで。

ジャック 彼は基本的に問題は私なのだと言っていました。私には性的な魅力が欠けていると言い続けていたのです。私は、男性が何を求めているのかわかりませんでした。セックスは楽しいものに思えませんでした。最後には利用されたという気分が残り、始める前より孤独感が強まるからです。そのうち、他の女性たちが彼の気を引き、夫も彼女たちを意識していることに気づきました。そして自分と彼女たちを比較するようになりました。彼女たちは私より若かったり、お金を持っていたり、おしゃれだったりするのかもしれない。でも、いずれにせよ、いつも彼が求めているのは自分ではないと思っていました。

アルコール嗜癖のパートナーが、本人の行動に対して罪悪感を抱くことがよくあるように（もし、自分がもっと良いパートナーで正しく振る舞っていれば、この人はこんなに飲まないだろう、など）、性的に行動化する男性のパートナーはたいていの場合、彼の行動を自分に向けた意思表示だと思い込みます。彼女たちは、自分の容貌やセクシーさ、頭の良さ、スタイルの良さ、性的魅力、バストサイズ、足の長さ（このリストには終わりがありません）が不十分だと考えています。あなたはさまざまなべきでいっぱいなのです。「彼のためにもっと時間を割くべきだった」「あんなに子どもや仕事に専念すべきではなかった」「もっと外見に気を遣うべきだった」「太らないようにすべきだった」……このリストにも終わりがありません。

「彼を止めるために自分の行動や態度を変えなければならない」。あなたはおそらくこの思い込みによって動いているのです。まず、パートナーの行動化の原因があなたではないことを理解する必要があります。あなたが変わればいいという問題ではありません。彼の行動は心の傷によるもので、それが今、気分を変化させる行動（彼の場合はセックス）を伴う病的な関係という形で表れているのです。第3章は、彼の行動がもつ嗜癖性について の理解を深めるのに役立つでしょう。ですが、今のあなたは彼との嗜癖のダンスに巻き込まれている、つまり彼のことで頭がいっぱいで自分自身から切り離されているので、自分に集中し続けるようにしましょう。あなたと同じ孤独を経験している性嗜癖者のパートナーたちは、合理化や過小評価、否認など、多くの共通点をもっています。

否認——幻想を守る

嗜癖とともに暮らすことを、ある嗜癖家族の少女はこのように痛烈に表現しました。「否認とは、現実とは違う状況にあるふりをすることです」。嗜癖の種類に関係なく、嗜癖者のパートナーたちは何年間も現実を取りつくろってきました。嗜癖者と共嗜癖者双方にとって、嗜癖の中核に否認があります。嗜癖行動がアルコールや薬物、ギャンブル、食べ物などではなくセックスである場合、恥が増し、行動化している本人や二人の関係が意味づけされていまうため、パートナーの否認が強まることが多いです。嗜癖者は自分の嗜癖を満たすために否認しますが、パートナーは実際は幻想でしかないもの、すなわち、すべてが本当にうまくいっているという空想にしがみつこうとして否認します。人生をコントロールできなくなり、嗜癖がすべてを支配しているのが事実だというのに。しかし、脱け出す方法が見つからなければ否認するしかありません。否認は一種の自己防衛なのです。

●共嗜癖者●　こんなことはあり得ません。道理に合わない。私たちのセックスはうまくいっています。とにかく私はそう思っています。彼は私を愛していると言いました。彼を信じない私のほうがおかしいんです。

否認を自覚することは、自分が何を過小評価、軽視、合理化しているのかを考えることになります。また、あなたが過小評価や軽視、合理化、否認をしたり現実の状況を取りつくろったりするのは、パートナーを信じたいからだということも知っておいてください。二人の関係の土台は固く、すべてがうまくいっていると信じたいのです。それも無理からぬことです。どうか自分に対して批判的にならないでください。ありのままの状況を見てもどう対処していいかわからなければ、絶望して無力な状況におちいるのは当然のことです。真実は、自分は愛されず見捨てられたという、あなたの最大の恐怖を浮かび上がらせます。あなたは恥と屈辱を感じているのです。嗜癖者が真実を否認または過小評価している限り、また証拠がない場合は特に、あなたも合理化し、否認し、取りつくろうことができるのです。安全、安定という幻想は魅力的です。でも、いつの間にかあなたは自分の内なる声を信じなくなってしまいます。

共嗜癖者 自分に何が起こっても自業自得だし、自分のせいだと思うようになっていました。波風を立てないようにすることを学びました。不満を言う権利など自分にはないと思っていたのです。だから、それが否認であろうと何であろうと、ひたすら現実から目を背け、向き合おうとはしませんでした。心の中で折り合いをつけなければならなかったからです。

簡潔にいえば、否認は自分の直感を否定することです。正しいことを、自分の目の前で露骨に見過ごすことです。自分が深刻な問題を抱えていることを示す明らかな兆候が少なからずあるのに、見ないようにしている可能性があります。あなたはパートナーを信頼したいと思っているのです。疑わしきは罰せずで、大目に見るつもりです。結局それができないとわかった場合、どうなるのでしょうか。離婚する？　もっと言い争う？　子どもたちの生活を混乱におとしいれる？　自分の生活が脅かされる？　自分には魅力がない？　教会から罰を受ける？　あなたが目まぐるしく自分に問いかけている間も、嗜癖者は否認と合理化に固執し、秘密を守り、嗜癖にふけり続けます。

否認は解決の糸口がないことを意味するわけではありません。行動の深刻さを否定し、結果を無視しているという意味です。何を信じていいかわからないので、その恐れから一番安全だと思えることを信じてしまうだけなのです。否認は、すべてがうまくいっている、この行動化がその醜い頭をもたげる前の状態にすべてが戻ると信じたい、という強い欲求からくるものです。嗜癖者はあなたに嘘をつき、今度はあなたが自分に嘘をついています。自分を騙《だま》すことによって混乱しているため行動を起こすことができず、反応したりもみ消したりすることにエネルギーを費やしています。否認は火をますます盛んに燃え立たせる酸素なのです。

共嗜癖者　じつは、彼が話したので浮気を知りました。いずれにせよ私に見つかると彼は思っていました。彼は謝り、許してくれと懇願し、別れないでほしいと頼みました。一度きりのことで、二度としないからと言いました。上司にもう出張には行けないと話したので、家からあまり遠くに行けなくなったと言います。私もこれは良いことかもしれないと思いました。でも、そのうち、私が部屋に入ると彼がコンピュータから急に離れることに気づきました。彼は仕事から帰ってくるのが遅かったり、クライアントと野球観戦に行ったりしていました。はっきりとはわかりませんでしたが、浮気をしているのではないかと感じました。彼はずっと私を愛していると言っていたし、まだセックスはうまくいっていました。私はそのことを確かめて、自分からセックスに誘いました。彼が好むようなセクシーな服を買ったものでした。それには何らかの意味（彼には私しかいないというような）があると思っていました。彼はよく私が良い母親だとほめましたが、それが彼にとって、とても大事なことなのだとわかっていました。彼の母親は幼い彼を残して出て行ってしまったからです。どういうわけか、それ「私が良い母親であること」が彼にはとても大切なことだったので、これ以上私を傷つけるようなことはしないだろうと思ったのです。ただ彼を信じたかった。それで自分の恐れや内なる声を無視し、否定したのです。自分を信じるべきだったのに、彼を信じてしまいました。

サラ　何カ月、何年という時間が経っても、私はただ彼の言葉を信じ、気がつかないふりをして忙しさにかまけていました。仕事と育児に没頭しました。家族を持つと時間を取られてしまいます。彼は家族行事のときはいつも子どもたちのそばにいてくれると、自分に言い聞かせていたのを覚えています。今振り返ってみると、それは真実ではありませんでした。奇妙な感覚に襲われることがよくありました。頭の中で小さな声が聞こえます。そして、今度は私がもっと大きな声で自分に言い聞かせます。「あの人は良い人よ。彼がいて私は幸せ。彼を疑う理由なんかない」。それまでに夫は二件の浮気を認めていました。彼が泣いて許しを乞うので信じてしまったのです。

その後、彼はセクハラで解雇されました。彼は私に、これは不当だ、本当はセクハラをしたのは女性のほうで、自分を誘ったのだと言いました。私たち夫婦は金銭面で問題を抱えていましたが、その理由が私にはわかりませんでした。そのうえ彼が失業してしまったので、経済的な圧迫と彼の職探しが私たちの最大の関心事になりました。私が見ていたのが氷山の一角であることを知るまでに、さらに一年かかりました。彼の嘘を信じたかった。でも正直になってみると、自分がどれほど一人になるのを恐れていたのかがわかります。愛されていないことと愛すべき人間でないことは、同じだと思っていたのです。この結婚の失敗は、自分には愛される資格がないという、これまでずっと抱えてきた思いを裏づけるものでしかなかったのです。

否認のことで自分を責めるのでなく、そこから学んでください。否認は保護的防衛です。傷つきや喪失に対する自然な反応なのです。残念ながら、長い目で見れば、否認はつらい状況と苦しみを長引かせるだけです。

数多くの浮気を重ね、何人もの売春婦のもとに通い、挙げ句の果てに性感染症をうつして自分を不妊症にした夫を持つ女性を担当したことがあります。それでも彼女は何かと理由をつけて夫をかばい、毎回彼を温かく迎えました。彼女は行動化は否認しませんでしたが、行動の強迫性を否認していました。また、行動化が夫婦の間の親密性に及ぼす影響を否認し、彼女の自己肯定感と価値観をむしばみ続けていることを否認していました。このような心の仕組みは否認よりも複雑で、実際、ストックホルム症候群（人質誘拐事件で時に見られる状況で、人質が犯人の価値観と信念を取り込むというもの）などの症状を含むことがあります。

ストックホルム症候群は一九七三年に作られた言葉です。この年スウェーデンのストックホルムで、二人の銀行強盗が四人の人質を取り、百三十一時間立て籠もりました。人質はダイナマイトをくくりつけられ、最終的に助け出されるまで銀行の金庫室に監禁されました。人質たちは脅され、虐待されて、五日間以上命の危険を感じていたにもかかわらず、マスコミによるインタビューで明らかになったのは、四人が犯人を支持し、助けに来た警察官を実際に恐れていたことでした。女性の一人は後に犯人の一人と婚約し、もう一人は犯人の刑事弁護を援助するための基金を立ち上げました。明らかに人質たちは犯人と親密な絆を結んでいました。このような情緒的な絆は、支配的・虐待的関係にも見られます。

以下の四つの要因によって、この極端な形の絆が生まれます。

(1) 身体的または心理的に生存に対する脅威を感じており、虐待者がこの脅威を実行に移すという確信がある。
(2) 虐待者から被害者への小さな親切がある。
(3) 虐待者以外の視点から隔絶されている。
(4) その状況から逃れることができないと感じている。

性的に行動化する男性と付き合う女性のほとんどは、ストックホルム症候群を発症しているわけではありません。しかしその多くがこのような関係を示す兆候があり、自分の幸福を退けるような愛着と忠誠心に共感するでしょう。

恐怖と支配

あなたは真実と向き合ったときに行わなければならない（とあなたが考えている）ことをひどく恐れており、動けなくなってしまうため、否認にとどまる必要性が生まれます。否認は麻痺を引き起こします。否認は凍傷のようなものです。凍傷は火傷と感じられないため、凍傷にかかった人がそれと気づかないことがよくあります。あなたの場合は、あなたが否認を必要としているところに、さらに性嗜癖者が方向性を見誤らせる名人であることが重なります。性嗜癖者は巧みなごまかしで錯覚を起こさせ、事実をゆがめ、危機を消し去ります。彼らはすばやくあなたの弱さにつけ入り、惑わし、辱めて、あなたの不信感をぬぐいさってしまうのです。

嗜癖者 知らなければ彼女は傷つかないだろうと自分に言い聞かせました。単身赴任で一生懸命働いていたのに、誰も感謝してくれない。孤独だったし、楽しむくらい、いいじゃないかと思いました。妻が当然のような顔をして数々の浮気やテレフォン・セックスのことを責めてくると、妻にも職場に男友だちがいるのに、なぜ僕がたまたま女性である同僚と付き合ってはいけないのかと言い返しました。弁護士が裁判で争うように証拠を並べ立てるのは簡単でした。実際はやっていたことをやっていないという証拠を挙げ、自分の言い分を押し通しました。彼女はそもそも信じたくはなかったので、それほど多くの証拠を並べる必要はありませんでした。彼女は、自分の認識が間違っていると説得されたかったのだと思います。自分の嘘に僕の再確認を振りかけたものが妻の支えであり、小さな命綱でした。今となっては異常なことだと思いますが、当時は自分の行動を正当化していました。彼女のことも自分たち二人のことも考えていませんでした。嗜癖がすべてを支配していました。

嗜癖者 私はいつも攻撃的でした。帰宅して家に入る前から彼女を脅かしはじめます。彼女を呼び、すぐにその日の用事を済ませたか問い詰めていました。できるはずがないとわかっていたのに。そしてイライラしていることを態度で示し、口には出さなくても私がどれほどがっかりしているかを伝えました。外出したときに人前で媚びを売っているとか、浮気をしているんじゃないかと彼女をなじってしまうこともありました。私はずっと浮気をしていました。彼女が何か聞いてくると、前妻を思い出させるなどと言って話をそらしました。自分のこんなところが嫌でした。そもそも好きなところなどありませんでした。ただ自分と自分の秘密、つまり他の女性たちを守っていたのです。

●　●　●　●　●

回復期の嗜癖者は、自分の操作［他人を操ること］を自覚し、認めることができます。以下の嗜癖者の操作には、魅惑的であること、いじめること、威嚇的であること、被害者ぶることなどが含まれます。これらの操作を組み合わせて用いることが多いのです。

嗜癖者 パートナーは、自分が抱いている疑いも、他人から言われたことも信じませんでした。それはわかっていました。彼女の動揺が激しいときほど疑惑を否定すればば安心するとわかっていたので、そこにつけこみました。とにかく否定し続けました。時々彼女が強く出ると、最後には腕を振り上げ、脅すような口調でこう聞きました。「いったいどうしたいんだ。別れたいのか。離婚したいのか」。たいていの場合、彼女を脅すためにこの怒り口調を使いました。そうすると彼女は自分から引き下がるのです。自分はすばやく防御に回ることができました。彼女が責めはじめるとすぐにこう言い放ちました。「じゃあ出て行けば？」。後は悪口です。こんなに疑り深いのは彼女に問題があるからだ、と彼女に思わせるのは得意でした。自分は彼女の被害妄想の犠牲者で、おかしいのは彼女のほうであるかのように振る舞いました。

●　●　●　●　●

この行為は「ひどい」を上回るものでした。残酷で、虐待的で、外傷［トラウマ］を負わせる行為です。これは嗜癖行動がもともと持っている側面、すなわち、嗜癖者が自分から注意をそらそうとする操作的試みでもあります。

否認、過小評価、正当化

本章の冒頭で女性たちが語ったもの以外の否認の例として、以下のものが挙げられます。

○ポルノは気にならない。ただの写真なのだから。
○私がもっと魅力的なら彼はこんなことをしないだろう。
○女性たちのほうから寄ってくるのだから、彼にはどうしようもなかった。
○問題は仕事だと思う。彼が仕事を変えれば状況は変わるだろう。
○引っ越せば彼はこの行動をやめるだろう。

あなたの否認を支えているのは広範な合理化です。合理化の例として、以下の発言が挙げられます。

○男とはそういうもの。
○彼は正直な人。私に嘘は言わないはずだ。
○襟についていた口紅は、同僚からダンスに誘われたときのもの。失礼だと思って彼は断らなかった。
○彼は女性を見つめているわけではない。人を見ているのが好きなだけ。
○彼は手が早いのではない。生まれつきとてもフレンドリーな性格なのだ。
○私たちは神の前で誓ったのだから、彼が誓いを破ることはない。
○彼は信仰の篤い人。信仰について真面目に考えている。
○ポルノ写真を見ても何とも思わない。少なくとも浮気しているわけではないから。
○彼は男性より女性と友だちになりやすい。でも関係を持っているわけではない。
○彼は仕事で家を空けることが多い。結局そのおかげで子どもたちと私は快適に暮らせる。
○妻子より彼の仕事が最優先。でも私は納得している。彼がキャリアを築く間だけのことだから。

○彼にとっては私を置いてビジネスの会合に行くことが重要なのだ。同行しても勝手がわからないし、どのみち子どもたちの世話をしなければならない。
○便座から性感染症にかかったのだと思う。彼は自分が感染源であるはずがないと言っている。
○二人が一緒にランチを食べたからといって不倫しているわけではない。仕事の都合だ。
○彼は長距離電話をかけたのは自分ではないと言った。電話会社が間違えたに違いない。
○彼が彼女にクリスマス・プレゼントを贈ってもかまわない。部下なのだから。
○ポルノサイトが貼られた迷惑メールが送りつけられてくるのだ。
○警察は彼の素行をおおげさに言っている。
○家からテレフォン・セックスの番号に電話したのは、絶対ベビーシッターだ。
○こうなったのは彼の育ち方のせいだと思う。
○彼はこんなに良い父親なのに。
○私が彼を性的に満足させられないのは彼のせいじゃない。
○彼が帰ってくるのは私のところだ。

このなかに聞き覚えのある言葉はありませんか?

合理化が弱まってくると、次にくるのは過小評価です。これは否認を強めるだけです。性嗜癖者と親密な関係にある人に共通して見られる過小評価には、次のようなものがあります。

○これはそれほどひどい状況じゃない。
○彼を本当に理解しているのは私だけ。
○彼は私を必要としている。今まで以上に。

○これは一つの段階にすぎない。
○売春婦たちに追いかけられるのは彼のせいではない。彼にはどうしようもなかった。
○彼は他のことでは申し分ないのにそこだけが玉にきず。
○どのみち私はセックスにあまり興味がない。
○このくらいまだマシなほうだ。少なくとも彼は××（セックス以外の何か。アルコールや薬物、ギャンブルなど）にはまっているわけではない。
○彼のすることを全部把握していなくてもいい。

あなたはどのくらいの頻度でこんなふうに考えますか?

自分の合理化と過小評価を強化している信念や恐怖について考えてみてください。嗜癖者のパートナーたちは、共通する信念と恐怖を抱いています。以下はその一部です。

○彼がいないと生きていけない。
○最後は一人きりになってしまうかもしれない。一人きりになったとしたら、それは自分に価値がないからだ。
○他に自分を愛してくれる人などいない。
○こんな目に遭っても自業自得だ。
○彼は子どもたちの父親だし、子どもたちには父親が必要だ。
○男なんて皆こんなもの。
○もし別れたらお金がなくなるので、今までどおりの暮らしは諦めなければならない。
○私の家族に知られたら恥ずかしい。

○もし子どもたちに知られたらどう対処していいかわからない。
○家庭を失くしてしまうかもしれない。
○家計管理や請求書の支払いがちゃんとできていなかったし，老後のことも考えていなかった。自分には能力がない。
○他人に彼の性行動が知れたら，私がちゃんとセックスの相手をしていないと思われるかもしれない。ちゃんと相手をしていれば，彼はフラフラしないだろう。
○彼が性嗜癖者なら，今まで過ごした良い時間はすべて嘘だということになる。

このなかに聞き覚えのある言葉はありませんか?

ここまで読んだところで，自分をダメだ，馬鹿だと思ってしまいがちですが，自分を責めるのはやめてください。否認や過小評価，合理化は，嗜癖障害を行動化している人との生活に対する最も自然な反応なのです。自分を守りたいと思うのは当然です。そういう問題だと考えたくはないのです。また，証拠不十分で彼を大目に見たくなります。彼の行動を変えられるのは現実には彼自身だけという真実に突き当たるのは，非常に苦しいことです。あなたは彼のために何もできないのですから。でもあなたは自分の嗜癖行動，すなわち否認に挑戦することで，自分を尊重することができます。そしてそれは，自分が知っている，あるいは疑っていることを特定し，共依存や性的裏切り，性的嗜癖についてより深く知るために文献を探すことから始まります。パートナーの行動が嗜癖だと思わなくてもいいのです。ただ，嗜癖がどのようなものなのかを知ろうとしてください。彼の言葉ではなく，行動に注目してください。性的裏切りと嗜癖の治療を行っているクリニックを探してください。

没頭

多くのCOSA［共セックス嗜癖者］は、パートナーの行動に反応して人生を送っています。パートナーが何をし、何を考え、何を感じているのか知りたいというあくなき欲望によって、あなたは自分が何をし、何を考え、感じるべきなのかを知ることになります。あなたは疑惑を持ち、直感し、認識していることがあります。でも、知りたいと思う反面、知りたくないとも思っています。確証を求めていると同時に、それを打ち消す証拠も求めています。没頭［あることで頭がいっぱいになること］は、共依存者の大きな特性の一つです。

テレス どうやって子どもたちを育てたのかわかりません。ずっと上の空でしたから。いつも彼が何をしているのか、どうすれば自分が彼に魅力的だと思われるのかを考えていました。自分が何か間違ったことをしているのか、彼は私のどこが悪いと思っているのか。

ジャック 彼が夜遅く帰宅したとき、他の女性の匂いがするとき、彼が見え透いた嘘をついているのがわかっているとき、私はいつも彼に優しくしました。そして床についてから彼に言いたかったことを全部、心の中で考えるのでした。他の女性たちはどんな容姿なのだろう、一緒に何をしたのだろう、どんな言葉を交わしたのだろうかと考えをめぐらせました。数えきれないほどの眠れぬ夜を過ごしました。

マイテ まるで探偵のように彼の手帳や携帯電話の明細、出張の日程をチェックしました。彼の同僚についての突っ込んだ質問をしました。彼が責任ある行動をとると信じられず、罠を仕掛けました。そしていつも、自分にはそうする権利があると思っていました。

共嗜癖者 二人が会っていると耳にした場所や彼女の家の近くまで、車を走らせたものでした。彼女を見て、どこがそんなに特別なのだろうと考えました。子どもを持っても、子どもたちを車に乗せて偵察を続けました。何度か引っ越しをしたので、この偵察の対象となった女性と街は複数ありました。彼のかばんや机、財布の中を探りました。これが私の人生のすべてでした。それなのに、面と向かって彼に問題を突きつけたことはありません。

過覚醒［覚醒剤を使用したり、心的外傷に直面した後などに生じる不眠、過敏、被害妄想、回避反応などの総称］が日常生活の一部になります。常に緊張して彼の行動を見張り、そこに意味づけをしようとします。「彼が早く帰宅したということは……」「彼が愛情深く振る舞っているということは……」「彼が子どもたちに優しくしているということは……」「彼は怒っている、それはつまり……」「彼があまりしゃべらない……ということは」。あなたは彼が何を感じたり考えたりしているのかを考えるのに、夢中になっているのかもしれません。彼の最も奥深くにある考えや気持ちを読むことができると自負しています。疲れるのも無理はありません。自分のための時間などはなく、この過程で自分を見失っているのですから。あなたは彼の身体、精神、心の中に住みつこうとしているのです。

コントロール

嗜癖者の問題に没頭することは、あなたの側に行動をコントロールしようという気を起こさせることがあります。行動のコントロールとは、人、場所、物を操作することです。これは混乱に安定を、危険に安全をもたらそうとする試みです。行動のコントロールはまた、恥に対する防衛でもあります。コントロールしているときは不全感がなく、そのかわりに有力感があります。行動のコントロールは、人生において恐怖と無力感に打ちひしがれている時期に、力の感覚を与えてくれます。これは偽物の空虚な力で、絶望しているときのいわば一時しのぎの解決です。

あなたは自分の弱さを感じたときに行動をコントロールすることを、成長期に学んだのかもしれません。これは生き残るためのメカニズムでした。そして、パートナーとの関係といった、自分や自分にとって重要なものが脅かされると、すぐにまたこのような行動をとってしまうのです。隠してある雑誌やビデオ、性具を捨てることで嗜癖者をコントロールしようとするのは、アルコール嗜癖者のパートナーがお酒を流し台に捨てるのと同じことです。これは嗜癖をコントロールするための有効な手段ではないうえに、自分には嗜癖者の行動をコントロールする力があるという誇大な感覚を伴う妄想に取り込まれてしまいます。

コントロール行動の例は、次のとおりです。

○隠してあるものを捨てる

「彼のポルノを見つけては捨てていた。どうやら彼は気づいていたようだ。でもそのことについて話し合うことはなかった。自分にはわかっていると彼に伝える方法だったのかもしれない。そうすればやめるだろうと信じて」

○予定のキャンセル

「予定をキャンセルして家にいることがあった。そうすれば彼は出かける口実を作りにくくなるだろうと思ったからだ。あるいは、自分が家にいれば彼はインターネットを見ないだろうと思った」

○無視

「彼を罰するときのお決まりの方法だった。『今に見てなさい……無視してやる』。彼は喜んでいたかもしれない……もしかしたら」

○移転

「街から街を転々とした。まるで出世でもしたかのように、家族には自分や彼の仕事の都合だと話していた。もう二度としないという彼の約束をいつも受け入れてしまう。もう一度やり直そうとするが、何も変わらなかった」

○嘘をつく

「彼女から電話があっても、誰からも電話はなかったと彼に嘘をついた。二人が会う予定であることがわかると、子どもと一緒に家にいてもらわなければならないと彼に嘘をつき、遅くまで職場に残っていた」

○脅す

「子どもたちや彼の両親、上司に話す、離婚する、彼女の家に行く、自分も浮気をすると脅した。脅しには終わりがなかった」

○性的操作［嗜癖者を嫉妬させるため、他の人といちゃついたり、他の人の前で性的な振る舞いをすると脅かしたりする。彼の関心を引いたり維持したりするため、セクシーに振る舞ったり、セクシーな服装をしたりする。嗜癖者が他の人と性的な関係にならないよう彼に対して性的に振る舞うことなど］

「彼を家に引き止めるためだけに、自分が嫌な性行動でも好きなふりをしました。望んでいないのに彼の性的な誘いに応えることが何度もあったし、そんな気分ではないのに自分からセックスを始めることもありました。私が彼に対して十分性的なら、彼はこんなふうにフラフラする必要がないだろうと考えました。振り返ってみると、私たちはたくさんセックスをしていましたが、彼は他の女性とも同じくらいかそれ以上していたのです。だから実際には、彼は二重に隠し事をしていたことになります。私にも、他の女性たちにも」

コントロール行動は生存に伴うものです。結局、効果がなく有害なものであっても、自分に批判的にならないでください。自分がどのようにして（恐怖、絶望、恥から）ここまで来たのかに共感を持ってください。あなたの行動は無理からぬもので、当然のことなのですが、支え［イネイブリング］行動の要素でもあります。支え行動は、「自分の行動化は問題ではない」という嗜癖者の妄想的な思考を支え、彼が自分の行動に対する責任から逃げるのを助けます。

コントロール行動と支え行動は共嗜癖者の、あなたが嗜癖者を支配する力を持っている、という前提のうえに成り立っています。パトリック・カーンズ氏は、著書『愛の哀側』の中で、適切な比喩を挙げています。サルを捕まえるためのアフリカの伝統的な手法では、側面に細板を渡してある小さな木箱に果物を入れます。サルは手を入れて果物をつかむことはできますが、細板の間から果物を出すことができません。サルは果物を手放そうとしないので、部族民は簡単にサルを捕まえることができるのです。要するにサルは、強くつかみすぎて自ら罠にはまりこんでしまうのです。[*3] これは共嗜癖者の状況のたとえです。あなたはコントロールを手放そうとしないために、嗜癖システムの中に閉じ込められてしまいます。コントロールと防衛を取り違えているのです。

イメージ操作

自分と自分の家族が元気で幸せにやっていると世間に印象づけることは、すべてがうまくいっているという自分の妄想を強化することになります。共嗜癖者は多くの場合、真実よりは苦痛の少ない偽の現実をつくり出し、空想の世界で生きることが身についています。その不適切さを認識できないほど、あなたは不適切な行動を許してしまっているのです。自分自身の現実を売り渡して、パートナーの疑わしい点を常に好意的に解釈しています。あなたはこの過程で自分を見失い、頭が混乱し、孤独を感じ、コントロールと麻痺を持ちながら、苦しみに満ちた人生を送っています。

●**共嗜癖者**● 私は子どもたちのこととパートの仕事で忙しくしていました。理想の家族に必要なものはそろっていました。素敵な家、良い環境、年に一、二回の休暇……。世間には笑顔を見せ、一人のときはいろいろなことで頭がいっぱいだったので、かすかな兆しをまったく無視していました。私の完璧な人生が崩れるまでは、複数の女性、彼が経済的に援助している子ども一人、何回もの転職がありましたが、これはすべて彼の行動が招いた結果です。私はただ完璧な人生を望んでいましたが、それは何も考えない、話さない、聞かない、見ない人生だったのです。

完璧主義は多くの女性のイメージ操作の一翼を担っています。この完璧主義は内に秘めた恥に由来するもので、女性は自分のパートナーもしくは社会から認められるため、あるいはもっと単純に拒絶されないため、最高の人間にならなければならないという信念によって機能しています。信念とは次のようなものです。「自分が何もかももっとうまくできて完璧であれば、すべてがうまくいくに違いない」。どこかの時点であなたは、最高の人間になるよう自分を駆り立てることを身につけたのです。でもそれは、間違いや弱さを許容する余地などない、ということです。一五〇％未満はすべて許せないのです。それは失敗を意味し、リスクを負うには多くのものを危険にさらすことになります。あなたは心の中で、関係が危なくなるだけでなく、子どもたちや自分の生活、最終的には自己肯定感に影響が及ぶ可能性も考えているのです。

共嗜癖者　何もかもうまくいっているふりをしないでいるなんて、どうしてできるでしょう。自分の人生も結婚も茶番で、嘘で固めたものだったと、どうして人に言えるでしょうか。たぶん皆わかっていたと思いますが、そんなことをしたら私がどういう人間だと示すことになるでしょうか。馬鹿みたいですよね。彼に夢中だったのに、自分も二人の前妻と同じなのだと気づくなんて。彼は私には違うのだと信じていました。私は自分たちのライフスタイルと友人が好きでした。彼を愛していたし、彼も私を愛していると信じていました。何か違ったことをするとそれが自分について何を意味するのか考えてしまうので、私はただ見栄を張

＊3　Carnes, P. (1994) *Contrary to Love: Helping the Sexual Addict.* Center City, MN: Hazelden.

り、イメージを保ち続けたのです。

人、場所、物のコントロールは、イメージ操作の一環です。この外的コントロールに加え、自分の感情やニーズを見せないという内的なコントロールも、イメージ操作と完璧主義の一環（共依存の特徴が混ざり合ったもの）です。

一部の女性にとっては、イメージ操作は完璧な肉体を持つことを意味します。多くの共嗜癖者が、嗜癖者の行動を抑えようとして、脂肪吸引や美容整形、豊胸手術を受けています。

共嗜癖者 彼の最初の浮気に気づいたとき、計画的にダイエットをして豊胸手術を受けることに決めました。彼が喜ぶと思ってしたことなのに、彼の行動化を止めることはできませんでした。結局、私の身体の部位まで、彼の嗜癖の一部になった気がしただけでした。

共嗜癖者 何年間もの行動化のすえ、ある日彼は永遠に私のもとを去っていきました。私は打ちひしがれました。外出するようになり、脂肪吸引、ボトックス、バストアップ手術を受けました。彼が選ぶような女性になりたがっているみたいでした。でも実際は、彼が選んだ女性たちは私とそれほど違いませんでした。今となっては偽物の自分が残っただけです。

整形手術を受けるのは個人の自由ですが、関係をコントロールしたり、維持したり、抑制したりする努力としてではなく、強い意志による決断であることが最も望ましいのです。

多くの女性はパートナーにとって魅力的であろうと強迫的になっています。（空想の中やポルノを通してであっても）他の女性と何年間も競い合い、常に他の女性と比べられていると思い込んだ結果、セックスの相手として自分がふさわしくないような感覚を受けると、自分の霊魂［スピリット］が傷ついてしまいます。そのうえ性行動に愛情が伴わないので、嗜癖者はパートナーに対する性的関心を失うことが多いのです。一部の女性は諦めて、パートナーのために自分がなろうと努力していた女性（しっかりしていて、豪華で、めかしこんだ女性）とは、正反対の女性になってしまいます。共嗜癖者が完璧さを求めて懸命に努力した結果、自分の外見や性的印象を捨ててしまうことはそれほど珍しくありません。

●共嗜癖者●　やがて、彼に拒絶されると、自分にまったく魅力がないような気持ちになることに気づきました。ポルノやサイバーセックスが、空想生活で彼に約束したはずのものと正反対のものをつくり出したのは皮肉なことでした。

ゆがんだ怒り

あなたには怒る権利があります。怒る理由があるのです。怒りは、回避からいらだち、あからさまな逆上まで、連続的・段階的に存在します。本書を読んでいる人は、この連続的段階の一方の端にいるのではないでしょうか。激しい怒りを厳しくコントロールしているか、コントロールを完全に失っているか、もしくは怒りを完全に回避しているかです。この間を何度か行ったり来たりしているかもしれません。残念ながら現在まで、この怒りはさまざまな他の感情や否定的な思考によってしばしばゆがめられ、増幅されています。

激怒

「蔑《さげす》まれた女の怨念ほど恐ろしいものはない[*4]」。映画『愛に迷った時』(*Something Talk About*)でジュリア・

＊4　ウィリアム・コングリーヴ『喪服の花嫁』第3幕の最後の科白《せりふ》「愛が憎しみに変わるほど激しい怒りは天国にない。蔑まれた（ふられた）女の怒りほど激しい怒りは地獄にもない」を一部改変。

ロバーツが演じた主人公は、地元のPTA集会に出席し、立ち上がってこう叫びます。「私の夫と寝たことのない人は？」。激しい怒りに駆られると、自分が想像もしていなかったことをしでかしてしまうかもしれません。

サラ 私とヴェスビオ火山［イタリア南部の火山］は、同じ時期に手に負えない状態になりました。見られた有様ではありませんでした。他の女性たちを縛り首にするのも辞さないという勢いでした。一番頭にきたのは、相手の女性が同僚や近所の人だとわかったときでした。夫はたくさん売春婦とも会っていましたが、そのときは売春婦たちにではなく、彼に対して腹が立ちました。彼女たちはそれが仕事だからと思っていたのでしょう。それが同僚や近所の人が相手だなんて、考えられないことです。私がわめき立てると、夫はたいていその場に立ち尽くしていました。身から出た錆《さび》だと感じていたのかもしれません。そんなことをしてもわずかな時間の息抜きにしかならず、回復のための道も方向性も見失っていたので、何の答えも得られませんでした。わめき立てても彼の行動を変えられないことは確かでした。

彼がどんなにひどいか周りの人にも話しました。一度、家に同僚を連れてこさせたことがあります。彼女を罵《ののし》り、怒鳴りつけることができるように。現場を押さえるためモーテルに乗り込んだこともありました。わめき散らしていました。自分の怒りの部分を呼び出したのです。まるで火山の噴火のようでした。今思えば三世代の女性が叫びを上げ、自分を裏切り、捨てたことに怒っていたのです。物質嗜癖、性嗜癖、自殺、不誠実の結果としての裏切りに。

一部の共嗜癖者の場合、激しい怒りによって殺人に至ります。殺人や脅迫はありふれたニュースです。愛人の交際相手を誘拐し、おそらく殺害するため、おむつをつけて約千四百五十キロの道のりを運転した宇宙飛行士、リサ・ノワクのことを覚えているでしょうか。もう一人、サンディエゴのベティ・ブロデリックという女性も、元夫で著名な弁護士のダニエルを射殺しました。彼女は長い間彼の愛人でしたが、離婚と親権をめぐる四年に及ぶ苦闘のすえ、妻の座についた女性です。テキサス州の歯科医クララ・ハリスは、夫が愛人といるところを押さえ、その後ホテルの駐車場でこの浮気夫を轢き殺しました。

他の多くの女性は新聞沙汰になるようなことはしませんが、彼女たちの激怒は破壊的なものにほかなりません。女性たちはパートナーを殺害したり、殺害を企てたり、高速道路を走行中の車からパートナーを放り出そうとしたり、食べ物に毒を盛ったり、パラシュートに破壊工作をしたり、暗殺者を雇ったりしています。また、自宅に放火したり、パートナーの所有物を持ち出して火を点けたりすることもあります。裏切られた女性の多くは、ロレーナ・ボビット［DVに耐えかねて夫のペニスを切断したアメリカ人女性］の行為に共感し、パートナーのペニスを切り落とすと脅したり、これを実行に移したりしています。

裏切られた女性のうち、激しい怒りを実際に暴力的な行動で表す人は少数です。多く見られるのは、殺人を考えたり、復讐の計画を夢想したりすることです。逆上しているときには、一時的に自分の行動が間違っていると考えなくなってしまいます。すると、自分の行動を自己防衛だと認識することになります。

激怒を、強烈で深い怒りを表す行為だと見る向きもありますが、私は激怒を怒りだけでなく、恥や屈辱、恐怖、悲しみを溜める汚水槽のようなものだと考えています。もちろん、あなたはこれらの感情をすべて感じています。あなたが彼に対して怒るのには、さまざまな理由があることは確かです。あなたの信頼に対する裏切り、あなたとの関係の軽視、彼の行動が家族にまたあなたの健康に及ぼす影響、数々の裏切りに遭うなかで自分が彼に示してきた忠誠心が意味のないものであったこと、彼と一緒にいることで自分の人生を何年間も無駄にしたと考えているかもしれません。子どもたちが成長したら、彼が学校を卒業したら、病気を抱えた彼の両親の介護が終わったら彼に出て行ってもらおうと考えて、彼の行動に気づきながらも別れないでいるため、二重に裏切られたと感じていることでしょう。もしかしたらあなたの激怒は、身動きが取れないと感じることから来ているのかもしれません。経済的に彼に依存している、彼はこの国に在留するためのグリーンカード［アメリカの永住権］

取得の手段である、どうやって自分一人で子どもを育てていけばいいのかわからないなど。あなたが激しい感情を持つのは当然です。健康を向上させる鍵は、これらの感情を表す場を見つけることです。

裏切りは人を傷つけます。これまであなたが考えていたよりも深く。ですが、激しい怒りに駆られた行為は、長期的にはあなたを傷つけるものでしかありません。この激怒に対処する建設的な方法を見つけるほうが健康的です。枕を叩く、新聞を引きちぎる、山頂から叫ぶ、出さない手紙に恨みつらみを書きつづる、など。ただ、自分を含め、誰かに対して激しい怒りを行動で表すことはしないでください。激怒に駆られた行動をとり、その結果に甘んじるなど、あなたに似つかわしくありません。

遠回しの怒り

怒りはしばしば遠回しに表されたり、受動攻撃的［約束の先伸ばし、遅刻、さぼりなどで示される怒りや不満］になったりします。遠回しの怒りが生じるのは、怒りを表した後でそれを否定するとき、あるいは仕返しに怒りを表したものの結局彼より自分のほうが傷ついてしまったときです。嗜癖者に対するあなたの怒りは、脅す、わめき立てる、責める、彼に冷たい態度をとるなど、さまざまな形で表現される可能性があります。他人、しばしば罪のない者に怒りを向けることもあります。長い目で見ればこの遠回しに怒りを表すことは、あなたが望んでいるような状況の改善をもたらすのでなく、混乱を深めるだけなのです。

以下に挙げるのは、共嗜癖者が語った遠回しの怒りの表現です。

○彼が女と一緒だと思うときは、入手した彼女の番号に電話をかけてはすぐに切っていた。
○彼に見せつけるため、自分も浮気をした。
○子どもたちには関係のないことなのに、口やかましく怒っていた。

○彼が嘘をついていると思ったときは、買い物をして何十万円も使った。
○彼の車に傷をつけた（所有物を損傷する）。
○やけ食い。
○メールを何通か見つけ、彼が友人と寝ていることがわかった。私は知り合い全員にメールを送信した。復讐してやろうと思った。彼に恥をかかせたかった。皆が彼に腹を立て、彼を悪い人だと思えばいい。そのときは気分が高ぶり有力感があった。でも何も変わらず、怒る私を怖がって皆が離れていっただけだった。
○いろいろなチャットルームで彼に罠を仕掛けた。時々恥をかかせるような形で彼を驚かせることもあったが、そのほかは今後の攻撃材料にするため、黙って情報を集めた。

明白あるいは遠回しの怒りを第三者に向けるのはたやすいことです。パートナーに責任を取らせないようにしているのです。まるで嗜癖者は状況の被害者であり、彼の行動化の相手の犠牲になっているかのようにです。見捨てられるのを恐れていると、嗜癖者に怒ることがあなた自身に対する脅威となることがあります。怒ることは彼を追い払うことだと考えているからかもしれません。

共嗜癖者　何年間も他の女性たちに対して怒っていました。夫は医師でした。ナースたちが彼の気を惹《ひ》いているのだと考えていました。一緒になって四十年間、私たちの結婚生活にはずっと別の女性が存在していたのですが、別の女性の存在に気づくのはいつも私が妊娠をしているときか、健康問題を抱えているときでした。時期が時期だけに自分には彼が必要だと思っていました。そのせいで、彼以外の人に怒るしかなかったのです。それに、もし彼に腹を立てれば、よけいに彼の気持ちは彼女たちのほうに向いてしまうかもしれません。

サラ 相手が知らない女性の場合、私の怒りはたいてい夫に対するものでした。相手を知っていた場合、まるで夫を襲ったのは彼女のほうで、彼はいっさい加担していないかのように考えていました。一方を他方の被害者と考えて、共感の対象を夫にしたり相手の女性にしたりと揺れ動いていました。

怒りの回避

一部の共嗜癖者は怒りを感じないといいます。そのかわりに敗北感や麻痺感を覚えます。この人たちは、怒りを感じるべきときに感じないことは認めるかもしれません。多くの女性にとって回避は、長い年月をかけて学習したストレスに対する反応です。回避という反応はたいていの場合、児童期・成人期の長期にわたる有害な関係の結果、身につけたものです。しばしば軽度の慢性うつ（気分変調）や、大うつ病の一環ともなります。悪い状況に分別のある怒りで対応しても、その苦境が変わらなければ、後には無力感だけが残ります。怒りによって環境に対する自分のコントロール感を取り戻せなければ結局は無気力になり、怒っても良いことはない、それならもっと打ちのめされるためだけになぜエネルギーを費やすのか、と思うようになります。

忙しさにまぎれて自分の怒りを押さえ込んでいる場合もあります。忙しさは、家事をしたり、子どもたちのスケジュールにいろいろな活動や予定を入れたり、買い物や仕事をするなどの形で示されます。一部の女性は、コミュニティと過度に関わるという形で忙しさを表します。スポーツクラブで、あるいはコンピュータの前で何時間も費やすのもこれに入ると考えられます。これらの行動自体はまったく悪いものではなく、事実、高く評価されることが多いのですが、共嗜癖者にとって過度の関与はある意味、関係や家族の問題を避けるためのものだったり、単なる不健全な気晴らしになっていたりします。

共嗜癖者 私は回っている独楽《こま》のようでした。子ども、仕事、両親のこと、現実を避けるためのものなら何でもやって忙しくしていました。どうしていいかわからなかったのです。彼を失いたくありませんでした。

だから、黙って自分の仕事とキャリアを追求しました。

激怒と遠回しの怒りは、復讐の機会や個人的な満足感を一時的に与えることがあります。しかし、結局これらの怒りや、怒りを回避する行為は、あなたの自尊心、尊厳、自己肯定感を低下させるだけです。壊滅的な影響や結果を招くかもしれないのです。

慢性的な悲嘆と喪失

二人の関係に望んでいたこと、そのために努力していたことを失う、自分や相手のことを知る方法がなくなってしまう、周りの人や自分の住む世界について考える方法を失う、そして関係を失う……それが何であろうとあなたの人生で失われたものや変わってしまったものは、悲嘆〔グリーフ〕プロセスの基本的段階のすべてをもたらします。[*5] 最初のショックから不信、否認、怒り、罪悪感と取り引き、絶望、孤独、受容まで、あらゆる喪失に対する自然な反応です。最愛の人を嗜癖に奪われると、悲嘆のプロセスから抜け出せなくなる可能性がありま す。嗜癖者は死亡したわけではないからです。彼はまだ存在していて、行動化を続けているのです。嗜癖とともに嗜癖に反応しながら生きることは、慢性的な悲嘆状態をもたらします。あなたはその時々で否認しながら喪失を感じ、怒りと罪悪感を覚え、取り引きを試み、絶望感を抱き、時には希望で高揚することもあります。〔嗜癖者の〕パートナーは何年間も、慢性的な悲嘆とそれに由来するさまざまな感情に囚われて生きることがあります。喪失は持続的かつ反復的で、否認を伴うこともあります。真実だという確証もないのに自分の考えを過小評価し

＊5　Kübler-Ross, E. (1997) *On Death and Dying*. New York: Simon & Schuster.〔エリザベス・キューブラー・ロス／鈴木晶訳『死ぬ瞬間――死とその過程について』完全新訳改訂版、読売新聞社、一九九八年〕

たり、自分の考えが他人から否定されるのに甘んじたり、感情を最小限に抑える必要があったりすると、内面世界はゆがみ、対処できない状態におちいります。それだけで気が狂いそうになるには十分です。

嗜癖とともに生きる苦しみのなかでは、悲嘆の一つの局面を処理するのに他の人より時間がかかってしまうかもしれません。悲嘆のプロセスがあなたにとってなじみ深い、または安全な段階で止まってしまうのは当然のことです。怒りによって力を与えられるために、それがあなたの拠り所になっている場合、怒りの段階から抜け出せなくなってしまうかもしれません。怒りを回避し、人生において罪悪感を多く引き受けてきた人であれば、進んで罪悪感の段階へ行くでしょう。罪悪感と取り引きは連携していることが多いので、「もし私が△△ならば、彼は××だろう」という発言を誘発します。「もし私が彼にもっと性的関心を払えば、彼はフラフラしなくなるだろう」「もし私が完璧な妻なら、彼は私を捨てたりしないだろう」。あなたは現実を受け入れるのを拒絶し、怒り、非難し、嗜癖者と取り引きを続けようとするかもしれません。「どこでもあなたが望むところに引っ越す。通う教会を変えてもいい。転職する。あなたをもっと幸せにするためなら何でもする。そうすれば、あなたはこの行為をやめるかもしれない」。

あなたは悲しみに暮れ、苦しみ、傷つき、そこから抜け出す術を見つけられないのかもしれません。挫折し、うつ状態におちいります。さらに悲惨なことに、自虐的・自己破壊的な行為や自分の価値観を甚だしく損なう行為をする可能性があります。

悲しみに暮れている間、その行動に対する疑いが強まったり、気づいたりするのに伴い、嗜癖者へのさまざまな感情を経験することになります。激しい怒りから深い悲しみ、恐怖、恥、屈辱、罪悪感まで、感情は大きく揺れ動きます。あなたはこれらの感情を厳しくコントロールして自分の内に秘めているかもしれません。そうしないと、これらの感情はところかまわず漏れ出してしまうかもしれません。あなたは食料品を買いに行き、誰かがカートにぶつかってきたら、その人がまるで自分の子どもをさらったかのような反応をしてしまう可能性があります。あなたの人生に起きていることを知らずに「どうしてる？」と尋ねる知人との何気ない会話が、慰めようのない悲嘆をもたらし、あなたは洗いざらい全部しゃべってしまうかもしれません。ではどうやってこの悲嘆に対処すればいいのでしょうか。悪いのは自分だと思って情緒的に孤立していると、悲嘆に圧倒されてしまいます。あなたの反応はさまざまなところで現れるでしょう。

大きな恐れ、不安、恥を抱いているとき、女性はさまざまな離断［切り離し］戦略をとります。彼女たちは近づくか、逆らう、あるいは遠ざかるのです。

○**近づく**場合、なだめようとしたり、喜ばせようとしたり、完璧でいようとしたり、世話を焼いたりする。
○**逆らう**場合、力を得ようと積極的に行動する。怒りに満ちた、または悪意のある行動によって、これを行うことがある。薬物使用や浮気、浪費など、自己破壊的な行為により自分が行動化することもある。
○**遠ざかる**場合は、引きこもり、身を隠し、口を閉ざし、秘密を守る。麻痺したり、うつや不安におちいったりする。過食・拒食行動、アルコールやその他薬物（特に鎮静剤または抑制薬）の使用は、引きこもったり、身を隠したりするのに役立つ。

ほとんどの人は、これら三つの戦略をすべて組み合わせて用いています。これらの行動はどれも、何の役にも立ちません。あなたを身動きできない状況にするだけです。すべて自己破壊的なものなのです。

上記の戦略のどれをとりますか？

共嗜癖者　結婚初期には世話焼き妻になろうと懸命に努力していました。彼が他の女性と付き合っていることを疑ってはいたのですが、経済的に追い込まれていました。別れるのも自活するのも怖かったのです。子どもたちから責められるのを恐れていました。私がなぜ別れたいのか、その理由が子どもたちにはわからないと思ったのです。そのうち隠れてお酒を飲みはじめ、薬物を使うようになりました。打ちのめされ、ただただ消えてしまいたかったけれど、それはできませんでした。疑惑で頭がいっぱいになり、強い挫折感がありました。そのため相手の女性（彼の浮気相手とおぼしき女性）に脅しの手紙を送り、車や楽器など彼が気に入っていると思う物を壊しました。

共依存に加え、あなた自身が嗜癖を抱えていることも珍しくありません。物質乱用、身体的または性的暴力のなかで、あるいは厳格な権威的家族のなかで育った多くの女性パートナーたちは、自己肯定感の欠如と内的空虚をアルコールや薬物、その他の物質で埋めています。食べ物は女性にとって特に強力な麻酔です。コントロールとイメージ操作をテーマとする拒食症と過食症は、共嗜癖者に広く、多く見られます。共嗜癖者は強迫的な浪費やギャンブルにはまることがよくあります。共嗜癖者側の性的行動化はすべて嗜癖の可能性があります。これらの嗜癖は離断戦略の一部、あるいは全部なのかもしれません。パートナーの行動があなたにこの本を読ませたのかもしれませんが、これはあなたにとって自己分析の機会でもあります。

癒しの旅では、近づいたり、逆らったり、遠ざかったりすることなく、毅然として真実に直面する術を身につけることになるでしょう。毅然としてというのは、自分の真実を口に出して言い、自分のニーズと感情を知り、尊重し、自分を抑えると同時に境界を設けることです。これはあなたが取り組む作業です。本書を読み進めるうちにこの作業ができるようになります。特に、あなたより先にこの旅に出た他の女性たちの支えによって、可能となるでしょう。

身体は知っている

自分の感情を認識しないことでもたらされる結果の一つとして、健康問題が実際に起こる可能性があります。情動的なストレスを受けていると、自己免疫系は著しく傷つけられることがあるのです。

●**共嗜癖者**● 回復期に入って数カ月で、私がいかに自分の感情を捨て、夫への信頼を合理化してきたかわかるようになりました。それまでに私は、慢性的な身体の痛みを抱えるようになっていました。この数年間病院に通い、さまざまな検査を数多く受けました。受けた診断と医学的なアドバイスもさまざまでした。回復期に入ってからは、二カ月以上受診していないことに気づきました。それが三カ月になり、四カ月になりました。今では対立［葛藤］から逃げなくなりました。自分が怒っているときはわかるようになりました。本当は世界が崩れ落ちていくような気持ちなのに、すべてがうまくいっているかのようなバカバカしい笑顔を絶やさないでいることはありません。今は原因不明の身体の痛みはありません。

パートナーの性的行動化をはっきり認識しているか否かにかかわらず、あなたはストレスを抱えています。急性ストレスと、もっと微妙で慢性的なストレス状態に対処しているのです。自分が性嗜癖を認めれば、それが結婚や家族にとってどういう意味を持つのかを心配することも、自分の結婚には何かが欠如しているが、それが何かはわからないという疑念を抱いて生きていることも、不安を誘発します。このストレスは身体を傷つけるものなのです。あなたは心に思っていることを正常化、過小評価、合理化するかもしれませんが、問題を抱えていることが身体にはわかります。身体的なものであっても心理的なものであっても、危機におちいれば身体は防御に入ります。ストレスは、脅威となって感じられたり、危険に対する身体反応を引き起こしたりする可能性があります。この反応は、**闘争か逃走か**［ファイト・オア・フライト］反応として知られ、アドレナリンやコルチゾールなど、特定のホルモンが放出されます。これらのホルモンは心拍を速め、消化速度を遅らせ、主な筋肉への血流を増やし、自律神経のさまざまな機能を変化させ、身体に爆発的なエネルギーと力をもたらします。本来、危険に直面した際、身体的な闘争または逃走を可能にする能力にちなんで名づけられたこの反応が、今度は職場や自宅でストレスが多い日など、不適切な状況で作動してしまいます。認識された脅威が去ると、身体のシステムとその化学反応は弛緩反応によって正常に戻るように設計されていますが、慢性的にストレスがかかっている状態ではこの調節が不十分であることが多く、身体への損傷が生じます。機械が最高速度で動作しているとき、高速が維持されるとその機械は限界を超え、部品が燃えはじめてしまいます。体も心もこれと同じように反応します。限界を超えると心身は壊れてしまうのです。やがて事態は悪化の一途をたどります。このような過程を経て、ストレスの結果、自己免疫力が低下して疾患にかかりやすくなるのです。

ストレスの影響

ストレスの影響を決定づける重大要因は二つあります。あなたの身体にかかっている負荷の程度と、期間です。いくつかのストレス因子は一回もしくは数回生じるだけで非常に大きな影響を及ぼすため、外傷［トラウマ］が定着します。レイプや事故、暴力はこの種の外傷に該当します。その他の外傷体験は重篤性は低いかもしれませんが日常的に生じ、傷は蓄積していきます。カップルの間では、日常の些細《ささい》な侮蔑や操作、秘密、恥辱的な行為が大きな被害をもたらします。身体は知っているのです。

多くの認知能力がストレスによって損なわれたり、悪化したりします。それには以下のようなものがあります。

記憶障害／否定的な面しか見ない／優柔不断／不安または思考奔逸《ほんいつ》［躁病などで生じる考えの洪水。患者は次々に浮かぶ想念を口に出そうとするが、思考のスピードが速すぎて聞き手に理解されない］／集中できなくなる

／絶え間ない心配／冷静に考えることができない／客観性が失われる／判断力の低下／恐怖

ストレスに関連した疾患および身体症状で一般的なものには以下があります。

頭痛または背中の痛み／下痢または便秘／吐き気、めまい、疲労／不眠症／体重の増加または減少／発疹（じんましん、湿疹）／風邪や流行性感冒にかかりやすい／歯ぎしり（ＴＭＪ）／息切れ／胸痛／高血圧／心拍数上昇／慢性的な背中の痛み／潰瘍／睡眠障害／脱毛／発汗／抑うつ／不安障害／糖尿病／心疾患／甲状腺機能亢進症／歯の疾患、歯周病／関節リウマチ／喘息

マイテ　睡眠の問題があったり、頭や腰が痛みはじめたりすれば、それが病気によるものかもしれないことはわかります。でも自分のことがわかっているので、ストレスで押し潰されそうになっていると知らせる警告だと思うようにしています。このようなことが起きるのはたいてい、自分を無視して自分のための時間を作らなかったり、ろくに食事をしなかったり、何カ月も運動をしなかったりしたときです。明らかに自分の感情を無視しているのです。これらは自分に必要なことをしていない兆候だと考えています。

共嗜癖者　精神状態が一番ひどかったときには、七回も連続して顔面のチック症状が出ていました。最初は目元が引きつる程度だったのですが、けいれんはもっと激しくなり、頬や口の周りにも広がりました。この症状は何年も続き、緊張やストレスに応じて良くなったり悪くなったりしました。自分は曲芸師のように見えるに違いないと思いました。夫と別れて一人暮らしを始めたらこの症状はすっかり消えました。ここ数年は、ストレスを受けても軽いけいれんに気づく程度でした。娘の離婚手続（アルコール嗜癖との虐待的な結婚生活を終わらせるもの）を目の当たりにして大きなストレスを受けたとき、顔面けいれんの再発に気づきました。私は記憶のプールに投げ出され、もう一度自分の状況に戻って泳ぎはじめたのだと思います。今は

チックもなくなり、これからもストレスを対処できるレベルに維持していきたいと考えています。

共嗜癖者 自分の線維筋痛の原因はわかりませんが、今は回復して、以前のような身体の痛みや途方もない疲れはありません。以前はできなかったいろいろなことができるようになりました。起き上がって着替え、出かけることができます。また運転できるようになりましたし、うつ状態でもありません。回復が線維筋痛軽減に役立ったのか、関連があるのかもわかりませんが、回復して突き止めるつもりです。自分は良くなったと思います。今は声を上げるようになり、いじめに甘んじることはないし、自分自身を疑うこともありません。私の身体はかつて心と魂に見放されていましたが、自分に敬意を払うようになったら健康に戻った……そんな感じです。

慢性的ストレスにさらされ自律神経系が過剰に働き続けていると、身体症状が現れます。最初の症状は慢性的な頭痛や風邪を引きやすくなるなど、比較的軽度です。しかし、慢性的ストレスにさらされることが増えると、さらに重篤な健康問題が生じる可能性があります。ストレスは多くの別の要因による疾患を悪化させることもあります。

ストレスと重篤な疾患

現在の医学研究者は、がんの一因としてストレスが果たしている役割をはっきりと認めています。多くの医療専門家が、ストレスは免疫系を弱め、体内のT細胞（免疫系細胞の一種。悪性がん細胞から身体を守る役割を果たす）を激減させるとしています。免疫系のT細胞は、身体ががん細胞から自分を守るために唯一備えている実質的な防御手段であり、身体が弛緩するなかでのみ作られます。

二人のロッジの女性が、がんにかかった経験があります。二人とも、共嗜癖からの回復がストレスを減らし、健康を高めたと考えています。

ヴァネッサ　夫と私が回復しはじめたとき、悪性の卵巣がんと診断されました。このような状況では、医学界はこれを遺伝性と決めつけようとします。遺伝の関与はもちろんですが、私の家族にがんが遺伝していることと、家族が「生き残りとは感情の抑圧である」という根強い考えに支配されていることは、関係があると私は確信していました。幸せでないことはすべて蓋をして押し込めていました。否定的な感情や出来事をすべて自分の魂の暗闇に押しやり、その影響を受けないでいることなど不可能です。つらい状況に健康的な方法で対処することを学ばなかったため、体がこれらの記憶を細胞レベルで蓄積し、それが後にがんとなって現れたのでしょう。

自分のがんには遺伝子以上のものが関与していることに疑問の余地はありませんでした。幼い頃から激しい情緒的虐待を受けていました。秘密を守ることが感情を抑え込む枠組みを作り、虐待が私の精神の基礎を作りました。自分にも周りの人にも完璧主義という非現実的な基準を課していました。信じられないほどストレスに満ちた生活を送っていました。私は仕事嗜癖でしたが、極度に重いプレッシャーのかかる仕事をしており、より高水準の成果を上げるよう自分を駆り立てていました。私は継続的で進行する夫の浮気と自分の強烈な共依存行動に対応しており、他人に尽くし過ぎていたため、基本的な自分のケアは後回しになっていたのです。

私の場合、がんの治癒には化学療法以上のものがはるかに大きく関わっているとも考えています。診断を受けたとき、がんはすでに肝臓にまで転移していました。予後は厳しいものでした。私は不利な条件をものともせず、今では医学的に異例、つまり奇跡だと考えられています。さまざまなところから自分の治癒にアプローチしたからこそ、治癒は実現したのだと思います。あらゆる治療法、すなわち従来の腫瘍学、アーユルベーダ［インドの伝統的な医学］、漢方の代替医療、ホリスティック［全人的］医療、自然療法を取り入れ、食生活も運動も変えました。

人生において抑圧された多くの領域に取り組むために、真剣に治療に参加しました。私は強い指導力を発揮してグループを支援しました。人々のすばらしいネットワークが自分の周りにでき、人生のために闘っている間、ものすごく大変なこの作業に取り組む力を与えてくれました。古いトラウマを徹底的に除去し、説明責任を見直し、自分自身の問題と否定的なメッセージを認めることが重要な要素でした。この多くの層にまたがる作業は、穏やかになりはしましたが今もずっと続いています。これらの作業はすべて治癒に不可欠なものであり、最終的には自分の目を、真の自分らしさと自己愛に向けさせるものだったと思います。

これらを組み合わせることで私の命は救われ、より健康的な選択をする力を得られたのです。ほぼすべてのことに対する見方が変わり、毎日を充実して過ごす努力をしています。

●**サラ**● 心配、怒り、ストレス、そして嗜癖行動とともに生きていることが、自分の免疫の敵であることはわかっています。私の生存本能も強かったのです。何となくＭＲＩを受けてみたところ、マンモグラフィーや基本的な検査によって発見されるより何年も早い段階で、がん細胞が見つかりました。このように本能的に自分の生命と健康を守ったことで、私のものの見方や考え方が大きく変わりました。前を向いて、自分の人生と価値観を大切にするための境界線を引く作業を始めました。これは両方向に作用しました。自分のライフスタイルは免疫系を傷つけていたと思いますが、内なる自分の声を聴き、自分を信頼しようとする意志が、私に早期の診断と治療を受けさせたのです。そして人生と健康を享受することにより、回復、すなわち真実（誠実さを伴う、自分にとっての真実）の人生を生きることに対する意欲が掻《か》き立てられました。もう十年経ちますが、心も身体も霊性［スピリット］も、かつてないほど健康です。

明らかに、慢性的なストレスは、免疫系（特にすでに支障を来している場合）に強い影響を及ぼします。回復しながら自分自身をケアする方法を学ぶことは、ストレスの緩和に役立ちます。

苦痛から身を守って否認、すなわち没頭状態で生きることは、嗜癖の影のもとで生きることです。精神的苦痛に苛《さいな》まれながら行動するとき、あなたは真の自己を見失っています。うれしいことに、苦痛から抜け出す道はあります。生き方を変えることもできるのです。

本章のおさらい

*あなたが行っている否認の例を三つ挙げてください。

*最もなじみ深い合理化と過小評価を三つ挙げてください。

*嗜癖者の行動で頭がいっぱいになったことはありますか？

*どのような方法で嗜癖者の行動をコントロールしようとしましたか？

*自分の怒りについて話してください。怒りや激怒を感じたり、それを行動に表したりしたことがありますか？　あなたの怒りは遠回しの怒りですか？　あなたはその怒りをどのような形で表現しましたか？

*イメージを維持することはあなたにとっては重要なことでしたか？　もしそうなら、どんな自分を演出し、何を取りつくろってきたのですか？

*自分は完璧主義者だと思いますか？　もしそうなら自分の完璧主義的な考えや行動を述べてください。次に、この行動の原動力だと思われるものを挙げてください。

*自分は悲嘆プロセスのどの段階にあると思いますか？

＊自分は、近づく、逆らう、遠ざかるという離断戦略のどれに当てはまると思いますか？
＊共嗜癖以外に嗜癖の可能性のある行動を自覚していますか？　考えていること、心配なことを述べてください。その行動を評価してもらいたい気持ちはありますか？
＊あなたの身体はどのような形で話しかけてきましたか？
＊本章の内容で何があなたにとって重要でしたか？

第3章　彼の行動はあなたとは無関係

なぜ彼はこんなことをするの？
なぜ彼はやめようとしないの？

第一に、彼の行動はあなたとは関係ない、ということを知る必要があります。彼の行動はつらいものですが、あなたを傷つけたり罰したりするため、故意にやっているのではありません。彼が何と言おうと、彼の行動の原因は、あなたの行動や容姿とは関係ありません。彼はわざとやっているのではありません。彼は援助がなくては性的行動化をやめられない段階まで来てしまったのです。

　自分が抱えていることをあなたがどんなふうに表現しようと、パートナーの行動の嗜癖的な側面に目を向けることは重要です。歴史的に見ると、**嗜癖**という言葉は最初、コントロールできないアルコールやその他の薬物の使用と定義されました。現在では、私たちはギャンブル、摂食、セックスなどの多くの行動がコントロール不能におちいり、嗜癖となる可能性があると認識しています。

　アルコール嗜癖が何世紀にもわたって存在しているように、強迫的かつ嗜癖的な形でセックスを用いることも、何世代にもわたって存在してきました。イタリア生まれの放蕩者、ジャコモ・カサノバは有名な女たらしであったため、死後まるまる二世紀経っても彼の名前は女性を誘惑する代名詞です。ベンジャミン・フランクリンは献身的な妻デボラを捨て、ロンドンとフランスで好色漢になったと考えられています。『ベンジャミン・フランクリン自伝』でフランクリンは青年時代、「若さの情熱は抑えがたく」女性たちと関係を持ってしまったと告白しています。[*6] 彼は貪《むさぼ》るように、隠れて、短期間ずつ女性たちのもとに通ったと言われています。有名なプロバスケットボール選手、ウィルト・チェンバレンは、自伝の1章全部を自分の性遍歴に費やしています。経験した女性の数を勘定すれば、二万人に及ぶだろうと彼は話しています。「そう、そのとおり。正味二万人の女性だ。十五歳からこの歳までに毎日、一日あたり一・二人の女性とセックスしたことになる」と書いています。[*7] エルビス・プレスリーとその取り巻きは、女遊びと乱痴気騒ぎで有名でした。歴史的に見ると、男性のこのような行動は社会によって当たり前のこととされ、依然として多くの文化で許容されています。メディアは相変わらず結婚やまじめな交際以外の強迫的な性遍歴を重ねる著名な政治家や芸能人の性的な秘密や逸脱を、あばき続けています。

パートナーの行動が最終的に嗜癖と診断されているか否かにかかわらず、あなたも彼も専門家の助けを求める資格があるのです。この二人の関係における自分の役割を理解するにつれて、あなたは自分の道を、そして不安と絶望から抜け出す道を見つけることができます。

嗜癖

性嗜癖行動は、あらゆる境界（経済的、政治的、ジェンダー、性的指向、知性、宗教、人種、民族）を超えて広がる、誰もがかかりうる嗜癖です。性嗜癖者はあらゆる階層（工場労働者、販売員、トラック運転手、清掃作業員、警官、会計士、医師、政治家、会社役員、聖職者など）の出身者です。成人期に性的行動化をする人の多くは、幼少期に性的、身体的、または情緒的な虐待を受けています。その大部分はすでに嗜癖が蔓延《まんえん》している家庭で育った人たちです。多くが性的強迫に加え他の嗜癖にもはまります。

嗜癖は特定の行動ではなく、全体的な文脈に関係しています。付き合い程度にお酒を飲む人とアルコール嗜癖者に明らかな違いがあるように、一度浮気をした人と仕事や結婚を危険にさらしても浮気を繰り返す人には、明確な相違があります。浮気をする人、無防備なセックスをする人、性的秘密を持っている人全員が性嗜癖者というわけではありません。ポルノを見る人、匿名でセックスをする人、買春する人、SM行為をする人全員が性嗜癖者というのでもありません。その人が好む性的行為の種類、性交渉の相手の選択、セックスをする場所が、性嗜癖を決定づけるわけではないのです。既存の性規範から逸脱しているからといって、その男性が悪人や嗜癖者だというわけではありません。性嗜癖を定義づける要素はその経験の強迫性、すなわち否定的な結果を招くとわかっているのに繰り返してしまうことと、同じ効果を得る必要性が増大していくこと、そしてその経験が生む嫌な気分です。性的行為の回数や激しさが増すのは、現在のレベルではかつて得られた快楽が得られなくなってしまうからです。嗜癖者は自己破壊的またはリスクの高い性行動を持続して追い求めますが、この行動は人生の大切な側面を犠牲にする可能性があります。

嗜癖者　時々、これで終わりだ、もうやめようと自分に言い聞かせていました。でも長くは続かなかった。いつの間にかまた行動化しているんです。それが行動化だという自覚もありませんでした。それまでやってきたことを続けているだけでした。浮気やポルノ、マッサージ店。こんなことをしてはいけないと考える瞬間があったことさえ、完全に忘れていました。本当は、たいていの場合、やめる必要があるとは思わなかったのです。自分のことと次回のことで頭がいっぱいでした。自分にはこういう人生を送る資格があると感じていました。考えたとしても、妻との関係とは別のこととして割り切っていました。今となっては理解に苦

＊6　Franklin, B. (2003) *The Autobiography of Benjamin Franklin*. New York: Touchstone. p.55.〔ベンジャミン・フランクリン／松本慎一・西川正身訳『フランクリン自伝』岩波書店、一九三七年〕
＊7　Chamberlain, W. (1992) *A View from Above*. New York: Signet.

しみますが、行動化していた時期はそう考えていました。自分の行動は結婚とも妻とも関係ありませんでした。自分の問題でした。結婚相手が誰であっても、行動化していたと思います。

アルコール嗜癖または薬物嗜癖の従来の定義は、「気分を変化させる化学物質との病的な関係」です。嗜癖者と物質との関係は、家族や友人、健康、仕事よりも重要なものとなり、普通でいるために消費や使用が必要なほどまで進行します。自分が適切だと感じるために、嗜癖者は神経化学的変化とそれに伴う気分変化経験に依存するようになり、これが人生の中心になってしまいます。これらの行動をやめる誓いは嗜癖の力に負けてしまいます。これはすべて性嗜癖者にも同じように該当します。

行動

アルコール嗜癖者がラム酒もビールも飲むのと同じように、性的強迫症の人もさまざまな行動を併せ持っていることがよくあります。行動は、強迫的自慰、ポルノから行きずりの情事、長期的な関係までさまざまです。彼は売春婦、マッサージ店の従業員、テレフォンセックスの相手と関わりを持ったり、わいせつ電話をかけたりしているかもしれません。一部の性嗜癖者は窃視症や露出症におちいったり、同性愛者ではないのに同性と性的関係を結んだりします。

現在ではサイバーセックス（インターネットを介したセックス）が急増しています。推定七〇％の性嗜癖者が、インターネット上の性行動の問題を抱えていると報告しています。性的行動化を抱える人は、インターネットによって自分の問題が悪化したと考えています。それまで行動化したことのなかった人でも、ポルノやサイバーセックスにインターネットでアクセスできることで、しばしば行動が誘発されたり、激化したりします。また現実の行動化にもつながります。臨床心理学者でスタンフォード大学の性的嗜癖研究者の先駆けであるアル・

クーパーは、アクセスしやすく安価なことから、インターネット上の性行動を「性嗜癖のクラック［コカインを重曹で処理することで生じる遊離性コカインの塊。それを細かく砕いてガラスパイプなどで吸引する。コカインより安価で入手しやすため、少年たちにまでコカイン禍が及ぶことになった］」と表現しています。[*8] ボタンを押すだけで秘密の世界に踏み入ることができるのです。アダルト書店に行く必要も、自分を身体的な危険にさらす必要も、相手を探して街をうろつく必要もありません。いつでも昼夜を問わず、自宅や職場にいながらにして救いが得られます。しかし、インターネット上であっても破壊的な結果をもたらすため、現実上での性嗜癖と同様に有害です。

アルコール嗜癖者の大多数がホームレスでないのと同様に、ほとんどの性嗜癖者は無力な被害者に強要して自分のニーズを満たす犯罪者、という間違った固定観念には当たりません。これは性嗜癖の犠牲者がいないということではありません。実際、嗜癖的な性行動は被害者を出します。その過程で嗜癖者とパートナーの両方を傷つけるのです。性嗜癖者の行動は他人の感情を害するもので無礼であることが多いですが、犯罪と考えられる行動は少数で、そこに伴う対人暴力の程度はさまざまです。たしかに、児童への性的虐待者と強姦犯は他者に深い心の傷を負わせますが、性犯罪者の多く、特に性的児童虐待者と強姦犯は強迫的ではありません。彼らは、攻撃行為を行うソシオパス［社会病質者］です。性的嗜癖行動が犯罪行動を意味するとは限らず、また同様に、性犯罪が必ずしも性嗜癖を意味するわけではありません。

過去数年間の嗜癖分野における研究から、さまざまな嗜癖が脳内で同じ化学機構を活用しているという考えが裏づけられています。[*9] 現在、三種類の嗜癖があることがわかっています。①覚醒型、②充足型、③空想型です。物質または行動が何であれ、これらの型の一つとして発現します。

＊8　Cooper, A. ed. (2000) *Cybersex: The Dark Side of the Force.* Philadelphia, PA: Brunner-Routledge. p.120.

＊9　Milkman, H. & Sunderwirth, S. (1987) *Craving for Ecstasy: How Our Passions Become Addictions and What We Can Do About Them.* San Francisco: Jossey-Bass.

覚醒型嗜癖も激しい嗜癖であると考えられています。性嗜癖者は危険、すなわち恐怖と危険の併存を伴う性的行為の恍惚感にはまってしまうのです。危険というのは現行犯逮捕など、身体的危険または社会的危険です。充足型嗜癖は自分の苦痛と不安を治療する行動に見られます。空想型嗜癖には空想上の性体験が伴います。

多くの性嗜癖者は、他の嗜癖障害と同様、性的嗜癖行動をさまざまな形で組み合わせています。空想と逃避から覚醒に移行し、逃避に戻るということがあり得ます。たとえば、ある男性は自慰のとき、インターネットで出会った女性とのセックスを空想しているとします。今度はより大きなリスクを冒してこの女性に直接会うことにし、密会して荒々しいセックスをした後、帰宅してからそれを忘れるため一晩中飲むのです。

嗜癖者は適度に抑える術を知らず、オール・オア・ナッシング［全か無か］的人生を送っています。彼らが知っている方法は二つ、全速力で走行するかブレーキを踏み込むかです。重度の嗜癖者は高リスクな状況におちいる傾向が強く、正常な活動に戻れるように自分のエネルギーの高まりを鎮め、和らげるため、充足型の「安らぎ（フィックス［麻薬などを嗅《か》いだり、飲んだり、注射したりして〝決める〟こと］）」にはまることが多いのです。

嗜癖者　父はひどく怒っていて、虐待的な人でした。十一歳までに父の持つ激しい怒りの力に気づいていました。怒りは、恐れや自分が無価値であるという感覚から守ってくれました。その後自慰を知り、それからは自慰によって落ちつきを得るようになりました。自慰をするとほっとしました。激怒は自分に高揚感と力を与え、自慰は麻酔薬でした。この二つは何年間も並行で作用していました。

性嗜癖者はつらい感情に耐える術を身につけていないため、これらの感情から逃避しようとします。性的行為や性的空想は、深い快感を生み出すことにより、同様の方法で脳内に化学的変化を起こします。性嗜癖者は自分の脳内化学物質を変化させ、それによって常に気分を変化させているのです。彼らは高揚感を生み出す薬物としてセックスを使用します。疾患の進行に伴い、性嗜癖者はセックスの相手にますます無頓着になります。相手を見つけられなければ、とりあえず自慰をクスリ代わりにします。

嗜癖の科学

非嗜癖者には嗜癖を持つ人の行動がどのように問題を起こすのか、あるいは問題を起こす可能性があるのかすぐにわかりますが、嗜癖を抱える人は、リスクがあるにもかかわらずその行動を続けてしまうのです。嗜癖者は真剣な関係に自分の行動が与える影響を認識していないか、この関係を自ら危険にさらそうとします。嗜癖者は失業したり、自分を（自分の愛する人も）高い性感染症のリスクにさらしたり、訴訟や破産のリスクを冒そうとするかもしれませんが、その間はずっとこれらの可能性を軽視しているのです。

嗜癖者　自分の行動を振り返って見ると、たくさんのごまかし、嘘、取りつくろいがあったと思います。それは変わりませんでした。自分では大丈夫だと思っていましたが、そのダメージには思い至りませんでした。最初の離婚の理由は、自分の行動ではなく、彼女が別のことを求めていたからだと合理化していました。今になってみると、当時の自分の考えにも、気配りが欠けていたことにも、驚いています。

嗜癖者　どうすればやめられるのかが、わかりませんでした。おかしなことですが、助けを得るまでそれが本当に自分にとっての嗜癖だという認識はありませんでした。自分ではやめられなかったのです。助けが必要でした。自分の考えに固執して、自分の人生をコントロールできると考えていました。嘘がばれなければすべて大丈夫だという、ゆがんだ考えを持っていました。

嗜癖の科学が示しているのは、嗜癖者は自分の行動が他人に与える影響を認識できないこと、あるいは人生において重要なことに対し自ら危険にさらすことには、脳内化学物質が関わっているということです。あなたはパートナーに対して、「何を考えているの」と言った、あるいは言いたいと思ったことが何度あるでしょうか。

答えはこうです。彼は考えていないのです。

物質を使用したり逃避行動をとったりするとき、脳はアドレナリンやドーパミンなど脳の快楽／報酬中枢を刺激する神経伝達物質、もしくは不安や抑うつを軽減するセロトニンを放出します。使用または行動を繰り返すことで脳内報酬中枢の引き金を引くことが、認知・論理的な思考を行う部位を抑えて優位に立ちます。脳スキャンでは、前頭前皮質の活性化水準が低下していることがわかります。この部位で、合理的思考が衝動的行動を制することが可能なはずですが、薬物などの影響下ではそうではありません。要するに、嗜癖とは乗っ取られた脳のことなのです。

カリフォルニア大学サンディエゴ校の精神医学教授、マーティン・ポーラス博士は、嗜癖は物質や行動の問題ではないと主張していますが、実際には「快楽処理の障害、つまり平衡点が移動したため衝動がますます強くなり、欲求がどんどん高まる」のです[*10]。

科学により、ストレスが私たちの考え方まで変えることもわかっています。問題解決を助ける脳の部位はストレスを受けると働かなくなってしまうため、衝動的な行動に拍車がかかります。この行動が過剰になってくると、脳はこの感覚を肯定的なものと解釈して長期的な結果を認識できなくなり、「これは良いことだ。またやるべきだ」と言い続けます。

嗜癖の科学に目を向けることで良いこともわかります。脳の持つ可塑性です。このことは、治療や回復のなかで身につける習慣が、脳の機能に影響を与えることを意味します。嗜癖者は感情反応を起こす領域を鎮めるスキルを修得し、感情的領域を活性化するスイッチを回避して、意思決定領域（激しい感情などによって衝動的に反応するのでなく、合理的によく考えて決断を下すことのできる部位）を強化することができるのです。

嗜癖サイクル

嗜癖するということは、ある時点でその人が性的になるか、ならないかを、自分で選択する能力を失うことを意味します。嗜癖者は自分の衝動と渇望に「ノー」と言えないのです。それがアルコールやギャンブル、またはセックスであろうと、嗜癖者は自分の人生において強迫行動が継続的に否認を生み出し、合理化によって否認を維持し続けているという問題を見ないようにしているか、否認しています。性嗜癖者は性に没頭し、強迫的になっています。ゆがんだ思考と合理化の結果、生じた問題を他人のせいにして自分の行動をかばい、正当化します。アルコール嗜癖者や薬物嗜癖者と同じように性嗜癖者は段階を踏んで進行し、友人や家族、仕事という現実からますます引きこもって、これらの重要な関係を壊し、キャリアを台無しにし、重大な健康問題や非業の死を迎える可能性があります。

性嗜癖者が話すセックスによる陶酔感は、薬物嗜癖者が話す薬物を使用したときの陶酔感と似ています。これはエンドルフィンなどの内因性脳内化学物質が性的行動中に活性化されて、薬物性の状態をつくり出すためかもしれません。気分が変化する経験は、性的行為そのものだけでなく、性的空想や性的儀式によってもつくり出されます。

性嗜癖分野の先駆者、パトリック・カーンズ博士は、嗜癖サイクルの鍵となる要素が性的強迫であると述べました。[*11] 強迫観念と没頭は、嗜癖による思考障害の一側面です。それが摂食にまつわる自己養育的な感覚であろうと、ギャンブルの興奮あるいは性的興奮であろうと、人は肯定的な気分を生み出す活動に執着することがあります。嗜癖者は、性的行為について考えるだけで快感と興奮をもたらし、否定的な気分を回避するための肯定的な気分をつくり出す没頭状態に至ることに気づいています。そして、没頭はいつでもどんな状況でも用いることが

＊10　Lemonick, M. (2007) The Science of Addiction. *Time*, **170**(3), (July 16), 46.

＊11　Carnes, P. (1994) *Contrary to Love: Helping the Sexual Addict.* Center City, MN: Hazelden.

できます。性嗜癖者は、身体はそこに存在していても、存在していないように見えることがよくあります。精神的な興奮によって彼らは空想を誘発し、自分の考えを行動化したいという強い欲望を生む感情的ストレスをますます制御できなくなります。空想すること、予期すること、計画すること、危険を冒すことは、性的行為そのものと同じくらい重要です。一部の嗜癖者にとっては、その行動を考えたり、計画したり、予測したりすることが、嗜癖サイクルの最も楽しい部分なのです。嗜癖者が空想に入ると彼の神経化学機構は、実際の性的経験によって誘発されるのと同じ化学物質を放出します。性的空想によって嗜癖者はやる気になり、性的行動化の準備を始めます。

嗜癖者 無分別な性的行為は数分足らずでしたが、計画や予測に何時間もかけていました。その間、自分の仕事や家庭のことなど考えもしませんでした。空想に夢中になるか、自分の本性を隠してうまく嘘をつくかに夢中だったのです。

性的行為前の儀式を行うことは、感情的・神経化学的な高揚が強化され、嗜癖サイクルが進みます。嗜癖者の数だけ儀式があり、その複雑性もさまざまです。数分間かかるものから、数時間かかるものまであります。ある性嗜癖者はポルノを入手するため遠距離を移動し、帰宅するまで行動化しません。全米・全世界の相手とつながるために、旅行のプランを練る嗜癖者もいます。ほかには、エロティックな服に着替える、特定の音楽を聴く、気に入った地域を車で回る、インターネットにつなぐなどがあります。一部の人は、儀式に薬物やアルコールを使用します。没頭段階の空想と同様、儀式は興奮をもたらします。たとえば、その興奮は、嗜癖者がこれまで経験したことのないテクニックを使うマッサージ店に行くという期待から来るものかもしれません。その興奮は、ある行動に伴うリスクの大きさによって生じるものかもしれません。危険とその計画は嗜癖者にとって刺激的であり、アドレナリンの放出を呼び起こすため、それだけで嗜癖性があるのです。没頭・儀式段階を通じて、嗜癖者の脳は文字どおりさまざまな化学物質に満たされますが、これ自体が薬物と同様に嗜癖性です。どんな嗜癖行動も、危険なまでに追求される可能性があるために刺激的で、嗜癖者に恍惚感をもたらすのです。

嗜癖者が儀式段階に到達すると、必然的に行動化段階に進みます。何秒間、何分間、あるいは何日間も空想と儀式にのめり込んだ挙げ句、性嗜癖者は本格的な性的行動を表出するに至ります。ポルノを用いた強迫的な自慰や露出、窃視、買春をしたり、お金を払って性的マッサージを受けたり、アダルト書店や性風俗店に通ったりすることは、強い刺激となります。

行動化が始まると、性的な行為であるか否かを問わず、彼は自分のしてきた行動を後悔や恐れ、不安とともに振り返ることがあります。彼は自分の性的素行の結果として望んでいなかった影響を受けて苦しむことになり、そのためますます気分が落ち込みます。嗜癖者は、一つには感情に対処するスキルのなさを補うために行動化しているので、やがて性的行動とその結果によって自己嫌悪におちいることが多くなり、行動の頻度と激しさが増します。嗜癖者は自分に対する信頼を失い、気分を良くしようとしてますます頻繁にセックスを求めるようになります。性的行動化がもたらした抑うつや恥、不安によって嗜癖者は、最初に嗜癖サイクルを引き起こした感情のコントロールを再び求めるようになります。それぞれの嗜癖者は自分の行動に対して独自の反応をし、独自の方法で次回に備えます。回っているメリーゴーランドを考えてみてください。降りることは難しいのです。

あらゆる嗜癖の特徴は、進行するにつれて見返りが減っていくことです。同じくらいの満足を得るためには、ますます多くの化学物質または強迫的行動が必要になるのです。時間が経つにつれ、アルコール嗜癖者は気分を良くするために、ますます大量のアルコールを必要とするようになります。同様に性嗜癖者は、同じくらいの興奮を得るために、ますます大きな危険を冒すようになります。嗜癖の初期には、嗜癖者はルールを定めることで自分が行動をコントロールしていると信じようとします。嗜癖は、内心の恥ずかしさを麻痺させ偽の自己肯定感をもたらす、あるいは力やコントロールの感覚さえ生み出すという目的を果たしていますが、嗜癖者はいつも妄想的な考えに囚われているわけではありません。自分の不誠実に気づき、嘘を恥じ、自分のせいでパートナーが苦しんでいることに罪悪感を覚えるときがあります。そういうとき、彼はもう二度としないと自分に言い聞かせたり、自分に制限を課したりします。今度こそ行動を変えようとしょっちゅう心に誓うのですが、誓いを守れなかった場合、罪悪感は倍増します。アルコール嗜癖者が、時間を空けて飲む、週末だけ飲む、特定のお酒だけを飲むなどと決めることで自分の行動をコントロールしようとするように、性的嗜癖を持つ人は自分に制限を課してはすぐにそのルールを破ってしまいます。その例は、以下のとおりです。

○出張で街を離れたときだけ買春し、地元ではやらない。
○浮気の相手は独身女性だけにする。
○妻が知らない女性とだけ浮気する。
○勤務時間中はコンピュータでアダルト・サイトを見ない。

最終的に、負うリスクが増大するにつれ、嗜癖者は自分のルールを全部破ることになります。彼は地元の女性と浮気をしはじめ、次に近所の女性と、さらには教会の女性と関係を持ってしまいます。自分の住む街のマッサージ店に通いはじめ、勤務中もネット上のポルノをダウンロードするようになります。

否定的な結果を招くにもかかわらず彼は危険な行動を続け、同じ効果を得るために欲求をますます募らせた結果、その行動がどうであれ、嗜癖におちいります。嗜癖行動は進行し続け、新たに回復が始まることによって中断されない限り、最終的には嗜癖者の人生を破壊します。

完全禁欲と定義されるアルコールや薬物からの回復とは異なり、性嗜癖から回復するためにセックスを完全に禁止する必要はありません。このような点で、性嗜癖の回復は強迫的な過食からの回復と似ています。食べ物を摂取する必要があるように、性は人間の自然な状態の一部です。摂食障害、特に強迫的な過食から回復中の人たちは、特定の食べ物をとらないようにしています。彼らは退屈を紛らわせるため、あるいは怒りや苦痛、その他の感情を麻痺させるためではなく、栄養をとるために食べることを学びます。最終的に彼らは、自分の人生における食べ物の役割を一から築き直します。回復中の性嗜癖者も、彼の人生においてセックスが果たす役割を新たに築き直すのです。特定の行動に関与しなくなることもあるでしょう。性行為は、感情的反応や傷つきによるもの、あるいは力とコントロールを得るためのものではなく、経験するため、性的快感を共有するため、関係性を結ぶためのものになるのです。彼は自分のニーズや感情に気づきそれを言葉にする方法を、また他の人のニーズと感情を尊重して、より深い情緒的・性的な親密性を形成する方法を学びます。回復中の性嗜癖者は、自己と他者への敬意に基づいた境界を設定するようになります。嗜癖の対象が食べ物、ギャンブル、物質、セックスのどれであろうと、回復中の嗜癖者は皆、自分の嗜癖のきっかけとなるものを把握してそれを回避する方法、あるいは自滅的な方法で反応しないことを学びます。すべての嗜癖者は、より健全なやり方で自分の個人的・対人的ニーズを満たすための、感情的・関係的スキルを発達させる必要があります。性嗜癖者の回復とは、性的でない方法でこれらのニーズを満たす方法を身につけ、健全な親密性の壁となっている問題に取り組むことにほかなりません。

何が足りないんだろう

性的強迫性にはどのような嗜癖的性質があるのでしょうか。長年の疑問、「自分には何が足りないんだろう」にあなたが答えられるようになるため、理解を深めていきましょう。妻やパートナーはしばしば、なぜ自分とのセックスが、また自分とのセックスだけでは性嗜癖者にとって不十分なのだろうと考えます。嗜癖に苦しむ嗜癖者は、あなたとの関係を築き、親密性を深めるためのセックスをしないということを知りましょう。彼があなたとセックスするのは、自分の欺瞞を維持するため、あなたが持っている間違った暗黙の思い込み（セックスをしていれば彼は他の人を求めない）を強化するためです。あるいは、あなたは彼の隠れ蓑の一つ、嗜癖サイクルの一部にすぎないのかもしれません。嗜癖行為のその瞬間、彼は自分が完璧、完全だと感じ、気分が良くなるのかもしれません。しかし、行為が終わるとこの感覚は消失するので彼は出歩いてこの感覚を追い求めるのですが、束の間のものなので何度も何度も繰り返すのです。

嗜癖者　パートナーとセックスをするのは好きです。彼女は積極的に関わってくれるし、魅力的だと思います。自分を喜ばせようと努力してくれていることもわかっています。なぜそれだけで十分ではないのか。自分に言えるのは、自分の嗜癖は単にセックスの問題ではないということです。自己嫌悪しているこの部分を、妻には絶対に見せないようにしています。でも、その自己嫌悪が起きると（自己嫌悪は常にあって、引き起こされるのを待っているのですが）、行動化してしまうのです。知らない女性とセックスするので、相手が気を悪くしないか心配する必要はないし、相手のニーズを尊重する必要もありません。妻には絶対に求めないような普通と違う行為もします。行動化しているときは、力や苦痛、怒りについての自分のゆがんだ思考がすべて作用しています。ただただ自分に、自分のことだけに夢中になってしまうのです。

●　●　●　●　●

嗜癖者の恥辱感、恐怖感、不全感は底なしです。彼の行動は無限の悪循環であり、あなたとは関係がありません。

多重嗜癖

嗜癖者には被虐待歴があることが多く、受けた虐待が重篤であればあるほど、複数の嗜癖障害を有している可能性が高まります。いくつかの嗜癖が同時進行している人もいますし、嗜癖を次々に取り替え、一つの嗜癖をやめると別の嗜癖に耽溺する人もいます。一つの嗜癖が治療されると、他の嗜癖行動が勢いを増すことはよくあります。多くの女性パートナーたちは、一つの嗜癖から回復しても結局は性嗜癖に直面することになります。

嗜癖者　アルコール嗜癖に対する援助を得て、飲むのをやめました。飲酒が何もかも台無しにしていたからです。でもそれから二十年間、女遊びと浮気はやめませんでした。セックスが問題を起こすとは思わなかったのです。結婚では苦労しましたが、夫婦二人の問題であり、自分が続けている秘密の世界とは無関係だと思っていました。

嗜癖者　アルコールを使用するのと同じようにセックスを使用していました。痛みを無視し、自分の感情を遮断するために。セックスは多くの孤独や混乱、怒り、罪悪感、恥から自分を切り離してくれました。外の世界では自分がしっかりしているように見えるのは知っています。でも、子どものときからずっと孤独を感じてきました。自信を持ったことなどありませんでした。理由もわからずしてしまったことがたくさんありました。罪悪感を抱き、恥じていました。二つの世界で生きているみたいでした。内面で感じていることと世間に見えていること、この二つはまったく違うものでした。でも、外的イメージを受け入れてそれに従い、内的世界を無視するのがうまくなりました。そうですね、それがアルコールの、後にはセックスの効用です。この二つによって内的世界から自分を切り離し、自分についての嘘を信じることができたのです。自分の行動は他の男の行動とたいして違わないし、他に知っている人はいないのだから、自分の行動は他の誰も傷つけていないと自分に言い聞かせていました。

嗜癖者は、最も他人の目につきやすい嗜癖、すなわち最も恥の少ない嗜癖か、自分の人生に最も破壊的な影響を与える嗜癖に対する援助を求めることが多いです。たとえば、物質乱用などの嗜癖は通常、日常的にはるかに破壊的な影響を及ぼし、多くの場合、性嗜癖よりも他人の目につきやすいのです。アルコールや薬物、またはギャンブルに嗜癖している人が、最初は進んで助けを求めるのに、性的な秘密だけは話せないでいることがあります。時に嗜癖者は、一つの強迫行動について治療を受けているのに、薬物使用や飲酒をやめてしまえば性的問題はなくなると考えてしまうのです。こうして、秘められた行動は否認され、合理化され、それについて考えることさえなくなります。その間にも嗜癖が独り歩きしていることは自覚されないのです。残念ながらある嗜癖、たとえば薬物依存に気づき、それに対する治療にはげんだ嗜癖者の多くは、性的問題について問われることがありません。危機が迫り、こうして長年の性的強迫性に取り組むことを余儀なくされるまで、彼の性的行動化は何年間も続いてしまうことになりがちなのです。

嗜癖者 十年間、アルコール嗜癖から足を洗って素面《しらふ》でいましたが、また助けが必要なことはわかっていました。飲酒も使用もしていませんでした。まだ12ステップ・プログラム［セルフヘルプ・グループの治療プログラム］を続けていましたが、性的行動化を続けていて、家のお金をごまかしていました。ろくなことにならないし、妻がとても疑い深いのはわかっていました。治療プログラムに通いました。これまで十年間治療を受けてきましたが、アルコールのこと以外、正直に話していませんでした。今度は別の問題で困っていることを話しました。

最初の治療では、自分の性的行動化にはいつも飲酒がからんでいたので、飲まなければやらないだろうと思っていました。セックスの異常を白状すれば、妻に告白しろと言われると思ったのです。それはしたくなかった。二年間はうまくやっていましたが、それはできるだけ女性を避けるようにしていたからです。でも、徐々に以前の行動に戻ってしまいました。ある意味、自分はおかしくなっていました。自分がやっていることも、回復の仲間や支援者、妻に正直でないことも自覚していましたから。ますますコントロールを失っていきました。素面になって十年の記念日のすぐ後、セックス異常に対する助けを求めました。また飲みはじめそうだと思ったからです。

●　●　●　●　●

嗜癖は層状に積み重なって存在しています。一部の嗜癖は他のものより深く根ざしています。二つの嗜癖が、セックスとアルコール、セックスと他の薬物（コカインやクリスタル・メス［結晶メタンフェタミン］など、覚醒剤の類が最も多い）というように、ともに儀式化することがあります。たとえば、嗜癖者の儀式が性的行動化パターンの一環として、クリスタル・メスやコカインを使用するものだったりします。覚醒剤とセックスの併用は、嗜癖者がさらなる高揚感を求めようとする方法です。嗜癖者は行動化の後、それまでの高揚から降りて落ちつくために、アルコールやマリファナを使用することがよくあります。通常このことが意味するのは、一つの嗜癖行動に必ず別の嗜癖行動を伴わせる人がいるということです。

仕事や激怒、薬物、アルコール、セックス、浪費、ギャンブル……行動や物質が何であるかにかかわらず、それが（偽の）エンパワー［有力化］、治療または沈静化、「劣等」感を避けたり、劣等感を「優越」感に変えたりするのに役立つのなら、嗜癖の可能性があります。数多くの嗜癖から回復中のある男性は私に、「自分は嗜癖の乱用者であり売人だった」と話しました。

●嗜癖者●　子どものころに新聞配達を始め、この仕事が自尊心と慰めのもとだと思っていました。仕事のおかげで外出し、自分が抱いている恐怖を全部忘れることができました。稼いだお金で自立することができました。なかなかの起業家で、すぐに他の子どもたちを使うようになりました。読書はもう一つの慰めで、人生の苦しみや混乱から自分を切り離してくれました。当時は父に対してものすごく怒っていました。そして新聞配達、読書への耽溺、数字（自分の銀行口座の残高を眺めるのが大好きでした）がもたらす幸福感と自信は、強い仕事嗜癖とギャンブル嗜癖に拍車をかける結果となりました。それから飲みはじめ、飲酒も幸福感を与えてくれました。そこにセックスが加わり、強力な嗜癖ができ上がったのです。

激しい怒りに駆られた行動や止められない浪費、病的なほどの仕事への没頭などの問題は、見過ごされがちです。仕事への病的没頭（仕事強迫）と金銭に対するゆがんだ考えは、社会的には支持されています。怒りに駆られての攻撃行動は表に出さないように工夫されているのが普通ですから、自らの攻撃性に気づくことが、回復が達成された証拠になるのです。

●嗜癖者● 怒り、アルコール、マリファナ、仕事、セックス……その全部が自分を確かめるためのものでした。また、自分にとって一種の力にもなっていました。素面《しらふ》になってからは性的行動は息をひそめ、怒りはときどき出るくらいになりましたが、仕事嗜癖が再燃しました。回復したと言いながら、一進一退を繰り返していました。ついに、自分の子ども時代を扱う治療を受けようと決めました。そのとき、臨床医によって、自分の性行動に直面せざるを得なくなったのです。これをきっかけにして、回復の過程で自分の攻撃性や仕事嗜癖に取り組むことになりました。

併存が多く見られる嗜癖行動の組み合わせは、暴力と薬物、そしてアルコールとセックスです。暴力の起源は必ずと言っていいほど、幼児期に親または養育者がアルコール嗜癖だったり、身体的暴力を振るったり、性的虐待を加えたりしたなどにあります。一部のケースでは、子どもが愛情を受けるのは虐待や家族げんかの後だけでした。そのため、その人にとっては、暴力と愛情（セックス）がセットになっていました。幼い男の子だった嗜癖者は、両親が言い争うのを聞き、寝室内で父親が母親をあちこちに文字どおり投げつける身体的虐待の音を聞いたのかもしれません。幼いために無力だった彼は、自慰に癒しを見いだしました。今では、暴力的な歌詞の音楽を聴きながら暴力的な空想をしないと勃起しません。複数の嗜癖が儀式化すると、増幅し合って嗜癖サイクルは激化します。

単に嗜癖を切り換えるのでなく健全な回復を支援するため、嗜癖者は自分の嗜癖すべてと内在する苦痛の源を突き止めて、これに取り組まなければなりません。現在、嗜癖専門家の認識では、複数の嗜癖は相互作用していると見なされ、一連のものとして扱われています。病気にかかった木の一本の枝だけを切り落とすような治療をしても、原因が究明されて治癒するとは言い切れません。複数の嗜癖がある場合、それぞれの嗜癖が主な問題であり、同時に取り組む必要があるのです。

性嗜癖者全員がアルコールや薬物に嗜癖するわけではありませんが、信頼できる性嗜癖の治療プログラムは、いかなる薬物使用にも脱抑制〔統制機能の障害による衝動の顕在化〕性があるため、アルコールやいわゆる娯楽的薬物を使用しないよう、強く勧告しています。これらの物質は、健全な境界を守れなくなるほど人の判断力を低下させます。この健全な境界の順守は、性嗜癖からの回復に不可欠な要素です。また、嗜癖行動を起こさせる嗜癖的思考の再発にも、強い影響を及ぼします。

正直でいる能力を阻害する、あらゆる過程または行動に注意する必要があります。嗜癖であるか否かを問わず、自滅的な行動は治癒と回復を支えるものではありません。

うつ病と不安

生物学的要因〔遺伝〕とトラウマ的な家族歴が重なった結果、あらゆる種類の嗜癖者に潜在的うつと不安が多く見られます。しばしば嗜癖の根底には、全般性不安障害に加えて心的外傷後ストレス障害（ＰＴＳＤ）があります。これらの併発精神障害は物質関連のものかもしれませんが、それ自体が主要な問題であることが珍しくありません。マルチプル・アディクション［多重嗜癖］と同様に、うつ病と不安は何年間も認識されないことが非常に多いのです。よくあることですが、性嗜癖者が物質嗜癖に対する治療を求め、最終的には性嗜癖の治療を求めることになり、その後、偽の自己肯定感を彼に与えたり治療したりする物質や行動がなくなると、うつと不安が現れてきます。うつ病の典型的な症状が無気力、だるさ、憂うつな気分であることは誰でも知っていますが、特に男性の場合、うつがあからさまな敵意や制御不能な怒り・逆上として表出されることは珍しくありません。うつ病や不安などの未診断の障害の症状は、嗜癖行動や強迫行動によって覆い隠されたり、対処されていたりすることがあります。

嗜癖者 自分のことをうつだと思うような男ではありませんでしたが、性嗜癖からの回復中も、発作的な怒りや逆上行動による行動化がまだ続いていました。自分の体格や言葉、大声は威嚇的で、そのことを利用していました。セラピストから抗うつ剤を勧められました。尊敬する人からの提案を受け入れられるようになっていましたが、正直なところこれにはショックを受けました。でも今となっては、アルコールとセックスは単にこのうつを覆い隠していたのだということがはっきりわかりました。怒りはいつもくすぶっていて、いつでも自分を守る用意ができていました。そのため、他の解決策がないと、うつはますますはっきり表れてきます。今でも多少は不適切な怒りを抱えていますが、うつ病とはあまり関係がなく、怒りっぽい性格といったところです。怒りは自分の第一の防御ですから。しかし、うつ病の治療によって、世界が一変しました。以前なら、うつ病が自分の問題だと認めることはなかったでしょう。結局、大男はうつ病になるはずがないということなのです。

充足型であろうと覚醒型、空想型であろうと、嗜癖行動はうつ病の隠れ蓑となることがあります。私たちの社会では、男性はうつ病と診断されて治療を受けるよりも嗜癖の治療を受けるほうが、ずっと受け入れやすいのです。うつになるのは男らしくないと考えられています。私たちの文化では、女の子と女性は苦痛を表に出さないよう社会化されます。女性は自分を責め、苦悩を自分の中に取り込みます。男の子と男性は苦痛を表すよう社会化され、行動によって精神的な痛みを発散させる傾向が強いのです。男性は、何年間も感じてきた苦しさとむなしさから逃げ続け、仕事や金銭的目標、セックスに強迫的に関わっていきます。金銭や優れた能力、名声は彼を支える薬物となり、本物の関係とすり替わります。自分と親密になれないために、他人と親密になることが難しいのです。彼の性的行動化は、人生の大半につきまとってきた無価値感と情緒的貧困から逃れようとしているのです。うつ病の脅威を和らげるため、この場合、嗜癖的物質や嗜癖的プロセスは、「自分には価値がない」から「特別な価値がある」に感情の状態を転換する働きをしています。

テレンス・リアル〔アメリカの臨床心理士〕は、『男はプライドの生きものだから』の中で以下のように言っています。「うつ病の男性は、仕事に熱中したり、内面の苦痛を怒りで隠したり、アルコールやその他の薬物、セックスで不満を麻痺させたりすることが多い。私たちが生きる社会は、傷ついたまま歩き続け、不屈で自分の苦痛と困難を否定する人に敬意を払う[*12]」。男性は充足型や空想型の行動に走りやすく、同時に覚醒型の行動にも駆り立てられます。彼らはリスクを負うことを期待される一方で、弱さを避けたり、そのような感情を抱いたり表したりしないことも期待されています。苦痛は乗り越えるべきものなのです。その結果、嗜癖者の未治療のうつ病が回復の障害となります。

嗜癖者　飲酒が原因で妻から別れると脅されたため、AA〔アルコホーリクス・アノニマス®〕に参加しました。妻は自分の性的行動化の一部を知っていましたが、飲酒が原因だと思っていたのです。本当は、自分の行動

＊12　Real, T. (1998) *I Don't Want To Talk About It: Overcoming the Secret Legacy of Male Depression.* New York: Simon & Schuster. p.35.〔テレンス・リアル／吉田まりえ訳『男はプライドの生きものだから』講談社、二〇〇〇年〕

化を恥じては、ますます酒を飲むようになっていました。でも本当のところは誰にもわかりません。それで、結婚生活を守るためにＡＡに行きました。自分でも飲むのが嫌になっていたのに、やめられそうもありませんでした。ＡＡには自分の半分をドアの外に置いて行きました。やがてアルコール嗜癖から回復すると、食べ物に慰めを見いだしました。以前アルコールが性的な恥を隠すための慰めだったように。ＡＡのなかで自己肯定感を育てるという苦しい戦いを続けながらも、秘密の性生活を送っていました。自己肯定感が高まったため、ついにオーバーイーターズ・アノニマス（ＯＡ）［摂食障害の12ステップ式セルフヘルプ・グループ］に足を運ぶようになりました。そんな私はどこで〝決め〟ていたと思いますか。自分自身に隠すことはできなかったし、性的行動化はあらゆるところから漏れていました。自分の不正直さは12ステップ・プログラムの原則に反するものでした。そのときでした。ついに性嗜癖に対する援助を得たのは。そしてその後すぐ、本格的なうつ状態におちいりました。

最近の研究により、うつ病へのかかりやすさは遺伝することが確認されました。どんな人でも、染色体のある組み合わせを持っていると、うつ病にかかりやすくなると考えられています。大うつ病と双極性障害の二つは、生物学的要因（遺伝歴）との関連性が最も高いうつ病の形態です。双極性障害の特徴は、うつ症状だけではなく、いわゆる躁病エピソードとうつ病エピソードの極期が切り替わることです。これらのエピソードは、患者によって持続期間や重篤度が異なります。症状の一つとして性行動亢進が挙げられるため、双極性障害には性嗜癖との明確な関連性があります。性行動亢進は、性的に満たされる必要性が高まり、圧力がかかっていると言えます。その原動力の一部は、身体活動が活発になる、感覚が鋭くなる、性的関心が高まり平気で危険を冒そうとすることですが、これらは双極性障害の躁転期に特有の症状です。

双極性障害は例外として、ほとんどの場合、遺伝だけでうつ病の発症を説明することはできません。通常、遺伝による要因と心的外傷が重なってうつ病を引き起こします。このような心的外傷、特に身体的もしくは性的虐待、または著しく機能低下した家族システム内で育つことは、性的に行動化する男性に多く見られます。彼の家族の機能低下は、多くの場合、嗜癖によるものでした。嗜癖は喪失をもたらし、嗜癖行動を苦痛の解決法または力の源とするものでした。

嗜癖者は、自分の行動と向き合うことから生じる恥の感情と、最初のうち行動化の消失に伴うことの多い空虚感によって、気分変調（軽度の慢性的抑うつ状態）を発症する可能性もあります。適切な診断が下されれば、あらゆる種類のうつ病は薬物療法か心理療法、またはその併用によって非常に効果的に治療することができます。

多重嗜癖については、回復をさまたげる可能性のある精神保健上の問題を特定したり除外したりするため、治療の過程でしっかりした鑑別診断が必要になります。最も多く見られる問題は、うつ病や不安、それに心的外傷後ストレス症状（その原因で最も多いのが児童期の虐待被害）です。これは大変なことのように見えるかもしれませんが、あなたやパートナーが治療の道筋を切り開く必要はないのです。それは資格を持つ性嗜癖セラピストの仕事なのですから。変わりたいという望みと意欲があれば、回復は可能です。

●　●　●　●　●

もしパートナーの行動に反復的パターンを見つけたら、特に本人やあなた、家族に悪影響があるにもかかわらず彼が行動を続ける場合は、嗜癖に焦点を合わせてその行動に取り組む必要があります。単に貞操観念がないとか先天的な変態とは考えられません。この行動化には感情による理由があるのですが、最終的には反復性、強迫性を伴うものとなり、自分でも思うようにコントロールできなくなります。無論、これらの説明は彼の行動に対する言い訳ではなく、理解を深めるためのものです。治療の方法もあるし、やがては治癒に至る道もなくはないのです。

本章のおさらい

＊本章で学んだことでパートナーの行動の理解に役立つことは何ですか?

＊彼の行動の嗜癖性を理解することは、どのような形であなたの回復を助けますか?

＊パートナーが他の嗜癖を抱えていることが心配ですか? それはなぜですか?

＊彼はうつ病や不安、その他の精神保健上の問題を抱えているのではないかと心配ですか? それはなぜですか?

＊本章の中であなたにとって重要だったことは何ですか?

第4章 こうなったのは偶然ではない

この状況になじみがある気がするのはなぜ？
こんな目に遭うなんて、私が何をしたというの？

本当です。あなたがこうなったのは偶然ではないのです。あなたが嗜癖者と親密な関係にあるのは偶然ではありません。おそらくあなたには、この関係が慣れ親しんだもののように感じられるのではないでしょうか。でも、あなたが無礼な扱いを受けるいわれなどないのです。

偶然でないのなら、あなたはいったいどのようにしてここに至ったのでしょうか。文化と家族両方の影響で、パートナーがあなたの人生に入ってくるずっと前から、共嗜癖行動がしっかりと身についていたのです。欧米の工業化文化において女性の社会化と権利は変化しましたが、相変わらず女性は疑わしきは罰せずの恩恵を男性に与え、間違った罪悪感を抱き、自分がＯＫでいるためには男性が必要だと信じ、自分よりも彼のニーズを優先させることで男性の意見に従う傾向があります。女性は黙って従い、礼儀正しく、怒りを出さないようにと教え込まれています。また、自分の性について自分が不十分だと考えたり、恥に根ざしたボディ・イメージを持ったりすることがよくあります。

けれども、この女性の社会化だけが、あなたと性嗜癖者がカップルになった最大の要因ではありません。はるかに大きな影響があるのはあなたの家族歴です。現在起きていることに、自分の子ども時代が重大な影響を与えていると考えたことはないかもしれません。完璧な親も完璧な家族も存在しません。それでも、家族歴と家族力動［ファミリー・ダイナミクス：家族成員間の相互関係］に目を向けることは、あなたの癒しに重要な意味があるのです。極めて重要なのは、あなたが作り上げた自分と他者についての信念［思い込み］と、あなたが身につけたつながりを知ること、そしてあなた自身を守るための方法、自己肯定感を得るのに役立つ行動を検討することです。

共嗜癖者と性嗜癖者双方の行動・信念体系は、それぞれの子ども時代の体験の影響を強く受けています。共セックス嗜癖者と嗜癖者のどちらか、または両方の親自身が、嗜癖者、アルコール嗜癖者、特に性嗜癖者であることは珍しくありません。これは**嗜癖**と呼ばれていないかもしれませんが、共嗜癖者と嗜癖者は、自分の父親が女たらしだった、母親が何度も浮気をしていた、もしくは大量にお酒を飲んでいたなどということが少なくありません。親が極端に頑固で、全か無か［オール・オア・ナッシング］の規範に囚われていたのかもしれません。性についてのメッセージが羞恥を起こすものであったり、ゆがんでいたりすると、子どもたちに混乱が生じます。

本質的には、共嗜癖者も嗜癖者もよく似た家族システムのなかで育ち、そのなかで広範な情緒的・身体的見捨てられ［遺棄］を経験しているのです。

見捨てられ（遺棄）

身体的見捨てられとは、常に満たされる必要がある基本的な欲求（ニーズ）が時に与えられないことを意味します。子どもは衣食住と適切な監督を親に頼っています。子どもが身体的・性的虐待を受けているのなら、それだけで身体的遺棄と呼べます。成長に必要な保護や安全、安心を与えられていない場合も見捨てられ体験です。

情緒的見捨てられは、完全な受容から絶対的拒絶まで、連続する体験のどこかに存在しています。自分が受け入れられるため、または自分を守るために自分の存在の重要な側面を隠さなければならないと感じたら、それは見捨てられです。間違えること、自分自身の欲求を持つこと、何かを達成すること、人間としての経験の一部であるさまざまな感情を自由に表現することを、身体的または心理的に安全でないと感じたら、それは見捨てられです。境界が欠けていたり、寛容だったり、かたくなだったり、ひどくゆがんでいたりする場合、また他人の夢を叶えるよう期待されていたり、親の役割にある人と友達のような関係だったり、親の期待が年齢に不相応なものだったりしたら、あなたは見捨てられを経験したことになります。

身体的または情緒的見捨てられは有害かつ苦しいものであり、子どもの発達に心的外傷［トラウマ］を負わせるものです。見捨てられの重篤度によっては、健全な自己肯定感や価値観、情緒的な成熟、社会的スキルや対人関係スキルに破壊的な影響を及ぼす可能性があります。心理学的にはこれを**情緒的発達停滞**といいます。見捨てられの結果、共嗜癖者と嗜癖者は同時にまったく違った形で行動化するというわけです。

共嗜癖者――外傷反復

ケイトは、本書で自分の体験を話す［これを「シェアリング」という］ことをした他の女性たちと、共通点を数多く持っています。彼女はアルコール嗜癖者の暴力的な家族で育ちました。今まで二人のアルコール嗜癖者の男性と離婚し、今は現役の性嗜癖者と結婚しています。彼女の夫は同時に複数の関係を他の女性たちと持っていますが、行動化は度を超したものになり、彼女は否定し切れなくなりました。彼女は夫がポルノ書店に通っていることを知っていました。しかも数日後には、二人の間の四歳の息子を連れて書店に行ったのです。それでも彼女にはまだ、こんなふうに合理化する能力がありました。「二人の子どもがいるので彼はストレスを抱えている。薬物を使用していなければ、こんなことはしないだろう」。彼女はわざと何も尋ねませんでした。聞かなければ、知らなくて済むと思っているかのように。彼女は助けを求めませんでした。彼女いわく、「ただ彼にやめてほしかった」からです。彼に捨てられるのが怖かったので、限界を主張することもありませんでした。絶望のどん底で、気がつくと彼女は生後わずか数週間の乳児と四歳の幼児とともにホテルの部屋に取り残されていて、車も食べ物もお金もありませんでした。その間夫は薬物をもっとたくさん手に入れるために出かけ、恋人と会っていました。ケイトはただ、彼に戻ってきてほしいと思いました。

ケイトは一晩でここまで来たわけではありません。彼女の生い立ちは、三つの嗜癖関係のどれかに入るずっと前から、その練習台になっていたのです。ほとんどの嗜癖者のパートナーがそうであるように、機能不全が彼女の原家族を支配していました。子どものころに彼女が学習したのは以下のことでした。

○自分を深く傷つける行動を見過ごす（否認、合理化、過小評価）。
○苦しんでいても明るく振る舞う。
○危険な行動の言い訳をする。
○さらなる怒りを最小限に抑えるため対立を避ける。
○不適切で危険な行動に耐える。
○自分より他人のニーズを優先する。
○他人の世話をする。
○家族の問題を自分のせいにする。
○自分の知覚を軽んじ、他人には疑わしきは罰せずの恩恵を与える。
○自分には選択肢がないと思い込む。
○助けを求めない。

○順応する。

ケイトは、将来嗜癖者の完璧なパートナーとなるべく育てられたのです。恥を基盤とした家族（虐待的家族または嗜癖家族であることが非常に多い）で育った当然の結果として、その子どもは嗜癖者の理想的なパートナーに育ちます。彼女の共依存傾向によって、彼はほとんど不自由せずに自分の嗜癖を行動化できるのです。

●嗜癖者● 今振り返ってみると、この嗜癖人生を送るために、妻は僕にとって完璧なパートナーだったことがわかります。僕のことを妻は信じたがっていました。怒りで彼女をコントロールしていました。彼女は怒りっぽい父親に育てられ、その後、継父から性的虐待を受けました。僕は大声で「いろいろやってあげているのによくも疑うなんてことができるな。感謝すべきじゃないのか」と言うだけでよかったのです。すると彼女の目の色が変わり、崩れ落ちます。そこで態度を切り替えて、何も問題はない、本当に愛していると言い、彼女が疑ったことを許すふりをしました。

● ● ● ● ●

ケイトは夫の嗜癖が激しくなるにつれて、見捨てられと拒絶に対する恐怖も大きくなり、共嗜癖行動に駆り立てられました。彼女は忙しさのなかでますます強迫的になりましたが、二人の幼い子どもとパートタイムの仕事があったので、忙しくしているのはたやすいことでした。忙しさにかまけていれば、彼女は感じたり、見たりしなくて済むのです。彼女が十分によくできた妻なら誰も彼女のあら探しをしないし、夫も彼女と別れたいとは思わないでしょう。忙しくなればなるほど彼女はますます落ち込み、不安になりました。自己肯定感はむしばまれ、彼女の満たされない気持ちは急激に深まりました。どちらの結婚も、夫が去って終わりました。嗜癖がとても重くなったので、彼らは何の責任も負えなくなったのです。離婚は単に、自分には根本的な欠陥があるというケイトの気持ちを強くしただけでした。

相手は変わっても、繰り返し嗜癖者とパートナーを組むという話はよくあり、何世代にもわたります。ケイトや他の共嗜癖者が経験しているのは、**外傷反復**と呼ばれるものです。ケイトは自分の人生で何度も同じことを繰り返しましたが、他の人はそれを世代間で繰り返しているだけかもしれません。外傷反復は、人生早期に経験したのと同じ行動と状況を作り出していることを意味します。あなたは苦痛に満ちた自分の過去の体験を追体験しているのです。自分が何度も同じようなタイプの人と一緒になって、同じ状況におちいっていることに気がついても、その行動を最初の裏切りと外傷に結びつけることはめったにありません。再上演［心的外傷体験の後、それと似たような体験を無意識に繰り返してしまうこと］とは、解決できない過去に生きることなのです。あなたは嗜癖とともに育ってきたため、そのことを知っているかもしれません。でも、だからといって嗜癖的・虐待的な男性との結婚が避けられるとは限りません。過去の外傷の再現はしばしば、あなたが知っていること、慣れ親しんでいること、自分にふさわしいと思っていることを繰り返します。これは、昔から家族がなぞってきた脚本の結末を変えようとする試みかもしれません。パトリック・カーンズは『裏切られた絆』の中で、外傷反復の特徴を以下のようにまとめています。*13

（1）自己破壊的な行動を繰り返す。
（2）過去の「体験」を追体験する。
（3）繰り返し嗜癖的関係に巻き込まれる。
（4）つらい体験（特定の行動、場面、人、感情など）を繰り返す。

結局のところこれは、船が沈みかけているのに席を移動することによって沈没していくタイタニック号で生き残ろうとするような、無駄な試みです。

サラは、過去にもアルコール嗜癖者や性嗜癖のパートナーを何度も変えており、世代を超えた家族パターンを繰り返していました。ですが、外傷反復に気づいて自分の内なる声を取り戻し、回復しようと行動することによって、彼女は家族の救済者という役割を手放し、自分の人生を変える作業に取り組みました。

サラ　私の人生は嗜癖の恐怖に満ちていました。父は私がまだ一歳のときに自殺しました。母は父の「女好き」（後になってそう言われていました）が原因で離婚したのです。今なら性嗜癖だとわかります。アイルランド系の私の家族には、アルコール嗜癖と性嗜癖者があふれていました。私は五歳のときに母が再婚するまで、おばと住んでいました。幼いうちから自分が平和を維持し、いとこたちを守り、絶望を止めることができれば皆が幸せになり、そうすれば自分も安全だと信じるようになりました。このコントロール幻想は一生を通じて成長し続け、私はこの家族歴を何度も繰り返しました。私の考える魅力的な男性は、おじでした。大酒飲みで怒りっぽく、ハンサムで女好きの男性です。何年間も自分にはチャンスがないとわかっていました。ずっと前に自分の小さな心に焼きついたイメージに惹《ひ》かれていたのです。何度も何度も無意識のうちに私は問題を解決し、過去を修復して、新たな結末をつくり出そうとしていました。ある意味では性嗜癖者が私を利用したのと同じように、私も彼らを利用して家族歴をつくり直していたことに気づきました。ただ、私は新たな工夫を加えました。もっとうまくやること、痛みをきちんと説明すること、私たちと家族の結果を魔法のように変えることで、結末を変えるのです。まったく誇大妄想としか言いようがありません。

● ● ● ● ●

他のロッジの女性たちと同じように、次の共嗜癖者は、沈没中のタイタニック号で席を変えるという喩《たと》えに、身をつまされる思いでいます。彼女は「自己肯定感とスキルを高めて、内側から自分を満たす」必要を認識する

＊13　Carnes, P. (1997) *The Betrayal Bond: Breaking Free of Exploitive Relationships.* Deerfield Beach, FL: Health Communications. p.26.

ことで、救命ボートを手に入れられると知りました。

●共嗜癖者●　数年に及ぶ彼の行動化の後、恋人と別れました。彼は絶対に助けを求めようとしませんでした。

この数年間は、彼が必要としている、あるいは求めていると思われる人間になろうとずっと努力していました。自分のしたことで、今となっては後悔していることもたくさんあります。別れたときは、ただもう抜け出したいと思っていました――私は逃げ出しました。そして今度は、彼と似た別の人のところにまっしぐらに駆け込んだのです。彼は外面こそ違って見えましたが、数カ月もすると、私は彼のハーレムの女の一人にすぎないことがわかりました。面白いもので、私は雑誌やトーク番組、他のテレビ番組でこういう女性たちのことを見聞きしていたのです。相手の男を変えて、何度も同じ関係を繰り返している女性たちのことを。こういう話は前にも聞いたことがあると思っていたのですが、どういうわけかこのときは違う話として聞けたのです。準備ができていたのでしょう。それで、セルフヘルプ本を読みあさりました。著者は、私のことを直接知っているのではないかとさえ思いました。これらの本のおかげで、自分が馬鹿だとは思いませんでした。自分は一人ではないと知りました。自分と同じような女友だちがたくさんいるということです。それまではずっと、悪いのは男たちであり、私たちは馬鹿なだけだと思っていました。でも、私は馬鹿ではありません。間違いは犯しましたが、それは他のやり方を知らなかったからです。違う道に行きつくために、取り組むべきことがたくさんあると悟りました。そこで、自分を信じる方法を学びはじめました。人生において何が自分を満足させるのかを探すのです。他の誰かに愛着しなくて済むよう、自分の関心事を見つけました。そうするためには、デートをしないようにする必要がありました。実際それは救いでした。そしてある日、自分はもう恨みにしがみつくことはないと実感しました。もう恨む必要がなくなったのです。私の人生の主役はこれらの男たちではなく、私でした。面白いことに、彼らに注目しなくなると、心の中では悪い男だと思っていないことに不意に気づいたのです。彼らはこれまでに私を愛したかもしれないし、愛さなかったかもしれませんが、私をどう愛すればいいのかわからなかったか、健全な愛し方を知らなかったのです。自分と彼らに対して許しを見つけました。でもそれは、彼らと一緒に暮らすとか結婚するという意味ではありません。

おそらくあなたは、自分の親と同じ嗜癖を持つ人と関係を結んできたのでしょう。親が嗜癖の初期段階にあったとき、あなたは幼かったのではっきりとした記憶がないのです。知らない人が多いのですが、嗜癖障害には初期・中期・後期の段階があります。パートナーの嗜癖と親の嗜癖との類似点に気づかないことが多いのは、両者のいた段階が違うからなのです。あるいは多くの女性に見られるのは、アルコール嗜癖者や薬物依存の父親のようなパートナーと一緒になるまいとしてそればかり気を取られているため、節度を持ってお酒を飲むように見える人、あるいはまったく飲酒せず薬物も使用しない人を見つけるのに気を取られてしまい、他の嗜癖行動の兆候を見過ごしてしまうのかもしれません。

共嗜癖者　私の父は怒り狂ったアルコール嗜癖者でした。家族の誰も父にはっきりと物を言ったことはありませんでした。私たちは声を上げることを恐れて暮らしていましたが、父が好意を示すときは、私が父のお気に入りでした。私は父の関心を買い、認めてもらうことに飢えていました。そのことが性嗜癖者、本当にどんな種類の嗜癖者にもに見合う相手となる準備を整えたのです。でも私は、父のようにお酒を飲んだり怒ったり、手がつけられなくなる人を選ばないようにするのに忙しく、〝学級委員長〟を探していました。でも、そうして別の種類の嗜癖を引きつけていただけだったことに気づきませんでした。私は優秀な、プロ級の性嗜癖者に似合いの相手となっていたのです。三十四年以上の間、私は夫の行動のことで頭がいっぱいでした。全力で、彼がどこで、いつ、誰といるのか、詳細に知ろうと努力していました。そのころ私は何とか三人の子どもたちを育てていたのですが、現在、真ん中の娘が、私の結婚とまったく同じことを繰り返しています。これは驚くことではありません。若干の変化があったとはいえ、私も母の結婚を繰り返してきたのですから。家族歴を見ると、母も自分の母親の結婚を繰り返していたことがわかります。

●●●●●

ヴァネッサ 回復作業の多くは、自分を子ども時代に連れ戻すものでした。自分は不十分なのだという中核信念に繰り返し取り組みました。両親が結婚した理由は私でした。結婚せざるを得なかったのです。愛のない結婚に入ってくる望まれない赤ん坊にとっては、悲しい始まりでした。さらに悪いことに、私は家業を継ぐ男の子であることを期待されていました。反‐女性の烙印［スティグマ］を受けたまま、人生の大半を過ごしました。自分のジェンダー［性］さえも不十分だったのです。両親とも仕事嗜癖でした。父はほとんど家におらず、私が起きる前に家を出て、私が寝た後ずっと遅くに帰ってきました。父が家にいるときは、怒っているか、妹と私をけなしているか、不気味に押し黙っているかでした。母には子育ての時間がほとんどないようでした。外から見ると、私たちは典型的な信仰の篤い家族で、そう世間が信じ込むよう厳しく叱りつけられていました。明らかに私たちは、テーマに沿って行動していました。そのテーマは次のようなものです。しゃべるな。自分が抱える問題や感情があってもそれをしゃべるな。気の利いたことが言えないのなら何も言うな。言われたことをやれ。そして最も重要なのが、家の外でしゃべるな。それが何であろうと家の秘密を明かすな。そのことと、私たちは良い気分だけを表現しなければいけない（つまり、幸せそうな顔以外のものはすべて抑圧するという意味）という考えとを組み合わせろ。感じるな。妹と私は非常に厳しくしつけられ、微笑みを絶やさず、非の打ちどころのない少女でした。私は成人してからもこのしつけを取り入れ、パーティー好きの仕事嗜癖者になりました。そして、誰をパートナーに選んだでしょうか。癇癪持ちでも仕事嗜癖でもないけれども、別の種類の嗜癖者でした。

この反復は、次のことわざに表現されているように、昔から認識されていました。「親の因果が子に報い」[*14]。

あなたはパートナーの行動に気づいていても、人生に希望を持っておらず自己肯定感が低いため、あまり期待しないようにしているのかもしれません。あなたは自分自身をサバイバー〔過酷な状況を乗り越えた人〕だと考えています。自分は状況に耐え、対処することができると思っているのです。

●共嗜癖者●　二人の夫の複数の浮気（一夜限りの関係から長い付き合いの恋人まで）に長年耐えてきましたが、挙げ句の果てに夫たちは去っていきました。夫と別れたり、対決したり、状況の変化を求めたりすることには思い至りませんでした。自分のことを良く思っていませんでした。貶《おとし》められ、軽く扱われることに甘んじ、いつも強がって虚勢を張っていました。犠牲者か殉教者のように振る舞っていましたが、うつをますます悪化させるだけでした。

●　●　●　●　●

家族の機能不全は段階的に生じます。大人になって嗜癖を持つのに、嗜癖とともに育つ必要はありません。虐待や嗜癖、精神疾患は、機能不全の明らかな原因です。これらに共通する特徴は喪失、すなわち養育と安全の喪失です。他のタイプの家族内にも喪失は確実に存在しますが、もっとわかりにくい形を取ります。たとえば、親としての機能や関係の持ち方が硬直しているとか、寛容すぎるなど。複雑にこじれている家族や関係が断絶した家族も、共依存行動に拍車をかけます。多くの女性は自分は健全な家庭で育ったと固く信じていますが、自分の共嗜癖に直面すると、自分の成長期のさまざまな側面がいかに現在の対処戦略に影響を及ぼしているかを認識するようになります。これは非難するためではなく、世代を超えた影響を認識することによって、あなたが回復の必要性に注目する助けとなります。

＊14　エウリピデス（紀元前四八五-四〇六年ごろ）。

共嗜癖者　結婚生活で自分が無力だったのは、これまで長い間ずっと無力だったからです。私は末っ子で、二人の兄とともに育ちました。情緒的ネグレクトのある家でした。一見良い家庭に見え、両親は愛情深く子どもにかまう余裕があり、責任感があるように見えました。でも実際は、二人とも情緒的に不在で、ネグレクト気味でした。両親は外の世界のことを何も教えてくれませんでした。私は現実から切り離され、とても世間知らずで、性に対する強い羞恥心を持っていました。つまり、普通のロマンティックな憧れにも奥手で、恥ずべきことだと思っていたのです。私が年頃になると、両親は、男の子に恋をしたり、俳優やスポーツ選手、ミュージシャンのポスターを壁に貼ったりしている私の友人を、笑いものにしていました。あるいは、カップルが人前でいちゃついていると、「あの二人を見てごらん。恥を知るべきだ」「分別ってものはないのか」「育ちが悪いに決まっている」などと言うのでした。これは、礼儀をわきまえていてきちんと教育を受けた人は、ロマンティックな憧れや性的願望を持たないという意味です。両親の間に愛情も性的エネルギーもいっさい感じませんでした。二人が示したのは唯一、父が仕事に出かけるときにする小鳥がついばむような唇へのキスでした。ぎくしゃくしていて、楽しいわけではなく、義務だからしているように見えたことを覚えています。このことから私が学んだのは、セックスは悪いことで、子どもを持つためだけにするものだということでした。親密さや性に対する自分の願望を恥じ、恐れるようになりました。自分はいつも両親と一緒に舞台に立っているような気がしていました。そして、知り合い全員と共演しているかのように振る舞うことを身につけました。

結婚前からこの共嗜癖者はすでに圧倒的な無力感、敗北感を内に秘めていました。彼女は、**イメージ操作術**、すなわち本物または本来の自分を出さずに〝舞台に立ち〟、キャラクターを演じる方法も学習しました。彼女が受け継いだ、性［セックス］と性愛［セクシュアリティ］についての否定的な印象によって、彼女は健全な性に対して混乱し、自信を失い、結婚において性的な自分を尊重することができなくなりました。全般的な自己肯定感の低さと相まって、彼女は性的強迫症の夫にたやすく搾取されていたのです。

テレスもこの共嗜癖者と同じように、自分の性も好奇心も認めてくれない家族で育ちました。共嗜癖者の彼女は、性の健康的な表現も性を承認することも学習しなかったため、性的な恥を内面化してしまいました。「ロマンティックな憧れを持つのは恥ずべきことでした。愛情を不快なものと感じました」。イメージも、彼女の家庭では非常に重要でした。これは、対決［葛藤］、恐怖のとき、不安にどう対処するかを学ぶ機会がなかったことを意味します。

テレス　友人たちは私の家族を最高の家族だと思っていて、いつも私の家にいたがりました。私の家は安全で、良い気分があふれていました。良い気分だけが。何という現実の歪曲でしょう。良い気分に反するものは何であろうと、排除されるか地下に追いやられて短命に終わり、二度と認められることはありませんでした。思春期の少女が経験したであろう葛藤は完全に却下され、私はすばらしい人、優秀な人以外になることはできませんでした。他にもイメージに合わないものには。

夫が最初に行動化したとき、私は誰にも言えないと思いました。誰に言えるでしょうか。とても恥ずかしく思いました。皆が私と私の結婚について抱いているイメージを壊す危険は冒せませんでした。情緒的な孤立がひどかったため、最も親しい唯一の女友だちにも話すことができませんでした。自分の心の奥深くに埋めておきました。夫がポルノと他の女性たちを必要としていることは、自分が彼にとって不十分だという意味なのだと思いました。ますます大きくなる無価値感を補い、これに対処するために自分を見失って、他の人が望む人物になりました。自分の不安、恐怖、恥のなかでおぼれはじめていました。

多くの共セックス嗜癖者と同様、テレスは良い感情だけが受け入れられると教えられて育ちました。彼女が受け取ったメッセージは、他の人に従い、自分よりも相手に「疑わしきは罰せず」の恩恵を与えるべき、つまり他人のニーズは彼女のニーズよりも重要だというものでした。彼女は家族のなかで葛藤を解決する術を学ばなかったため、健全なコミュニケーションの見本をほとんど知りませんでした。さらに、焦点がイメージまたは結果にしぼられていたため、彼女は親密になることや、自分と似たパートナーを選ぶことを学ばなかったのです。

一人きりにならないために、あなたは現在進行形の嗜癖関係にあるというつらい現実を否認する方法を受け入れたか、見つけ出したのです。あえてこの関係にとどまっているのは、一人になると見捨てられ感が引き出されるからです。この見捨てられ感は、自分には価値がないという思い込みを伴う苦痛に変わってしまうのです。影響がどうであれ、今は批判的になるのではなく、自分に共感するときです。あなたがこの状況におちいったのには理由があります。たいていの場合、原家族の脚本をなぞってここに至るのです。子ども時代の傷つきからの回復なくして、さまざまな選択をするための人間関係をうまくやる技術と、内に秘めた信念を持つことはできません。今のあなたには、自滅的な思考と行動を手放せるようになる道があります。自己肯定感に根ざした、より強い自己意識を実現することができるのです。ただ、これは反応するのではなく、自分から行動する必要があることを意味します。

性的メッセージ

共嗜癖者も嗜癖者も、子ども時代にたびたび性についての不健全なメッセージを受け取っています。両者のいずれかが性虐待を経験していることはよくあります。明らかで露骨な近親姦やわいせつ行為を受けた人もいます。この経験から子どもは、セックスは自分が愛されたり関心を引いたりするために行うもの、あるいは力やコントロールを経験し、犠牲者にならないために自分が知っている唯一の方法であると信じ込むおそれがあります。虐待は、性に対する罪悪感から恥や恐怖、興奮まで、相反する感情をかきたてることがあります。

性虐待はもっとひそかな、または微妙なものだったかもしれません。一部の子どもたちは、自分が不適切に触られたことはないものの、成人の性的な行為を目撃したり、自分の身体や性的発達を繰り返し話題にされたり、ポルノに触れたりしています。卑わいな冗談、性的な衣服、頻繁な性的ほのめかしにより、家庭に性的な雰囲気が充満していたかもしれません。性に厳格な家族では、セックスは悪い、汚い、あるいは忌まわしいものだと子どもたちは教えられますが、これも不健全な家族です。このような子どもたちは健全な性とは何かを知りません。性的な境界がゆがんでいるか存在しないような家族は、最終的に性的行動化をしてしまう人とそのパートナーとなる人の温床なのです。これらの状況において、子どもたちは見捨てられ、踏みつけられ、苦痛を否認する術を身につけるのです。

共嗜癖者　数年間、継父から性的虐待を受けていました。誰にも言いませんでした。十代後半になるころには、どんな男性でもベッドに引き込む才能を誇るようになりました。ただ相手からの関心が欲しくて、それが関心を得る方法だと思っていました。私にとっては注目してもらうこと、捨てられないことを意味していました。やがてセックスが自分の力の源になりました。誰とでも寝ることによって、この屈折した自己肯定感を得ていました。共-性嗜癖に取り組むにあたり、自分の性的強迫性にも取り組む必要がありました。自分の以前の行動をとても恥ずかしく感じていたので、関係のなかでもっと多くを求める価値が自分にあると考えるのは難しかったのです。でも今は、自分は人生において、虐待と嗜癖以上のものに値すると学んでいるところです。

ジャック　まだ幼いころ、数年間にわたって兄から虐待を受けました。兄は夜遅く寝室に入ってきて、文字どおり私を殺すと脅しました。時には銃を突きつけ、言うことを聞かないと殺すと。兄にとって私はおもちゃでした。青年期後期には、自分は堕落していて価値がないという気持ちが強くなっていたので、自分に価値があることを証明しようとしました。バーに通い、男性の気を引き、お酒を飲み、何人の男性を引きつけることができるか確かめました。これは悪循環でした。その瞬間に自分は無敵だと感じても、結局は、なけなしの自己肯定感がむしばまれるだけだったからです。さまざまな形で夫の性的空想に加わることで、自分のサイクル、そうすることで彼にとって魅力のある人間になれると思いながらも屈辱を感じることを繰り返していました。大人になっても自分が犠牲になることに甘んじていたのです。心的外傷後ストレスの兆候、特に感情を制御できないことにとても苦しみました。恐怖と不安は、犠牲者化に拍車をかけるだけでした。ひどくおびえていたので他者との境界を築くことができず、自分には境界を持つ価値があるとも思いませんでした。始終アルコールを使って自分を麻痺させていました。性的虐待サバイバーとしての回復は、実際には、自分が性嗜癖に対処していると知る前から始まっていました。

●ジェニー●　今になって自分は、父から子どもとして物象化されていたことがわかりました。父からのはっきりとした性虐待はありませんでしたが、ドレスを着たときに、ひそかな性化感覚を覚えました。この感覚が嫌だったので、ずっと男の子になりたいと思っていました。おてんば娘でいることで、父からの関心や愛情を得ることができましたが、私が「可愛い女の子」でいることが父にとっては気まずいのだと感じました。十二歳くらいのとき、両親の寝室でポルノを見つけました。恐れとともになぜか汚いと感じたことを覚えています。これを性的ネグレクトだと考えると、自分の家族生活は虐待的だったと思います。誰も性について話したことがなく、タブーでした。自分の身体と生殖器官に関して唯一受けた教育は、六年生のときに学校で受けたものでしたが、授業中とても恥ずかしくて、聞くことも学ぶこともあまりできませんでした。自分の身体にまつわるすべて、性的感情、ロマンティックな欲望、月経さえが恥ずかしいものであり、何としても否定しなければなりませんでした。これらのことは、パートナーの性的行動化を黙って見逃し、彼からの性的虐待に耐える態勢を整えた自分の生育歴の一部だと思っています。

自分を愛してくれるはずの重要な他者から認められるための唯一の方法がセックスを通じてのものだったら、セックスは愛だというねじれた信念を発達させるおそれがあります。この信念によってあなたの性的行動化がお膳立てされ、あなたは性的に行動化する男性に引きつけられ、彼から搾取されてしまうかもしれません。成長期の四〜六年間、兄から性虐待を受けていたジャックは、成人期に性的犠牲者としての役割を再開しました。彼女はクラブでの性的行為など、夫の嗜癖行動の一部に加担することに同意しました。彼女は自分を尊重したい気持ちと加担したくない気持ちで苦悶しましたが、夫からどうしても承認されたいと思っていました。多くの共セックス嗜癖者は、パートナーをなだめるため積極的に性的行為に加担したことを、恥ずかしく思っています。ジェニーのような女性たちは、自分にとって何が性的に心地良いかという感覚に悩みます。セックスは良くないことだからです。セックスは、彼女たちが愛を求めて関与する行為にすぎません。

嗜癖や性虐待とともに育つと、自分の知覚を信じることができなくなります。自分の考えを大人に話しても軽視されることが多いので、子どもは自分自身の体験の真実性を疑い、自分が傷つかなかったふりをして、一生を過ごします。自分の直感や自分なりの現実を信じるのをやめてしまうのです。これは侵害行為そのものと同じくらい有害で、確実に共嗜癖を形成することになります。

子ども時代に嗜癖と性虐待の両方が生じていた場合、機能不全な信念と必要な防衛、すなわち、自分の感情を話さない、他人を信用しない、助けを求めないなどが二重に強化されます。たとえば、嗜癖か虐待のどちらか一方が存在する状況で育った場合、他人を信頼することが難しくなるでしょう。しかし、両方が存在する状況で育つと、他人を信頼することは、相乗効果のためにずっと難しくなってしまいます。1＋1は2ではなく、3になるのです。嗜癖または虐待のどちらかがある家庭で育った人は、不適切な行動に対してがまん強くなります。両方ある家庭で育った人は、不適切かつ危険な行動に対する耐性がさらに高くなります。明らかに、嗜癖・虐待とともに育つことには害があります。二つが併存することで、良くない結果がさらに強められるのです。

隠れた性的虐待（酔って裸になる、性的な悪口、児童期に性に関する適切な情報がなかったなど）は、成人期に性的羞恥を引き起こす可能性があります。わいせつ行為などあからさまな性的虐待は、さらに激しい裏切りかつ侵害行為であり、はるかに苛酷な感情的・身体的・精神的な不正行為です。このような経験をした共セックス嗜癖者は、次のような傾向が強くなります。①解離（思考と感情の分離。自分が身体的存在の外にいて、遠隔操作で自分の動作をコントロールしているかのような感覚）。②セックスをコントロールと力の一形態と見なす。③セックスと愛の同一視。④性を自分のアイデンティティの主要な源泉と考える。

嗜癖者はしばしば、うつや不安といった併発問題を潜在的に抱えているため、パートナーは未診断の大うつ病障害や気分変調（軽度の慢性的うつ状態）、不安、心的外傷後ストレス障害との付き合いが始まることが多くあります。恥に根ざした嗜癖的家族システムや、言葉による虐待、身体的虐待、性的虐待を抱えた家族システムで育つと、これらの問題が生じる可能性は高まります。あなたがうつ、低い自己肯定感や自滅的な思考、恥に根ざした防衛と関係を持ちはじめると、見つかることも責任を負うこともなく、嗜癖者が秘密の二重生活を安心して維持できる環境をつくり出すことになります。

自分の共嗜癖と嗜癖を理解しようとする最初の努力は、あなたが育った家族の力動［ダイナミクス］を探ることから始まります。実際に多くの人の場合、嗜癖の根源は数世代にわたるものです。自分の子ども時代を振り返って、あなたを形成した重大な経験を特定することが不可欠です。これが癒しに至る道の始まりです。以下の質問を考えてみてください。

○自分が子どものころの家族をどんな言葉を使って表現しますか。

○ニーズを持つことについてどんなメッセージを受け取りましたか。それは、どんなふうにあなたに害を及ぼしたり、役立ったりしましたか。

○自分の意見を表明しても大丈夫でしたか。
○女性であることについてどんなメッセージを与えられましたか。それは、どんなふうにあなたに害を及ぼしたり、役立ったりしましたか。
○性的であること〔性的関係を結ぶこと〕についてどんなメッセージを受け取りましたか。それはどんなふうにあなたに害を及ぼしたり、役立ったりしましたか。
○これらのメッセージは現在のあなたの状況にどんな影響を与えましたか。
○あなたの家族におけるアルコールまたはその他の薬物の使用はどのようなものでしたか。
○家族内で過去に身体的または性的虐待があったと認識していますか。
○世代を超えたどんな嗜癖または虐待行動に気づいていますか。
○あなたが嗜癖者と親密な関係にあることに、自分の家族の力動がどんな形で関わっていると思いますか。

嗜癖者――外傷の再上演

回復するなかで自分の生育歴を見直した性嗜癖者の多くは、自分がひどく傷ついた家族システム、すなわちさまざまな嗜癖障害や精神疾患の影響を受けた家庭で育ったことに気づきます。身体的および性的暴力は、非常に多く見られます。このような男の子は、父親が情緒的に不在だったり、母親との関係がこじれたりすることが多いのです。機能不全な環境で育ったことによってこの子たちは感情的にひどく傷ついており、一つのペルソナを外界に投影し、別のペルソナを行動化するようになります。共嗜癖者が外傷反復を認めることはよくありますが、嗜癖者も同じです。しかし、嗜癖者は自分に対する侮辱も引きずっています。このことが意味するのは、過去を追体験し、何度も自己破壊的行動を続け、つらい体験を繰り返すばかりでなく、嗜癖者はしばしば自分が受けた子ども時代の外傷を他人に負わせるということです。『欲望、怒り、愛』の著者、モーリーン・カニングは書いています。「すべての性的行動化は、恥の感情によって動機づけられ、怒りの行為および感情に表れる」[*15]。この人たち（男女を問わず）は、自分自身と他人に苦痛を加える加害者になってしまったのです。

嗜癖者 僕は十三歳ごろまでには激しい怒りを抱えていました。叫びたかったけれども、それはできませんでした。自分がほんの子どもだったらその怒りをどうするでしょうか。怒りの対象は、両親の多すぎる離婚と引っ越し、父の完全なネグレクト、継父の激しい怒りなど、人生全般でした。母は愛してはくれたのですが自分の人生のことで手いっぱいだったため、学校での問題や僕のうつにどう対処すればいいかわからなかったのです。自分なりに〝叫ぶ〟最初の方法は、学校をサボることでした。その後、インターネットでポルノを見つけました。ホルモンが暴れ出し、セックスが自分の苦痛と怒りに対する答えになりました。もう性嗜癖の道を歩き出していました。

映画『サウス・キャロライナ　愛と追憶の彼方』で、ニック・ノルティが演じた人物はこう言います。「両親がいつからお互いに戦争を始めたのかはわからないが、二人が取った唯一の捕虜は、自分の子どもたちだった」。多くの人にとっては、逃げ出す必要があるときは儀式を作り出した。静かな安らぎの世界、苦痛のない世界を見つけた」。多くの人にとっては、これこそが嗜癖なのです。静かな安らぎの世界、苦痛のない世界、断絶の世界。それは恐怖と恥によってかきたてられ、たいていは外傷に根ざしたものです。

嗜癖者 十一歳のとき、腹に穴が開きました。とても大きくて、アルコールと薬物だけがその穴を埋めることができました。それが自分の答え、自分の解決法になりました。そしてひどく麻痺するようになりました。その後、自慰とポルノを見つけたのですが、これらは自分を別の世界に連れて行ってくれました。一瞬、望まれていない、愛されていないという感情から逃れられたとだけ感じました。もう誰も必要ではなかった。自分には自分がいたからです。

嗜癖者　少年時代、自慰は逃避であり、慰めでした。よく自宅から続く路地の先の空地に出かけ、空想にふけり、自慰をして一人で時間を過ごしました。実際、その空地で最初のポルノを見つけました。不安だったり、ストレスを受けていたり、おびえていたりするとき、ポルノと自慰の性的快感は強く結びつきました。母はとても支配的な人で気分屋でした。怒るとベルトを使った体罰でしつけをしました。父は最も楽な道を取りました。子どもたちを爆発のはけ口にしておいたのです。でも父はとても厳しく、私に高い期待をかけていました。スポーツと勉学に励むよう、子どもたちの尻を叩きました。私たちの身体が小さかったので、一番にさせようと父は圧迫を強めました。朝は目を覚ますために、寝起きの一杯として自慰を使いました。そのおかげで起床し、活動を始めることができました。不安なとき、自分を落ちつかせて眠りにつく方法でもありました。年齢が上がると、セックスも報酬として利用するようになりました。自分の行動は他の誰も傷つけないのだから、そうする資格があるのだと自分に言い聞かせました。本当におかしな考えなのですが、それが自分にごほうびを与える主なやり方であり、リラックスの方法であり、自己肯定感を増やすものになったのです。セックスはすぐに、恐怖に対する自分の答えになりました。自分の内面は早熟で、怖がりで、おびえているただの小さな男の子でした。

子ども時代に強い影響を受けた嗜癖者は、自分の性を使ってさまざまなニーズを満たしました。性の快感は、彼が子ども時代に知っていた唯一の息抜きだったのでしょう。セックスは彼の逃避、つまり気分を変える経験だったのです。彼が成長しても、セックスはストレス対処法であり続けました。早い時期に嗜癖者は、空想と性

＊15　Canning, M. (2008) *Lust, Anger, Love: Understanding Sexual Addiction and the Road to Healthy Intimacy.* Naperville, IL: Sourcebooks. p.98.

的興奮を用いて、一時的に気分を安定させるか不安を避ける術を身につけます。後に性的快感を知ると、空想は気を紛らわすためのより強力な役割を果たし、性的行動化に特有の方法で嗜癖者は空想に夢中になりはじめます。苦痛を感じはじめると、その苦痛を消す方法としてセックスを使うのです。相手のいない身体的接触のない空想でも、性嗜癖者を鎮め落ちつかせることができます。

困難な状況（それが仕事や家族、金銭の問題や、孤独のどれであっても）からストレスを受けると、嗜癖者は外的物質を使用するか、嗜癖行動をとることで、制御不能な内的経験と感じられるものから気をそらします。自分の感覚に対して不快感や、多くの場合は恐怖感を抱いているため、嗜癖者は感情で反応してしまいがちになります。端的にいえば、嗜癖者はセックスや食べ物、ギャンブル、アルコール、薬物、浪費、その他の刺激または麻痺を組み合わせて使用することで気分を良くし、自分の感情をコントロールしようとしているのです。

何年間も抑圧してきた感情の深さと激しさを恐れる嗜癖者は、もろさや弱さを避けるためならどんなことでもするでしょう。彼らは**認知のゆがみ**と称される、ゆがんだ思考にはまり込んでいます。ゆがんだ思考の例としては次のようなものが挙げられます。オール・オア・ナッシング［全か無か］思考、代わりの方法を見つける能力の退化、カタストロフ化（結果の最悪の面だけを見る）、〝べき〟に基づく行動、失敗に終わるに決まっている幻想的な期待などです。こうした思考法はさらなるストレスとつらい感情を生み出します。これに対処するため、嗜癖者は性的空想と性的行動によって誘発される強力かつ慣れ親しんだ感情によって、真の感情を覆うことに成功したと思ってしまうのです。それで、傷つきやすさを感じているときに力を感じ、必要なものが足りていないときに満足していると感じます。彼らの行動の多くは、相手の弱みにつけこんだり、侵害したり、力の行使によって他人を犠牲にするものです。

特定の行動の嗜癖化に際しては、逃避や行動による気分変容や、他者からの承認だけでは十分ではありません。この行動は報酬になる必要性があるのです。性嗜癖者は自分への報酬という点で変な考え方をしています。

自分は無価値だと思うにせよ、もしくは報酬をもらう権利があると思うにせよ、性嗜癖者は「他人は自分の面倒を見てくれないので、自分のことは全部自分でしなければならない」という思い込みを持っています。それが積み重なると、恨みになります。彼らの恨みは権利意識――**自分はそれに値する**――という形で表現されることがあります。それがつらい出来事を乗り越えた後であろうと、優秀な成績を上げたあるいは良い仕事をした後であろうと、性嗜癖者は自分は報酬に値し、セックスこそ自分で自分に報いる唯一の方法なのだと思い込んでいるかのようです。

嗜癖者　はちきれそうな恨みを、自分の関係すべてに持ち込みました。父から散々殴られたし、母が殴られるのも見てきました。やることなすこと、うまくいったこともなければ、認められたこともありませんでした。二十代半ばまでに慢性的な自慰、ポルノ、買春による本格的な性嗜癖におちいっていました。新しい恋人ができたので、これらの性嗜癖行為をやめようと努力しました。いつも、これらのことは自分の過去の一部にすぎないとほのめかして、すべてを打ち明けることはありませんでした。自分のしていることがいつか彼女に知れても、嘘はついていないと言えるからそうしたのだと思います。できる限り自分以外のことも考えるようにしているし、今の彼女を愛しています。でもそれもわずか数カ月を過ぎると、自分は息抜きに値すると合理化していました。一生の恨みというものは、長い間沈静化していても、歩道のひび割れの雑草のように芽吹くことがわかりました。彼女をぬり薬のように使っていますが、自分の怒りを何とかしてくれる薬はないとわかっています。人生は苦痛に満ちていて、自分の不実のために次々と愛する女性を失っています。自分のトラウマと向き合うなんて、あまりに大変なことなのでできません。そのため、相変わらず秘密の生活を隠そうとします。他人のことなど考えない、自分にはやりたいことをする権利と価値があるのだと、自分が合理化しているのが聞こえます。

共依存の共有

どうしてこれらの子どもたちの一部だけが大人になって性的に行動化し、他の人たちはしないのでしょうか。どうして一部は嗜癖者になり、他は共嗜癖者になるのでしょうか。子どもの発達には多くの要因が影響しています。最も明白なのは社会化プロセスで、男性を激怒や物質乱用、各種の行動嗜癖（強烈でびっくりさせられる行動、［ここでは物質嗜癖との対比として、性嗜癖、ギャンブル嗜癖などの行動によって示される一連の嗜癖群を指している］など、**アクティング・アウト**［外に表出する、行動化］に向かわせ、女性を親切、寛容、他人に質問をしないなど、**アクティング・イン**［内に表現する、行動化］に向かわせます。打ちのめされたとき、女の子はうつや不安、摂食障害、アルコール嗜癖や鎮痛薬の処方など、鎮静型の嗜癖を通じたアクティング・インによって反応する傾向があります。男性は文化の影響によって、自分の性的能力に（偽の）有力感と自己肯定感を見いだしやすくなっています。女性は自分の性的感情や思考に遠慮がちで控えめであるよう、社会化されています。もちろん、この固定観念はいつも正しいとは限りません。多くの女性が非常に強迫的かつ自滅的な形で、性的に行動化します。女性の性嗜癖者とカップルの関係にある男性も数多くいます。しかし一般的には、私たちの文化は、誰がどのように**アクティング・アウト**または**アクティング・イン**するかに対して、かなりの影響を与えています。人は両方のタイプの行動を呈することが多いのです。あなたが自分の行動の一部は嗜癖ではないかと考えるように、嗜癖者はほとんどの場合、潜在的に共依存の特性をかなり持っています。嗜癖と共嗜癖はよく似た生育歴によって増幅され、高い頻度で併存します。

共嗜癖と嗜癖に共通する共依存の特性には、以下が含まれます。

○外部から承認される必要性。

○拒絶と見捨てられに対する恐怖。
○自分が必要としているものを特定して要求することができない。
○対立〔葛藤〕への恐怖。
○不全感。
○広範な感情を特定し、表現することができない。
○コントロール、先送り、被害者意識など、恥にしばられた防衛。
○特定の感情への恐れ。
○機能不全の家族によって割り当てられた役割への没頭。

嗜癖者　対立をとても恐れていました。僕は平和主義者でした。何としても平和を、つまり職場の平和、妻との平和を維持しようとしました。そして、いつも自分が不適切だと感じていました。十分だったことなどまったくなかったかのように。でも秘密を抱えていました。自分が望むことを女性にしてもらうために、代価を支払うつもりでした。いつも女性からは何も期待していませんでした。ただ関心を持ってもらいたかった。怖くはなかったし、性的な行為をするのは僕にはたやすいことでした。相手は見知らぬ人だったからです。彼女たちは何も求めてきませんでした。

家族が恥に根ざした信念を内に持っている家庭は、子どもが他者からの承認、つまり自分で自分に与えることのできない承認を求めるようにしつけることがよくあります。そのため子どもは、自分が何者であるのかについて肯定的な感情を抱くために、他者の肯定的な反応と称賛に依存するようになります。嗜癖者も共嗜癖者も**外的自己評価**と呼ばれるものを求めています。これは、他者を通した自己評価です。どちらも自己尊重感と自分の価値を内に持っていないため、永遠に肯定と承認を探し求めている状態にあるのです。女性は人を喜ばせたり、イメージ操作をしたり、他者との関係を通して外的自己評価を求める傾向がありますが、性嗜癖者は承認を感じるための唯一の方法が、性的行為を通したものだと信じるようになります。どのくらいセックスに持ち込めるか、いくつの秘密を隠しおおせるのか、ポルノのコレクションはどのくらい規模が大きいか、外見はどのくらい素敵か、どのくらい関心を集められるのか。すべて、感情のすきまを一時的に埋めるための妄想的な方法です。

以下の体験談は、共依存と性嗜癖者への嗜癖という二重性を、さらに詳細に物語っています。

●嗜癖者●　十代後半になるころには心の底から怒っていました。黙って静かに怒っていました。父から受け取ったメッセージは、何をやっても僕は不十分だというものでした。そして母は幽霊のようでした。感情的にも精神的にも存在していませんでした。父は子どもに激しい怒りをぶつけ、母は何か面白いものでも見ているかのような表情を浮かべていました。父からは乱暴に叩かれました。自分は感受性の強い子どもでした。大部分の子どもたちと同じように。ただ愛されたいと願っていました。

今思えば、父は間違いなく浮気をしていました。父が他の女性と一緒にいるところを見たと、人から言われました。僕たちが子どもだったころ、ある女性に、父が何か性的なことで逮捕されたという記事を見たと言われました。父は幼い頃に捨てられ、自活するために働きに出なくてはなりませんでした。父には確固たる労働倫理があり、これは僕が父から引き継いだ好ましい性質です。ほとんどいつも父のことが怖かったし、感情を爆発させるし、気まぐれで、定期的にお酒を飲み過ぎるため、父との関係は良くありませんでした。母はひどい共依存でした。彼女は自分が何を望んでいるかわからず、直接意見を言うことはありませんでした。母は情緒的に切り離されていたのですが、母とはお互いに腹心の友でした。

家族の秘密も分担していました。大人になるまで父方の祖父が生きていることを知りませんでした。しかもその祖父は街の酔いどれで、脳がアルコール漬けになって何年間も州立精神病院に閉じ込められていたことがわかったのです。

自分は不十分だという基本的信念が嗜癖に拍車をかけたわけですが、近所の女の子からも強い影響を受けました。その子が十二歳くらいのとき、九～十歳くらいだった僕と性的関係を持ちたがったのですが、僕のほうは身体的に幼すぎてできませんでした。その子は性的にも、身体的にも、感情的にも優位に立っていて、わがままで威嚇的でした。思い返してみると、その子は性的虐待を受けていたのかもしれません。セックスについての知識が年齢の割にあまりにも進んでいたからです。その子のせいで、もっと年齢が上がるまで女の子と性的関係になりませんでした。いつも女の子たちを怖がっていました。

大学に入ってもまだ女性が怖かったので、彼女たちが自分を追いかけるように仕向けました。何回かの性体験の後、征服が僕に力と受容の感覚を与えてくれることに気づいたのです。でも、女性が何を求め必要としているかについての認識は、ひどくゆがんでいました。当然、母は何ら肯定的な方向性を与えてくれなかったし、父は女性について否定的なことしか言いませんでした。「結婚は良い娘と、セックスは悪い娘とするものだ」と。

幼いころからこの性嗜癖者は、性嗜癖と共依存になるための強固な土台ができていました。セックスによって彼は自分の痛みを無視することができました。セックスは一時的に、高揚感と、自分は大切で価値があるという実感を与えました。それが対処戦略になっていたため、彼がセックスをやめるのは非常に困難でした。セックスは彼を感情におぼれないようにしており、その場しのぎの解決法でもありました。

彼は、おびえていて境界を持たない共依存の母親と、アルコールとセックスによって行動化する虐待的な父親からの、情緒的見捨てられを経験しました。秘密と嗜癖は、彼の家族の何世代にもわたる問題でした。彼は共依存者として母親を表現しましたが、それは自分自身についての表現と同じものでした。自分が欲しいものや必要なものを要求しないことを学び、対立を避けるようになりました。彼はいつも他者から承認を求めていて、自分を良く見せる必要がおおいにありました。性嗜癖の治療を受けながら、彼の共依存にも対処しなければなりませんでした。共依存は再発の重大な誘因になるからです。

分画化

分画化［Compartmentalization］とは、嗜癖者とそのパートナーの両方が用いる高度に発達した防衛で、子ども時代の生育環境に強い影響を受けています。私たちは皆、分画化する可能性を持っています。これは、あるときの感情と思考が、別のときには無かったことのように感じられることです。たとえば、仕事に出かける前、あなたが成人に達していない娘と口論をした場合、通勤中はそのことについて怒ったり、考えたりするかもしれません。しかし、オフィスのドアをくぐったら、やらなくてはならない仕事の問題を抱えているので、口論のことは一時棚上げします。私たちは皆そうしますし、そうする必要があるのです。ですが、恐怖と恥とともに育った人々の場合、分画化の頻度は異常に高まります。恐怖から逃れようとしてそうなるのです。分画化は必要な防衛として始まったのに、毎日、何週間、何カ月、何年間も使い続けるスキルになってしまいます。その人は同時に二つの異なる世界、ある区分からの別の区分に移る能力を手に入れたというわけです。

分画化は子ども時代に始まります。たとえば、毎晩両親の口論を聞いているのに、翌日学校に行くと、あなたはすべてうまくいっているかのように振る舞うかもしれません。あるいは、父親が自分の姉妹にわいせつ行為をしている物音を聞いても、あなたは何も起きていないふりをするかもしれません。母親があなたのことをいかに役立たずか言い立てたかもしれないし、あなたはなぜ父親が家に帰ってこないのか考えているかもしれません。どうしてこのようなことを誰かに言えるでしょうか。あまりにもつらいことです。あなたの私生活の内面がどのようなものなのか、そしてあなたの考えも気持ちも誰も知りません。あなたは機能不全家族のルール、すなわちしゃべるな、感じるな、尋ねるな、を学習します。誰もがある程度は分画化しますが、慢性的な喪失や恐怖、混乱に満ちた環境で育った場合、主にこの分画化だけが心の生き残り手段になります。この分画化の能力が原因で、多くの男性が、秘密の多い分画化された人生を送るようになります。

嗜癖者　二つや三つの世界、つまり家庭、仕事、セックスという外部の世界に生きることに熟練していました。僕の人生において三つは別々の分画に分かれていたため、出会うことはありませんでした。嘘をつくのがうまく、同僚や妻が僕の秘密の生活に気づくことは考えないようにしていました。子どものころから別の世界に住むのがうまかったのです。家では恐怖と隣り合わせで生きていたので、性的幻想に逃避し、学校に救いを見いだしていました。だから、簡単に自分を分画できるようになりました。さっきも言ったように、僕は熟練していたんです。

嗜癖者　毎日自宅を出ると、その日が始まります。目に見えない線を越えるみたいに。僕のしていることがどんな形で家庭生活に影響を及ぼすか、考えもしませんでした。本当に考えてもみなかったのです。

嗜癖者側のこのような考えは、理解しにくいものかもしれません。彼があなたの状況に共感できないということは、嗜癖の闇が存在し、広がっている証拠です。嗜癖者が徹底的に分画化しているのと同じように、あなたも分画化している可能性があります。

ジャック　少女のころに分画化する方法を身につけました。性虐待を箱の中に入れ、その他の自分の世界から切り離すのです。こんなことが自分に起きるはずがない、これはたいしたことではない、自分は平気だなどと自分に言い聞かせました。私は夫の嗜癖についても同じようにしていました。子どものころ、学校はすばらしい承認の源泉であることに気づきました。大人になった私は、仕事を通じてその承認を見いだしました。学校や仕事に打ち込んでいたので、自分の人生の苦痛と混乱から離れていられました。

テレサ 私はかなりひどく分画化していました。子どもがいたからです。子どもたちのおかげで、とても忙しくしていました。私は母親の役割に飛び込んだのです。ある意味では気が狂わないために分画化していたのだと思いますが、長い目で見ると、結婚生活に起きていることを無視できるようにしていたのです。自分の置かれた状況にどう対応していいかわからなかったため、現実と向かい合うのは私には荷が重過ぎました。それで、雑誌から切り抜いたレシピのように、後でまた見るつもりで真実を綴《と》じてしまいました。

共嗜癖者としてあなたは、世間に向けて一つのイメージを打ち出し、内面的にはもう一つのイメージを生きています。これは高度に発達した癖であり、これを用いれば現実から目を背け、自分の家が焼け落ちているのにすべてがうまくいっているふりをすることもできます。分画化は誰の日常生活にも見られるものですが、ここに述べたような重篤で慢性的な分画化は、否認を悪化させてしまいます。

回復中の嗜癖者は、自分の行動の嗜癖性に取り組み、相手に対して押しつけがましくしたり搾取しようとしたりせずに、自分のニーズを満たす方法を学ぶ必要があります。それとまったく同じように、共嗜癖者も嗜癖者も、自分の信念体系や感情的防衛、子ども時代の傷つきが、どのような形でこの関係に関わっているのかを検討する必要があります。そうするうちに、この二人の関係は脚本どおりだったり、反復的だったり、外傷的だったりといった結びつきではなくなり、二人が選択したものになるチャンスを得るのです。この過程で二人は、互いに対して共感と思いやりを育む方法を身につけます。健全な境界を築き、感情の読み取り能力を高め、自滅的行動をとらずに自分の感情に対処する能力を発達させる方法を学びます。

二人は生涯にわたる相互関係を結んだのでしょうか、それとも同じタイプの異性に繰り返し引きつけられているだけなのでしょうか。いずれにせよ、どのようにしてパートナーを選び、嗜癖のダンスのきっかけを作ったのか考えてみることです。それによって自分のパターンに気づくことができるようになれば、健全な二人の関係を作れるようになるでしょう。

本章のおさらい

＊体験談の中であなたが共感する部分に、アンダーラインかマーカーを引きましょう。
＊どのような形であなたは子ども時代に見捨てられを経験しましたか？
＊外傷反復にどのくらい強く取り込まれていましたか？　詳しく話してください。
＊見捨てられはどのような形で親密な関係におけるあなたの行動に影響を及ぼしてきましたか？
＊成長の過程でどのような性に関するメッセージを受けとってきましたか？　以下の文章に続けて記入し、文を完成させると答えやすいかもしれません。

「セックスが意味するのは……」
「（セックスに関して）自分には……する権利がある」
「（セックスに関して）自分には……する権利はない」

＊性的行動化の要因と考えられるパートナーの家族歴について、知っていることはありますか？
＊この章の中で自分にとって重要だと思ったことは何ですか？

第5章　そのことを知る

どうすればいいの？　私はすべてを知りたいのかな？
事情を知っているかもしれない人にどんな顔をすればいいの？
どうすれば再び信じられるようになるの？

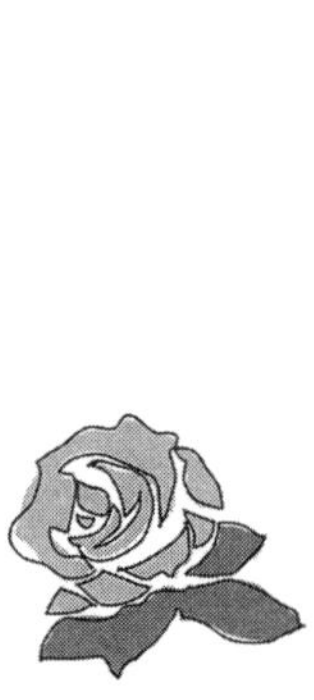

女性たちはパートナーの性的行動化をさまざまな形で知ります。あなたはパートナーの行動について、同僚や友人、近所の人、家族などから聞いたかもしれません。誰かが何の気なしにあなたに話し、自分が何を言ったかさえわかっていないということもあります。あるいは、その人は自分が何を言っているのかよくわかったうえで、あなたに対する気遣いから話したのかもしれません。恨みを持った誰かが伝えたということもあるでしょう。新聞や雑誌で知ることもあります。警察が家に来て、彼を連行したかもしれません。怒った彼の愛人が、留守電にメッセージを残したり、手紙や写真を送りつけてきたりするかもしれません。あなたが、愛人を連れたパートナーと鉢合わせになることもあります。あるいは、彼が出会い系サイトをパソコンの「お気に入り」に入れているのを、たまたま見つけたかもしれません。彼がギャンブルや薬物、アルコールなどの嗜癖の治療プログラムに通っていて、そこのカウンセラーから突然彼の性的行動化を知らされて驚くということもあります。子どもが目にしたことを、あなたに話したかもしれません。時として病院を受診した女性が、自分が性感染症にかかっていると知ることもあります。この知らせはどんな状況や形で伝わろうと爆弾となりえます。また、あなたが抱いていた疑惑を裏づけるにすぎないこともあります。

共嗜癖者 最初に彼の行動化を知ったのは、仕事を終えて、赤ん坊を抱いて彼に会いにオフィスに行ったときでした。彼は職場の誰かと危うい状態になっていました。思いもよらないことでした。私は固まってしまいました。二人は私を見て笑いました。その後数年間彼と一緒にいて、もう二人子どもをもうけました。彼が自分のしていたことを率直に認めることはありませんでした。でも、証拠がありました。ホテルの明細書や手紙です。当時は嗜癖とは思わず、ただの裏切りだと思っていました。

共嗜癖者 夫は何度か短期の心理療法を受けていましたが、セラピー・リトリート［合宿形式のワークショップ］の一つに参加した後、感情的に混乱して帰宅し、自分が性嗜癖者であることを打ち明けました。相手は遠方の人で、一時期続いた浮気であり、もう終わったことだと言い、打ち明けたのはそれだけでした。私は子どものときに性虐待の被害に遭っているので、「性嗜癖者」という言葉を使うのが怖かったのです。性嗜癖者、性虐待者、性犯罪者［痴漢］……はまったく同じものなのだろうか。どう考えていいかわかりませんでした。それで、終わったことだという彼の言葉を重視しました。「良かった。もう終わったことなのだ」。そしてもう考えなくても済むように、この浮気のことを頭の中にある箱にしまって、鍵を掛けました。でも、彼の行動化がどんどんひどくなっていることを長い間知りませんでした。

共嗜癖者 疑っていたので証拠を探し、彼の日記を見つけました。それは人生で最も暗い日でした。日記には何年間も続いている不倫や一夜限り、一時間、数カ月間の浮気、複数の同時進行の浮気のことが書いてありました。死んだほうがましだと思いました。実際、自殺を考えました。打ちのめされ、離婚したいと思いました。彼は治療に通いました。それ以上のことは聞いていません。すべて日記で知ったことなので、それ以上つけ加えることはありませんでした。知るのはつらいことですが、ここにたどりつくまでには是非とも知る必要がありました。それに、こんな形で見つけ出すのは不本意でした。きちんと組み立てられたセラピーのなかで知りたかったのです。

最初にその話を聞いたときには、あなたはまだ全貌をつかんでいない可能性があります。あなたは行動化の深刻さに気づいていてもそれが回復可能な嗜癖だとは考えず、男性にはよくあることと、とらえているかもしれません。罪悪感が十分にあれば、彼はやめると思っているのではないでしょうか。あなたの反応は、恥ずかしさや罪悪感、恐怖あるいは激怒かもしれません。それに、あなたがこれらの感情を表現できる、あるいは起きていることの影響を理解できるような安全な環境が、整っていないことも多いのです。別れるとか離婚すると本気で脅しても、彼が性嗜癖者を対象とした治療・回復プログラムに入っていない限り、行動のすべてを聞くことはないでしょう。そのため、あなたも彼もそれが嗜癖によるものとは考えません。今は専門家の援助を受けるときです。彼が自分から助けを求めているか否かにかかわらず、性的強迫症や共-性嗜癖そして回復について、さらに多くの情報を得る必要があります。

そのことを聞いたとき、本当に相手の行動に気づいていなかった女性もいますが、ほとんどは疑いを抱いているか、ある程度は行動化に気づいています。そして女性の多くは、浮気が発覚すると、知らないほうが良かったと言います。しかし長い目で見れば、彼の行動を知らないでいるよりも知ることのほうが恩恵が大きいというのが、専門家としての私の見方です。嗜癖の専門家は、嗜癖と共嗜癖は孤立と秘密のなかで広がっていくことを長く認識してきました。「秘密は回復の妨げとなるだけではなく、回復の可能性を否定し、再発を誘発する」というのが治療の方針です。彼にとって自分の行動のひどさを開示することが難しいのと同じで、あなたにとってはそれを聞くことが難しいのです。しかし、あなた自身とあなたの関係、その両方の回復を進めるうえで、これは重大な側面となるのです。

彼の嗜癖の真相を知ることは、あなたが自分の知覚能力を信じ、二人の関係に正直に取り組めるようになるという点で価値があるのです。真実を知ることで、関係が正直さのうえに成り立つ可能性が出てきます。あなたには、この関係を続けたいかどうか、彼とともに回復の旅に出るかどうか、客観的な選択をするための情報を得る資格があるのです。

開示

最初に気づいたとき、激しい怒りや恥の苦しみの真っただ中で、あなたはすべてを知ろうと彼を問いつめるかもしれません。家、車の中、ホテルの部屋、公共の場、どこにいようと関係なく、今知りたいと思うでしょう。

共嗜癖者　彼はすぐにすべてを開示しました。ネット上の至るところで彼を見つけました。それが私の開示体験でした。

共嗜癖者　夫が開示したのだと思います。つまり、ポルノのことを私に話したのです。後になってチャットルームのことを告白し、それから職場の女性のことも話しました。開示されることがたくさんありました。

共嗜癖者　夫が開示したのですが、カウンセラーなどの介入はありませんでした。ものすごく頭に来たので夫を脅したと思います。私が迫ったので彼は詳しいことまで話しました。別れたくなければ洗いざらい何もかも話せとわめき続けました。そのため、残念なことにすべてを知ってしまったのです。彼女の服のサイズや髪や目の色まで。彼はインターネットのどのサイトを見ているのか、デートのときは何をしているのか、どこに行ったのか等々、知りたいと思いました。知ってどうしたか。彼女を連れて行ったところに私を連れて行かせたのです。理由は何にせよ、彼の行動化の相手のほとんどが赤毛でした。私の髪の毛はダークブラウンだったのですぐに赤く染めました。他の女たちに買ったのとまったく同じプレゼントを買わせました。こんなことをしても、自分のためにも彼のためにもなりませんでした。それどころか、私はずっとイライラし、彼は気がおかしくなりました。

彼女たちはたしかに〝そのことを知った〟のですが、ここで私が言いたいのはそのことではありません。**開示**という言葉は、嗜癖者が自分の性的表出行動の度合いを話す（開示する）、そのために計画された対話を表す治療用語で、対話を仲介する専門職カウンセラーによって身体的・感情的安全が確保されています。開示は感情的にはつらいものですが、二人を支援するなかで行われた場合、あなたが感じている狂いそうな気持ちを減らし、あなたの疑いに対しては待望の確証を与えることができます。

開示が必要かどうかは議論の的ですが、あなたが知る必要があるのは詳細ではなく、表出行動の概要だけだと確信しています。愛人の服の色に至るまですべて詳細に話すよう要求するパートナーもいます。ロッジの女性たちはそれを、**ペイン・ショッピング**［自ら苦痛を買うこと］と呼んでいます。あなたは細部を探し求めますが、その結果ますます執着を強め、考えをあれこれめぐらすようになります。本質的には、あなたは詳細な情報を取り込んでは、それを反すうしているのです。彼の行動をすべて知ることで外傷を受けたあなたは、もう一度自分で自分に傷を負わせるのです。残念ながら、細かな情報まで知ると、あなたの執着と反応は長く続く傾向があり、そのため苦痛と不安が増していきます。

何が起きたのかいっさい知りたくないという女性もいます。彼女たちが聞きたいのは、その行動が止まったということだけです。「曝露《ばくろ》されたのだから行動は止まった」と考えるのは否認です。全体像のかけらだけに目を向けることで、問題の深刻さと程度を否認し続けることになります。「知らぬが仏」ではないのです。

全体像を知ると、パートナーとの関係は思っていた以上に厄介なものに見えるかもしれません。しかし、嗜癖は秘密のなかで増殖するのです。真実は本当の親密性を実現するための唯一の方法です。今は間違いなく激しい感情と大きな不安が生じる時期ですが、開示は条件を公平にします。あなたはもう何も知らないわけではないので、前に進む方法を知り、情報を十分に得たうえで、決断を下すのに有利になるのです。

あなたとパートナーがこの分野にくわしいカウンセラーと一緒に開示に取り組むことと、支援のシステムを確認し、開示がいつ行われるかを関係者に知らせておくことを強くお勧めします。家族と友人は最良の援助者であるとは限りません。この人たちが客観性を維持することはとても難しいのです。熱心さのあまりあなたの感情を刺激したり、あなたは話を聞いてもらえなかったり、ニーズを満たしてもらえなかったりする可能性があります。あなたの最良の援助者は、共嗜癖から回復中のピア・グループか、経験豊富なカウンセラーだと思います。

●テレス●　一緒にセラピストに会ってほしいと夫に頼まれたとき、私が知らないことを話されるのではないかと思っていました。本当に聞きたいのか、自分でもわかりませんでした。でも、もう現実から目を背けて、うわべを取りつくろうことはできないことはわかっていました。見て見ぬふりはやめなければなりませんでした。私たちの関係がどうなっても前に進もうと覚悟を決めていたので、聞くことが楽になりました。そのときは彼を憎みました。一言一句に執着していたのに、彼の顔を見ることができませんでした。いくつか質問をしました。私にとって重要だったのは、家族の誰がこのことに気づいているかと、彼がいつ最後にインターネットにつないだのかを知ることでした。この行動をやめるために何をするつもりか彼が話すのを聞きましたが、事態が自分の想像よりもはるかに深刻であると知り、衝撃を受けました。

●共嗜癖者●　パートナーが正式に開示する前から、彼の行動についての噂を耳にしていました。でも、そのおかげで落ちついて聞くことができました。もうそれほど感情的にはなりませんでした。私たちがこの会話をしているということは、結婚生活を続ける努力をしているということであり、実際にそうなると希望を抱いていました。でも、二人とも、取り組まなければならない作業がたくさんあるとわかっていました。

開示で話す一般的な内容を示します。

（1）どのような行動に彼は関わったのか（たとえば、不倫、売春、ポルノ、窃視、自慰、フェティシズムなど）。
（2）どのくらいの期間、彼は行動化を続けているか。
（3）あなた方のどちらかに性感染症のリスクはあるか。彼の表出行動はあなたの健康に影響を及ぼすだろうか。
（4）家族の経済状況に影響が及んでいるか。どうやってそのお金を稼いでいたか。また、その行動にどのくらいの金額を使ったのか。
（5）他に子どもたちがいる可能性や、他人との間の法的拘束力のある協定、法律問題はあるか（愛人と不動産を共有している、未処理の株式買い取り権、未解決の裁判など）。
（6）彼の行動化に友人や家族、その他のあなたの知り合いが関わっているか。

性嗜癖の専門家の多くは、嗜癖者やパートナー、そして二人の関係にとって、開示は有益だと考えています。真実を話すことは、信頼を取り戻すための重要な要素です。百六十四人の回復中の性嗜癖者とそのパートナーを対象とした大規模な追跡研究では、嗜癖者の配偶者もしくはパートナーの九六％、嗜癖者の九三％が、全面開示を行うことがお互いの回復に役立ったと報告しています。*16

共嗜癖者にとって、この種の開示によって次のようなことが期待できます。
○嗜癖者と対等な成人対成人の関係が実現する。
○真実によって力づけられる。
○十分な情報を得たうえで、真実に基づいた選択ができるようになる。

○回復に取り組むことができるようになる。

嗜癖者にとっても、開示には次のような利点があります。

○回復における自分の説明責任を強化する。
○他人と自分に対してもっと正直になる。
○恥を手放すのに役立つ。

もちろん双方にとって、開示こそが次のことが生じるきっかけとなるのです。

○嗜癖システムを破壊する。
○壊れかけた双方の関係を修復する。

嗜癖者　治療中、カウンセラーの後押しを受けてパートナーに話しました。治療に行った理由はただ一つ、今度こそ彼女は本当に僕を捨てると思ったからです。嗜癖者であるとはどういうことなのか、よくわかりませんでした。治療で聞かれたので、僕のしてきたことを正直に話しました。でも彼女には言いたくありませんでした。彼女を怒らせ、がっかりさせることになるとわかっていたからです。心の底では、彼女はこれまで会ったなかで一番すばらしい人だと思っていました。僕は自分のことを愛せないし、愛したこともありません。でも彼女は愛してくれているとわかっていました。とんでもない人間だと思われたくありませんでした。でも、カウンセラーたちを信頼しました。今は、情報を明かしたのは重要なことだったと思っていま

＊16　Schneider, J. M., Corley, D., & Irons R. R.（1998）Surviving Disclosure of Infidelity: Results of an International Survey of 164 Recovering Sex Addicts and Partners. *Sexual Addiction & Compulsivity*, 5, 189–217.

す。それによって僕たちは前に進めたのですから。

嗜癖者　私と結婚したはずの女性が目の前に座っているのに、彼女はこちらを見ることができませんでした。彼女は今にも壊れそうに見えました。これは全部自分の問題なのだと彼女に言いました。穴があったら入りたい気持ちでした。自分は彼女にふさわしくないと思いました。絶対に別れたくありませんでしたが、彼女は別れるつもりだろうと思いました。二人のために可能性をつかむには、開示するしかありませんでした。

嗜癖者の皆さんに申し上げます。あなたが全面開示できるまでの力を持つためには、自分が何者であるかをどこまで知りたいのか決めて、それをカウンセラーとパートナーに伝える必要があります。その際、カウンセラーは、詳細は後回しにして主な点だけを開示させようとするものだということを、頭に入れておくといいでしょう。

滴下効果

開示してしまうことを強くお勧めしたいのですが、多くの場合、夫などのパートナーから滴《しずく》の落ちるように少しずつ情報を得るということになりがちです。あなたは全部聞いたと思っているかもしれませんが、時間とともにさらに多くの情報が徐々に明らかになっていきます。

共嗜癖者　クリニックで私たちが席につくと、彼は結婚生活の間ずっとしてきたことを話しました。それで全部なのか、すべて私に話したのかと彼に問い続けました。それが全部だと彼は言い切りました。彼は泣いて、別れないでくれと懇願しました。私は、何とか乗り越えることができるだろうと自分に言い聞かせました。どうにか前進する道を見つけたと思っていました。でも、その後の二年間で、さらにいろいろなことが判明しました。彼はもう行動化していませんが、開示すべきときに私に言っていない事実がたくさんあったのです。彼のオフィスで写真を見つけました。退職金の口座を見直して、もっといろいろなことがわかりました。ある日、彼から他にも言わなければならないことがあると言われ、さらに多くのことを知らされました。それは、私も知っている以前彼と関係を持っていた女性のことで、近所にまた引っ越してきたというのです。ほかにもいろいろな情報を得るたびに挫折を経験しました。それがどんなに苦痛であっても、一度に全部を知るほうがましだと心から思います。彼は全部話したと言ったのに、後で次から次へと新事実が出てきました。そのため、もうこれで終わりだとは思えなくなりました。

パートナーがセルフヘルプ・プログラムに参加していないか、性的行動を対象としたカウンセリングを受けていない場合、あなたは真相をすべて知ってはいないと考えられます。カウンセラーと治療に取り組み、できる限り正直になるよう励まされても、彼は本当に正直になる用意ができていないのかもしれません。正直であろうとする彼の意思は称賛に値しますが、彼にとって真相をすべて話すことは非常に難しいことなのです。あなたには、おかしなことに思えるかもしれません。このようなひどい行動をずっとしていたのですから。でも、彼は恥じていて、あなたが知ったことで［二人の］関係とあなたに及ぶ影響を恐れているに違いありません。

嗜癖者が正式な開示をしているときでも、自分の過去の行動の一部を完全には思い出せないことがあります。彼は自分の行動を分画化することに長《た》けており、数分とは言わないまでも、行動から数時間以内にそれを切り離す術を習得していることが多いのです。そのため、数カ月、たいていは数年が経過すると、彼の意識から遠く隔たってしまう行動があると考えられます。さらに、恥を抱えたままで生きていくために、彼は特定の記憶や詳細を排することを学習しています。

これらの記憶が誘発されると（たとえば、会話によって、特定の場所にいることによって、映画を観ていて）、彼はどのようにしてこの情報をあなたに知らせるかという問題に直面するのです。それを話して、彼が意図的にあなたを騙《だま》していたと思われるリスクを冒すか。あるいは、何も言わないでいて、偶然あなたがその情報を知ってしまうか。

間違いなくこの滴下開示は、信頼構築のさまたげになります。ですが、あなたと彼が回復を実践していれば、このつらく苦しい段階を乗り越えることができます。開示後に新たな情報が出てきたら、健全な議論と説明責任をしやすくするため、どんなことでもカウンセラーに知らせるよう強くお勧めします。

開示後

聞くのはつらいことであり、自分の知覚と感覚の正しさがついに認められたという安堵から、屈辱→恥→激怒→不信、そしてまたその逆［不信→激怒→恥→屈辱→安堵まで］と、反応はさまざまなものになるでしょう。こうした感情のジェットコースターは数日、時には一週間も続きます。彼女の頭には次のような疑問がわくでしょう。「これって何なの？　彼がようやく正直に話したからといって、すべてがうまくいくわけじゃないのに」。そうです。うまくいくわけではありません。知れば痛むのです、それもひどく。

あなたの驚きの大きさや語られた行動の程度によっては、開示後の数日間か数週間は打ちのめされたようになるでしょう。情報を得た後は、自分に選択肢があることを忘れないでください。そして重要なのは、接触と距離を考慮したうえで、自分に何が必要かを確認することです。当面、あなたの安全に関わるもの以外、大きな決断はしないでください。ほとんどのパートナーには嗜癖者と離れる時間が必要です。それは一時間かもしれないし、数時間、一晩、数日間かそれ以上のこともあります。しばらくの間、あなたは別々に寝る、あるいは同じ家にいないことを選ぶかもしれません。とても腹を立て、信頼できないと思っている相手と性的関係を結ばない、または身体的に親密になりたくないのは当然のことです。嗜癖者はこれを罰だと受け止めるかもしれませんが、これはあなたが感じている苦痛を尊重するということです。あなたの境界を設定することでもあります。あなたは境界を持つことと最後通告を突きつけることを、混同している可能性があります。境界を設定するのは、彼を罰するためでなく、自分を尊重し守るため、あなたが安心感と自信を持ち、癒しを得るようにするためです。あなたがまだセラピストの協力を得ていないのなら、今が、専門家やセルフヘルプ・グループに支援を求めるときです。あなたの〝ロッジ〟を探し求める良い機会です。

開示が想定外のものであろうと専門家が介入したものであろうと、あるいはその両方かもしれませんが、そのことを聞いた結果、しなければならないことは数多くあります。あなたはすでに仕事や学校、子育て、その他の活動で忙しい人生を送っています。そのうえで今度は、収支記録を見直したり、法律上の助言を求めたりする理由ができたかもしれません。12ステップの言葉を使ってみましょう。簡単に。一度に一つのことをしよう。ゆっくりやろう。深呼吸をしよう。導きを求めよう。そして、次に示されたステップをやろう。それから、もう一度呼吸をして、導きを求め、再び前に進みます――一度に一つずつ。

性感染症の検査を受ける

難しいこととは思いますが、ＨＩＶなど性感染症の検査を受けましょう。自分のパートナーは（関わっていたのは窃視や露出、ポルノの鑑賞なので）他人と身体的接触をしていないとあなたが思っていても、このステップは不可欠です。あなたはまだ行動化の範囲をすべて知っているわけではなく、実状は彼があなたに話した以上のものかもしれないので、検査は健康上の予防策です。受診は性的強迫症とともに生きる過程で遭遇する、もう一つの暗い時間です。ほとんどの女性が検査を受けるのは屈辱的なことだと言っており、とてつもない怒りを引き起こすことが多いのです。それでも、自分自身に対する責任は最優先事項です。これはあなたのセルフケア、つまり癒しにおける前向きな一歩なのです。

共嗜癖者● 診療所でこの問診票を見ています。「**あなたには**複数の性交渉の相手がいますか。**あなたは**静注薬物を使用していますか。**あなたは**安全でない性交渉をしますか。**あなたは**通常でない性交渉に関わっていますか」。それから、「その他」の欄に目をやり、書きはじめます。「十二年間連れ添った夫が、売春婦とセックスして家に帰ってきた」。泣き叫びたかった。死にたいと思いました。彼の目をえぐり出したいとも思いました。そうするかわりに、顔をしっかりと上げ、これはよくあることだという態度をとりました。おかしなことですが、本当にそうだったかもしれません。

共嗜癖者● 診療所で座っていると、医師に大丈夫か尋ねられました。どう見ても大丈夫ではないからです。顔はむくみ、目を赤く泣き腫らして、「夫が性嗜癖者で、相手が誰だかわからないので性感染症検査を受けたいんです」と言いました。私が泣きじゃくると、彼女は私の手を取り、泣きやむのを待ちます。それから、彼女は決めつけず、深い思いやりを持って、「私たちが知らなければならないことを調べましょう」と言いました。

共依存と結果の否認があると、あなたは検査を受けなかったり、後に引き延ばしたりする可能性があります。あなたはパートナーの疑わしい点を、好意的に解釈したいと思っているからです。こう考えているのかもしれません。「パートナーは私に、慢性的あるいは致命的な健康問題を起こさせるようなことはしないだろう。そんなことをしたのなら私に言うはずだ」。でも、検査は受ける必要があり、感染源についてあれこれ考えていたことを、はっきりさせてくれるのです。

共嗜癖者● 最初の性感染症の感染はかなり重く、おなかの子どもの命を脅かしました。妊娠中にヘルペスができたので、子どもを無事に出産するため、真剣に帝王切開について話し合いました。夫と一緒になって数年経つまで、ヘルペスに感染したことなどありませんでした。うつしたのが彼のはずはないと自分に言い聞かせましたが、彼しかいないこともわかっていました。

共嗜癖者 彼の行動化の程度がわかったとき、何より腹が立ったのは、彼が安全でないセックスによって軽率に私の生命を脅かしたことだったと思います。よくも人に、よりによって私に、自分の妻にこんなひどいことができたものです。今は、彼がそれすら考えなかったことも嗜癖の一部なのだと理解しています。とても怖かったのですが、そのときは検査を受けませんでした。近々生命保険の健康診断を受ける予定になっていて、そのなかにＨＩＶや別の性感染症を確認する血液検査があったからです。健康診断の後も、びくびくしながら結果を待っていました。あまりにも恥ずかしくて、誰にも話すことができませんでした。

共嗜癖者 夫の開示で、彼が献血によって自分の安全を確認していることを知りました。献血した血液のスクリーニングにはＨＩＶ検査が含まれているからです。どうして彼は自分と私の安全に、これほど無頓着でいられるのでしょうか。彼が私たちにしていることについて、このように奇妙な正当化と否認をするなんて、私には理解できませんでした。

● ● ● ● ●

改めて言いますが、検査を受けることはセルフケアの行為です。自分の状況を他人に説明する必要はないのです。医師にも、看護師にもです。医師には、ＨＩＶを含むあらゆる性感染症の検査を受ける必要があるとだけ言ってください。

開示後の性的関係

「どうすれば、自分を裏切った男性と性的関係を結ぶことができるのだろうか」。彼と性的関係を**持っていない**場合は、「自分は彼が再度行動化する言い訳を与えているのか」。彼と性的関係を**持っている**場合は、「彼と一緒にいたいなんて、自分はどうかしているのだろうか」。これらは、この段階では普通の、よくある疑問です。このような心配には、激しい感情が伴います。

第一に、あなたが今、性的関係を望んでいないからといって、彼が行動化する言い訳を与えることにはなりません。あなたとの健全な関係を真剣に望んでいれば、彼はこの境界を尊重するでしょう。覚えておいてください。嗜癖者は自分の行動を正当化するためには、何でも利用するのです。あなたには彼をコントロールする責任はありません。もしあなたが、開示を聞いた後でもまだ自分が性的関係を望んでいることに気づいて驚いたとしても、自分にまだ魅力があることを確認したくて性的関係を持ちたいと願う女性もいることを知ってください。彼にとっては、セックスは多くの物事に対する答えです。そして、あなたとのセックスを望むのは、あなたはまだ彼を愛していて、彼を捨てたりしないという確証を得たいからかもしれません。危機に瀕してあなた方のどちらかが性的関係を持ちたいという激しい欲望を抱くことは、しばしば**ハネムーン効果**と呼ばれ、すべてがうまくいくと再確認しようとしているのです。残念ながらこれは一時的な偽の安心感、すなわち安全だという幻想を与えるだけです。それによって二人の関係がうまくいくこともありません。関係を維持させる可能性があるのは、時間と、積極的に回復を実践することです。

次の質問にできるだけ正直に答えてみましょう。自分の動機を認識し、パートナーと性的関係を持つ用意ができているかどうかを判断するのに役立つかもしれません。自分に問いかけてみてください。

○応じなければ彼がどこかに行ってしまうという恐怖心から、自分は性的関係を望んでいるのだろうか。
○性的関係を持つことで彼の行動をコントロールできると思っているのだろうか。
○セックスをすることが、彼がまだ自分を愛していることの再確認だと思っているだろうか。
○彼を罰する手段としてセックスを避けているのだろうか。
○セックスが与えてくれるはずの親密性を感じないので、性的関係を結びたくないのだろうか。

この最初の決断をする際、性嗜癖の専門家のほぼ全員が、回復を始めてから九十日間は性的行動をしないよう勧めていることが参考になります。この禁欲契約は口約束ですが、その目的は、嗜癖者がセックスを「関係を修復する」薬や治療法として使わなくとも、自分の気持ちと考えをはっきりと表現する方法を学べるようにすることです。彼が自分の感情的・関係的ニーズを満たすための新たな術を身につけることが不可欠です。九十日の長期休暇によって、あなたも自分の癒しを始める時間を取ることができます。これは、嗜癖者またはあなたを罰することを意図したものではありません。自分とパートナーとのセックスは依然として良好だと言う共セックス嗜癖者もいますが、このタイムアウト［一定の時間をおくこと］の主眼は、身体的なセックスではなく、二人の関係において信頼や情緒的親密性、安全性をもう一度構築し直すための行為の休止です。

パートナーと性的関係を持つことを選ぶなら、強い立場をとることが重要です。何が自分にとって性的に心地良いのかを知ってください。そして、このことを健全な形で伝える能力を身につけてください。二人の間に未解決の問題があるなら、この休暇期間中はひとまず脇に置いておきましょう。自分の境界を知り、その境界が尊重されることを信じてください。

とどまるべきか別れるべきか

多くの女性は、自分の疑いが裏づけられるか、行動が再発したら別れると脅しています。別れる人もいますが、脅しはしても別れない人もいます。あなたの状況を知った家族や友人は、別れるか、彼の行動を無視してとどまるよう勧めます。過去の脅しはともかく、あなたは感情的にではなく強い心をもって、別れるかとどまるかの決断を下したいと思っています（感情に大きな負荷がかかっている時期は、状況を秩序立てて考える力が弱くなっています）。自分の回復を始めたばかりなら、今すぐこのような重大決定をする必要はありません。自分の頭も心も混乱していると感じたら、人生を左右するような決断をするのはできるだけ避けてください。問題はすべて彼にあるのだから、離別か離婚が手っとりばやい解決法だと考えるのはたやすいことです。「彼さえ私の人生からいなくなれば、どんなに楽だろう」。しかし、腹いせに関係を絶つと、長い目で見てますます多くの問題を引き起こすことになります。今の関係にとどまるべきだと言っているのではありません。時間をかければ、物事がもっとはっきりすると言っているのです。自分の思いを声に出し、自分の強さを見いだすことに努めて、パートナーがどれほど真剣に自分の回復を実践しているか評価できれば、はっきりしてくるでしょう。

マイテ　別れるつもりでいましたが、そのとき彼は、自分の行動に取り組むことを選んだのです。そのため、頭がおかしいのは私のほうではなくなりました。セラピーで彼と会い、彼が正直に話をし、人の話を聴くことができていると思う間は、私はとどまることにしました。私も彼も別人に変わりつつあり、そのため二人の関係も変化しました。私たちの関係はたしかに、より尊敬に満ちた、本当に親密なものになりました。彼が何をしようと私は自分自身を見つめ、癒しの道を求めなければならないことを自覚しています。

共嗜癖者　おかしなことに、夫の行動には一部気づいていたし、それ以上のことも疑っていました。しかし、開示のプロセスでカウンセラーからうながされるまで、ある程度の別居を主張したことはありませんでした。少なくとも数晩、友人の家に泊まるか外泊するよう頼みました。数日経っただけでは決断することはできませんでした。その後、彼が帰ってきてもいいと思うようになりました。二人の幼い子どもがいるので、私たちは二人とも、子どもたちは父親に会う必要があると考えたのです。それで、次の数週間は別の部屋で寝るよう彼に頼みました。夕食は子どもたちも一緒に取るようにしました。家での私たちの会話はとても表面的なものでした。待ち望んでいた本気の会話は、カウンセラーを交えたものでした。私はすぐに女性のグループへ参加するよう言われて、そこでたくさん話をしました。それは自分に必要なことでした。自分が聞く必要のある話もたくさん聞きました。まだ私はひどく傷ついていたし、怒りと不安を抱えていましたが、私たちは徐々にまた同じベッドで眠るようになりました。自分は「たらいのお湯と一緒に赤ん坊まで流す」ようなことはしたくありませんでした。望みがあると信じました。

当てつけで別れると、女性たちは混乱やいきどおりを感じたり、非難や苦痛を受けたりして、人生のあらゆる側面が汚染されてしまいます。このことが、彼女たちの自分に対する感情、他者との関わり方、親としての機能に影響を及ぼします。また、そのせいで悲嘆プロセスが未完に終わったり、原家族の力動への取り組みが行われなかったりする可能性が高まります。誓いを立てても、これまでずっと自分がこの経験を繰り返してきたことを認めず、この問題に立ち向かわなければ、あなたは外傷反復におちいってしまいます。

共嗜癖者　三年間に夫は数えきれないほどの浮気をし、性的なことで私を責めたので、私は離婚して別の男性のもとへ走りました。当時すでにこの新しい男に恋人がいたことは知りませんでした。案の定、同じことの繰り返しです。でも、「なぜか自分の関係はうまくいかない」と思いながらも、この関係こそうまくやろうと決心していました。数年後、彼は去っていきました。しばらくの間、［恋愛］関係から離れました。自分のことがもっと良く思えてきたころ別の男性と出会い、数年間の交際を経て結婚しました。結婚式から数日で私は半狂乱の共嗜癖者となり、「浮気相手」を徹底的に捜しました。もう少しで彼を追い払ってしまうところでした。私は自分の問題に取り組むべきだと言ったのは、彼でした。彼は私の、前夫のではなく私の問題だと言ったのです。私は明らかに、見捨てられる恐怖や怒り、痛みを、以前の関係から新たな関係に持ち込んでいたのです。

決断すること

長期的に見ると、とどまるか別れるかという決断には、多くの場合その決断を下すための土台を徐々に、段階的に固めていくことが必要になります。

●サラ● 長年疑いはあったし、気づいていることもあったのですが、何よりも安全でいたかったので結婚にとどまりました。でも、私たちがその本当の名前を知ったとき、つまりそれが性嗜癖だと認識したときには、あまりにもたくさんの問題が起きた後だったので、これ以上の情報には対処できませんでした。私には考える時間が必要でした。それはすぐにわかりました。彼の前で怒りを抑えることができないし、私には対処すべきこと（特に自分の乳がん）がたくさんありました。急に、別居が明確で実現できそうな選択肢になりました。でも、彼は何年間も必要としていた援助を求める気になり、実際に援助を受けたのです。私は自分が何を求めているのかわかりませんでした。時間を置いたことによって頭がはっきりしたので、前に進むことができました。約一年間の別居を経て、私たちは同じ決断に達しました。ずっと一緒に嗜癖を抱えてきたのだから、一緒に回復してみようと思ったのです。

サラは、夫は嗜癖に、自分は共依存に何年間もおちいっていたせいで、二人の関係において健全な形で何ができるかを知る機会がなかったと認めています。これは、がんと闘っていた彼女の人生の中でも劇的な瞬間でした。彼女は自分の身体のケアと結婚に関して決断しなければならないすべてのことについての判断力が、自分の根深い怒りによって著しく損なわれていることを十分承知していました。怒りがあまりにも大きかったので、彼女は物理的に距離を置くことを希望しました。自分のための時間が欲しかったのです。そうすれば衝動的に反応しないですむからです。彼女は頭を冷やす必要がありました。

数カ月別々に暮らした後、彼女は夫の変化を感じました。彼女にとってさらに重要だったのは、自分も変化したと感じたことでした。二人に夫婦としての可能性が残っているのか確かめたいと思いました。彼女は夫の行動について断言はできないとわかっていましたが、彼が自分の性嗜癖のためにセラピーやワークショップ、12ステップ・ミーティングに参加している努力を認めました。さらに、コミュニケーションにも変化を感じました。昔の行動をかけらでも目にすることも、感じることもありませんでした。サラは希望を持ちました。しかし、さらに重要なのは、彼女は自分のセラピーのプロセスのなかで自分自身について多くのことを学んでいたことです。自分が男性に対して自滅的なパターンを持っており、それは相手の男性をどう選ぶかという問題ではなく、自分が変わる問題だと自覚しました。彼女は自分が何を求め必要としているのかを知る力を得て、自分の思いを声に出そうとしていました。それを言葉で自分のものにする術を学んでいたのです。また境界についても学んでいました。もっと自分自身に目を向け、自己防衛でなく、セルフケアの立場から行動することを学んでいました。

治療的別居

サラが話したものは、**治療的別居**という手法です。自分の考えと気持ちを整理するためにある程度の別居を求めるのは、珍しいことではありません。一番良いのは、セラピストかカウンセラーの介入を受けて、あなたとパートナーが特定期間の別居に同意することです。その後、別居期間の終わりに、また一緒になって関係の条件を再度話し合います。このプロセスで重要なのは、この別居期間中、あなた方二人がそれぞれ何に取り組むかです。たとえば、あなたは週一回、セラピストと一緒に子ども時代の問題に真剣に取り組む、または共依存に関連した特定の本を読むことに同意する、あるいは彼は治療プログラムに通う、または特定の関係に終止符を打つことに同意するなどです。あなたはこの期間、二人はどんな方法でどのくらい会うかや、お金や子どもについてお互いの責任を決めることになります。

次に紹介するカップルは、最初の開示後すぐに治療的別居を採用しました。彼らにとって一緒にいることは、まったく選択肢に上りませんでした。

共嗜癖者 夫が性嗜癖の治療に通うころには、私は離婚したいと思っていました。それでも、家族のためのセラピーに参加しました。私たちの関係はとても敵対的で険悪だったので、二人ともすぐに別居に同意しました。本気で離婚するつもりだったのですが、セラピストの助言に従って法的な決断は何もしませんでした。この期間を使って自分のことに集中し、自分が何を求めているのか考え、自分は何者なのかもっと理解を深めようとしました。この結婚のずっと前から、私は大きな怒りを抱えていました。相手を支配することに必死でした。別居して良かったと思います。自由を見いだし、一緒にいたときよりも気持ちが楽になりました。三カ月間の別居のつもりでいたのですが、実際には一年間になりました。二人とも12ステップ・プログラムに通い、たくさんのセラピーを受けました。自分の心身は自分のものと考えられるようになり、多少なりとも彼から自立するためには、何度も話し合う必要がありました。一年後にまた一緒になったのですが、うまくいくとは思えませんでした。あれから十二年経ちました。自分たちが今のような人間になるとは、想像もしていませんでした。私たちはそれぞれがセラピーに全力で取り組み、そうすることで家族として一つになったのです。

以下の治療的別居の例は、それほど険悪なものではありません。このカップルは、治療的別居によって自分たちがそれぞれ何を必要としているかもっとよく知ることができ、今後、さらに健康的な関係が可能になると考えています。

共嗜癖者 夫のポルノと私の共依存からの回復に、長年取り組んできました。その間も彼は何度か再発していました。回復に入って七年目、彼の行動化がひどくなりました。彼はマッサージ店に通い、身体的な接触をしていました。しばらく寝室を別にするよう彼に求めました。私は怒り、おびえ、混乱していたので、ベッドをともにしていては彼も自分も尊重することができないと思ったのです。彼の再発があったため、担当カウンセラーは、九十日間の治療的別居をして私たちの二人の力関係を変化させることを勧めました。最初の三十日間は、お互いの身に何かあったらという事態でない限り、カウンセリング以外では顔を合わせませんでした。次の三十日間については、再交渉となりました。すぐに私は、このことが私たちの結婚生活に何を意味するのかを考えて怖くなりました。結婚して二十六年間、彼は親友でした。けれども、何かが変わらなければならないことはわかっていました。彼が行動化する生活を続けたくありませんでした。最初の数週間は泣いてばかりいました。恐怖と悲しみ、私たちの結婚の行く末がわからないことだらけで、不安でした。でも、別居が役に立つことが二人ともはっきりとわかりました。彼は、私の存在によってごまかされていた根本的な問題、特に自分の怒りを認めることに取り組んでいました。私も、私たちが不健全なまでに複雑にもつれ合っていたことがわかりました。短期間で、どうすれば私たちが個人としてカップルとしてより健全になれるか、より回復の可能性を高められるかが見えてきました。

ジャック

私たちは回復に入って二、三年後に治療的別居をしました。彼に性的問題の再発があり、私の支援者から時間をおいてはどうかと言われました。別居と同時期に、彼は自分の喪失と外傷［トラウマ］問題の治療を受けようと決心したのですが、このことが再発の引き金となりました。この期間、自分のために最も力を入れて向き合ったのは、離婚を選んだら人生はどうなるのかということでした。離婚の決断はしませんでしたが検討すべき重要な問題でした。この問題に取り組むことは力を与えてくれました。離婚したとしても私はやっていけるし、自分の人生を生きていけると悟ったのです。大きな喪失感を味わうでしょうが、一人になることがそれほど恐ろしくなくなりました。安全を求めるのに一生を費やしたのに、自分の安心感よりも自分を侵害したり、裏切ったりする男性を優先させていたのです。やっと、私には自分の安全を確保する能力と責任があることを実感しました。今は数年が経ったところです。私たちは一緒にいるという選択をし、私は二人の関係に希望を持っています。今では怖さではなく、私の強さからとどまることを選んでいます。

ジェニー 一年半回復実践に努めた後、夫と私は治療的別居に進み、最終的には離婚に至りました。控えめに言っても、私たちは苦難の時期にありました。自分は何者で何を必要としているのか見極めようと、私は懸命に努力していました。それが彼にとっては混乱を招くものだったのだと思います。彼は、もう行動化しないと言いさえすれば、すべてがうまくいくと思っていたのでしょう。でももう何年間も、あらゆる面で関係はうまくいっていなかったのです。それで、彼に反応する以外の人生が自分には必要だと思い、前進を続けました。私は自分の回復プロセスに熱心に取り組みましたが、彼は結局カウンセリングを全部やめてしまいました。私たちの抱える核心問題の大部分が、未解決のままでした。健全な関係についていろいろと学んでいたので、回復を実践しない関係にとどまることはできないとわかっていました。自分だけでなく、長期的には子どもたちのために、癒しに専念していました。私は精神的には十分に癒されていましたし、信頼する友人の支えがあったので、自分が何をすべきかわかっていました。まさか自分が離婚したり、離婚を申し立てたりするとは思ってもみませんでした。結婚生活では、いつも夫のほうが離婚すると脅していたのです。怖かったけれど、強い気持ちで決断しました。

●　●　●　●　●

ジェニーは治療的別居を経て夫と別れることを選びましたが、多くのカップルは、無事に結婚についての再交渉に入ります。専門家としての私の経験から言えば、治療的別居の結果、離婚に至らないことのほうが多いです。たいていの場合、条件と目標をはっきりさせて計画的に行ったタイムアウトは、二人の絆を確かなものにします。

重要なのは、自分のためになることをするということです。自分にとって一番健康的だと思うことをしてください。あなたの最良の決断は、恐怖や恥、怒りからではなく、強さから生まれるのです。

彼を愛しているなんて、私はどうかしているのだろうか

いいえ、あなたはおかしくなどありません。怒りや苦痛を感じているのにまだ彼を愛しているなんて、自分はどうかしていると思うかもしれませんし、周りの人はあなたのことをおかしいと言うかもしれません。今は混乱している時期なのです。裏切りにとても腹を立てているため、まだ嗜癖者を愛しているという考えを理解できない共セックス嗜癖者もいます。嗜癖者の行動にそれほど怒ったり、傷ついたりしない人もいるでしょう。あなたは怒り、傷ついているでしょうが、それでも、大切な彼との歴史や彼の愛すべき一面をまだ意識しているかもしれません。癒しの旅路において、さまざまな感情、しばしば相反する感情を体験するのは普通のことです。ある瞬間は彼を憎んでいるかもしれませんが、次の瞬間は彼を愛し、別の瞬間には激しく怒り、それから悲しみを感じたりします。愛情があるからといって、自由に怒ってはいけないとか、発言してはいけないということではありません。そこを混同しないようにしてください。あなたの感情はあなたのものです。自分のものなのだから、正当化したり、説明したりする必要はありません。でも、忘れないでください。愛はしばしば無条件のものですが、健全な関係はそうではありません。あなたの関係を機能させるには、条件を定める必要があります。あなたの愛の基盤、その強さと土台を見極めるには時間がかかります。

そのことを知ったのが正式な開示のプロセスにおいてであろうと、報道や不慮の事故によってであろうと、あなたは心臓をえぐり出されるような思いをするでしょう。激しい感情が波のように押し寄せてきて、終わりがな

いように思えます。ですが、かつて同じ経験をし、この失意の時期から抜け出す道を見いだした他の人の立ち会いのもと、承認や導きを受ける機会を作れば、あなたは治癒の一部であるセルフケア行動をとる力を手に入れるでしょう。この段階ではたくさんの質問があります。頭が爆発しそうな気がしたり、完全に麻痺したり、おそらくその両方かもしれませんが、答えはきっと見つかります。あなたがすでに方向性を見いだしていて、読み進みながらその作業を続けることを願っています。

本章のおさらい

＊最初、どのようにしてパートナーの行動に気づいた、あるいは疑いを持ちましたか？

＊セラピストやカウンセラーと一緒にさらなる開示を行うことについて、あなたの考えと気持ちを聞かせてください。

＊滴下効果を経験したことはありますか？　ある場合、それはあなたにとってどのようなものでしたか？

＊性感染症の検査を受けたことがある、または受けようと考えていますか？

＊一定の期間パートナーと性的関係を持たないことが自分に役立つと思いますか？　思う場合、その理由や、どのように役立つと思うかなどについて説明してください。パートナーにとってこの契約には価値があると思いますか？

＊本章であなたにとって重要なことは何でしたか？

第6章　子どもたちに何を話すか

子どもたちが聞いてくる。
自分が何か悪いことをした？
パパとママはまだ愛し合っているの？
パパはどうかしたの？

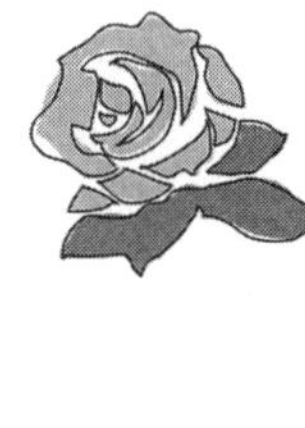

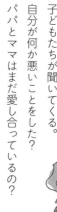

性嗜癖行動について子どもたちに話さざるを得ない事態に直面したいと思う親など、間違いなくいないでしょう。親が自分たちの秘密や苦しみ、子どもたちへの裏切りを話したいと思うことはめったにありません。あなたは子どもたちを苦しませたくない、子どもたちを苦しみから守りたいと思っています。けれども、嗜癖と共依存の影響は家族全員が受けています。健全なコミュニケーションと回復の実践により、子どもたちの混乱状態を解消し、心の安全感を高めることができます。

これは家族だけの問題ではありません。あなたの子どもたちはすでに性に対して開放的な文化のなかで生きています。彼らはマスメディアやテレビ、音楽、インターネットを通して、容赦なく性的なメッセージにさらされます。性はパワー［力と権力］と魅力［望ましさ］の象徴です。そのため、〝まあまあの〟親業には、健全な性的表現のモデルを見せるだけでなく、過去の世代よりも早めに性的問題について話し合うことが必要になります。しかし、家族内に性嗜癖があると、通常の場合よりも早めにかつ緊急に性について話すことが必要になってきます。子どもたちが家庭内がうまくいっていないと感じ取っていることはよくあります。子どもたちに開示することで、その理由を理解する助けになるでしょう。

子どもたちの反応

二〇〇〇年に、私は二人の同僚と、性嗜癖を抱える親を持つ子ども八十九人（うち二十二人は十八歳未満、その他は成人年齢）を対象とした質問票を開発しました。私たちが子どもたちから聞きたかったのは、親の性的行動化について何を知っているか、どのように説明を受けているかでした。多くの子どもたちは、親から開示される以前に行動化について知っていたか、疑いを持っていました。[*17]

親が自分たちの過ちや有害な行動から子どもたちを守りたいと思っても、隠し立てすることでは彼らを守ることはできません。八十九人のうち六十人が、開示以前に親の行動化を知っていたと述べています。以下は回答例の一部です。

「僕が知っているということを母が気づいていないことに驚いた。この秘密を青年期の間ずっと抱えていたのに！」

「知っていた。父の日記を読んだから。すごくショックだった。親友以外、誰にも話していない」

「もちろん［知っていた］。知らないほうが良かった。この経験をした人は誰一人、このことを知りたくはないだろうと思う。でも自分の場合、それは無理だった。二人の嗜癖者と一緒に暮らしていたのだから。父は性嗜癖者で、母は父に嗜癖していた」

「どちらのほうが不公正なのかわからない。父が自分の行為を続けていることなのか、私が妖精の王女のように騎士の名誉を汚さないようにしているのを父が知らないことなのか」

「お父さんに女友だちがいるのは知っていた。彼女のところに行くとき、時々私を車に乗せて連れて行くことがあった。お父さんはあんなふうに彼女と話してはいけないとわかっていた」

親の行動のことを聞いて良かったと思うかと直接尋ねられた二十九人の回答者のうち、二十人は肯定的に回答しました。ですが、実際にそれが本当だと知った瞬間は嫌だったとも言っています。さらに詳しく聞かれると、自分の知っていたこともしくは疑っていたことが、真実であってほしくなかったと話しました。開示の際、多くの回答者が怒りを覚えています。もう一方の親の苦しみに対する怒り、羞恥に対する怒りもあるのですが、大部分は自分の人生がめちゃめちゃにされたことに対する怒りです。多くの場合、子どもは経済的な影響を心配していました。

「両親を殴りたいくらいの気持ちだった。でも、黙ったまま座っていた」

「お父さんは自分が性嗜癖者であることや治療のこと、プログラムのことなどをしゃべり続けた。それにはあまり興味がわかなかった。だけど、当時訴訟を起こされていたので、『破産』という言葉が出てきて自分の心を捕らえた。それは自分にとって何を意味するのだろう。大学に行くチャンスがなくなるということだろうか」

私たちの調査した多くの子どもにとって**性嗜癖**という言葉は、自分の親が変態か児童性的虐待者であるかのようなイメージを抱かせるものでした。子どもはたびたび、以前は信じていた親を自分が恐れていることに気づきます。

「気分が悪くなりがく然とした。他の人たちはどう思うだろう」

「父と二人きりで家にいられるだろうか」

＊17　Black, C., Dillon, D., & Carnes, S. (2003) Disclosure to Children: Hearing the Child's Experience. *Sexual Addiction & Compulsivity*, **10**(1), 67–78.

混乱は、開示に伴って子どもが抱く感情の最たるものです。

「まだ七歳のときだった。理解するには幼すぎた。今度は引っ越さなければならなくなり、友人と別れることになってしまった。理解していたのはそのことだけだった。私が他の子たちと違うと感じるのは、絶対に嫌だった」

「本当に幼すぎた（十一歳）。セックスのこともよく知らなかったし、僕とは無縁のものだった。お父さんがそんなことをしていたなんてあまり想像できなかった。それが僕にとってつらかった」

「そのせいで、お父さんとの関係がぎくしゃくしてしまった。以前はそんなことはなかったのに。お父さんと二人きりになると、気まずい思いをした」

子どもは感情の面で親の世話をするため、従順になったり、自分から働きかけたりすることがよくあります。親がしたのは良いことではなかったとわかっていても、一方または両方の親を守らなくてはならないと思うのです。

「お父さんは自分に話さざるを得なかったのだと思う。話さなければ継母が話していただろう。彼女は本当に怒っていて、お父さんと離婚しようとしていた。お父さんは泣いていて、とてもきまりが悪そうだった。自分はどうしていいのかも、どう感じていいのかもわからなかった。感じたのは主に同情だった。お父さんは本当に自分にとって唯一安全な親だった。彼がしたことは悪いことだとわかっていたけれど、どうして怒ることができただろう。お父さんを失うことのほうが怖かった」

「お父さんを守らなければならないと思った」

「お母さんは号泣していた。ただ泣きやんでほしかった。お母さんの気分を良くするためなら何でもしようと思った」

子どもたちがどちらか一方の側につくことも珍しくありません。彼らは親を非難することがあります。

「お母さんがいつもお父さんに怒ってばかりいなければ、お父さんはあんなことをしなかったかもしれない」

「お父さんは本当に良い人だ。だから、なぜお母さんがこんなに騒ぎ立てるのかわからない」

「結婚したらボーイフレンドもガールフレンドも作るべきではない。それはやってはいけないことだ。お父さんはお母さんのことをものすごく傷つけた。それは良くないことだ」

開示されるまで［性的表出］行動に気づかなかったと話し、ショックを受ける子どももいます。彼らは、行動について聞くのは嫌な体験だったと言います。この「嫌な体験」というのが、自分の人生が親の行動によって影響を受ける（今、親は明らかにこの結果に反応している）ことから来ているのか、それとも親に対して、または**性嗜癖**という言葉に対して子どもが混乱していることなのかはわかりません。嗜癖者と共嗜癖者はたいてい子どもが気づいていないと信じたがりますが、実際は多数の子どもが察していたか、知っていました。

一部の子どもは開示によってショックを受け、混乱しましたが、すぐに安堵や肯定感を得た子どももいました。彼らは最終的には、なぜ自分が混乱や恐怖、不安を感じたのか理解していました。

「最初はすごくショックで、胃がひっくり返りそうだった。『こんな話を聞いていることが信じられない』と思った。ひどく驚いたと同時に、信じられないほどの安堵感があった」

「自分はおかしかったのではない。ずっと知っていたのだ！」

「たくさんの親が子どもは知らないと思っているだろう。これはとんでもない間違いだ。子どもは親がしていることは何でも知っている。馬鹿じゃないのだから。それが何なのかはっきりとはわからなくても、『なぜお母さん、またはお父さんは、こんなことをしているのだろう』と疑問に思うくらいには知っている。開示は良いことだと思う」

子どもへ開示する根拠

そこで問題は、「なぜあなたは子どもたちにまで話すのか」です。開示を決断することの難しさは軽視できません。考慮すべきことがたくさんあるのはわかっています。子どもの年齢、状況、タイミング、誰が話すか、どこまで話すか。子どもに開示する妥当な理由を四つ挙げます。

1. 承認

開示は、子どもが知っていることを肯定します。子どもは、言葉にならない知覚が認められて、「知っているのに知らない」という異常な状態が解消されます。秘密を抱えることで、新たに生じる恥や不安も軽減されます。

2. 曝露

子どもはどのみち気がつくでしょう。他の家族、特にきょうだい、または近所もしくは学校の他の子どもが、わざとあるいは偶然に話してしまうことが多いのです。意地の悪い、そうでなければ単に軽率な行為に対して、開示はよく考えたうえで健全なやり方で行うことができます。子どもが偶然、新聞やインターネット上で読んだりテレビで見たりして、親の行動について知ってしまった例もあります。

3. 安全性

子どもの利益と幸せを守るのは大人の役目です。子どもたちは皆，わいせつな行動が疑われるか明らかになった場合，どのようにして自分の身を守るか，どうすればいいのかを教わる必要があります。この議論の必然性が高まるのは，パートナーが子どもを性的対象にするに違いないと思う場合です。しかし，性嗜癖は必ず児童性的虐待に走るとは考えないでください。**嗜癖**という言葉は，嗜癖者は自分の性のいかなる側面もコントロールできないという誤解を生む可能性があります。そうではありません。嗜癖者は自分の子ども時代の傷つきと直接関連した形で行動化する傾向があるのです。

あなたのパートナーが児童ポルノに関わっている場合，あるいは未成年者を相手にした性的行動化がわかっている場合，あなたの子どもは危険にさらされています。このことは，これまでにパートナーのため，またはパートナーと一緒に性的なことをするよう不適切に求められたことはないか，子どもたちに尋ねる根拠となります。でも，これは用心のために言っていることです。あなたの憤怒と恐怖をぶつけて状況をゆがめてしまいがちです。資格を持つ援助専門職に，この話し合いの手助けを（使う言葉やタイミングも含めて）してもらうことを強く勧めます。この専門職は信頼のおける認可機関と連携して，子どもたちのニーズに確実に対応できるようにしなければなりません。

あなたの子どもたちがリスクにさらされている場合，限界を設定して，嗜癖者を子どもに近づけないようにしたり，子どもと一緒にいるときは見張りをつけたりすることが適切です。これらの境界を引き続き有効とするか再交渉するかについては，専門家の指示を受けるようにしてください。この段階ではたいていの場合，自治体の社会・保健サービスおよび家庭裁判所が関わり，子どもへの親の接近について決定を下します。

4. 世代間連鎖を断ち切る

嗜癖および回復の基本について、子どもの年齢にふさわしい率直かつ正直な話し合いと教育をすることは、嗜癖家族システム内に生じる世代反復に終止符を打つのに役立つでしょう。嗜癖は秘密のなかで広がっていくので、家族内で健全な情報共有のモデルを持つことが重要です。何かが起こったとき、自分がおびえたり、恥ずかしいと思ったり、混乱したりしたとき、一番良いのはそれについて話すことだと子どもたちに示しているのです。率直に話し合えば、ほぼすべての問題は解決できます。健全な議論は次のようなメッセージを伝えます。「この家族のなかでは私たちは厄介なことでも話すことができるし、あなたは支えられ、話を聴いてもらうことができる」。

適切な年齢

開示が最も適切な年齢は何歳なのでしょうか。前思春期から思春期前期［十～十四歳］が望ましいというのが私の判断です。前青年期または思春期前期の子どもに告げなければならないのは、子どもが危険にさらされているか、学校やきょうだい、マスメディアなど他のルートから情報を得てしまう可能性がある場合だけです。私たちの調査では、前青年期および思春期前期の子どもも親の表出行動に気づいていたと話していますが、それでも、発達上子どもに最も必要なのは家族の安定を確信することなのです。このとき、最も脅かされているのは、子ども自身の安全感なのです。思春期中期以前に親の性的なことに関する情報を知ると、子どもは極度の混乱におちいってしまうので、そこから肯定的な意味や価値観を得ることはできません。もちろん、子どもの成熟度には大きなばらつきがあるので、このような状況に関わる専門家は、子どもたち一人ひとりの成熟度を確かめる必要があります。思春期中期までは、子どもは告知を望まないものの、その情報は子どもの直感を認め、彼らが家族内のストレスにもっとうまく対処するのに役立つでしょう。

思春期前期の子どもたちの行動が，開示の必要性を示す重要な指標となる場合があります。彼らは混乱，恐怖，怒りを，攻撃的あるいは破壊的な形で行動化したり，発達に伴わない早熟な性的行動を示したりする（たとえば，九歳児がポルノ雑誌を隠しているなど）かもしれません。何らかの情報を持っていることを示す質問（「お父さんはまたあの女の人と一緒に遅くまでお仕事しているの？」など）を繰り返しすることもあります。子どもの成績が急に落ちたり，夜尿が再発したりすることもあります。人と関わらなくなったり，親にべったりになったりする可能性もあります。

家族システム〔家族成員の相互関係から生じる一種の内的恒常性〕はさまざまなので，思春期前期から思春期中期の子どもに対する開示は，それぞれの子どもや表出された性的行動の程度と種類に応じて，ケース・バイ・ケースで行わなければなりません。

健全な開示

何が起きているのかを子どもに話す機会は，最良とは言えない状況でやってくる可能性がありますが，準備ができていればその機会を最大限に活用することができます。以下の基準に従うことで，開示を子どもにとってより健全な経験にすることができるでしょう。

○開示は臨床医かセラピストの指導のもとに行われるのがよい。
○両親が立ち会い，参加しなければならない。
○両親が子どもへの開示に同意していなければならない。
○開示することとしないことについて，両親が計画を立て，合意していなければならない。

○両親は自分で話さなければならない（嗜癖者と共嗜癖者が、それぞれ自分の行動について話す）。
○親は概略を話し、具体的な詳細は話さない。
○両親が回復の兆候を示していること。
○どちらの親も被害者の役割を取ってはならない。
○親の相談相手として子どもが利用されることのないようにする。
○両親は、子どもには親のニーズを解決したり満たしたりする責任がないことを、はっきりさせなくてはならない。子どもがどちらの側につくかという三角形に巻き込まれ、その時点で被害者と思われる親の代わりに反応するようになってしまいがちである。
○両親は子どもとの対話や話し合いをする間ずっと、隠し事をしない姿勢を見せなければならない。
○両親は、必要なときはいつでも、さらに話し合うことができると、子どもに知らせなければならない。「今日私たちはこのことについて話すけれども、これきり二度と話すことはない」と言ったり、ほのめかしたりすることは、開示とその行動による恥を強化することになる。開示は一回限りの話し合いではない。
○子どもはカウンセラーかセラピストと話す機会を与えられなければならない。

嗜癖者が行動化を続けている場合、あるいは何をいつ話すかについて二人がどうしても合意に至らない場合、子どもと現実問題を話し合うことが格段に難しくなります。子どもに開示する前に、回復中の他の女性か熟練したセラピストに相談してください。あなたの状況を整理する際に、この人たちの経験が役立つはずです。あなた自身で子どもに話さなければならなくなったら、「子どもに開示する根拠」「適切な年齢」の項で示した基本方針に必ず従うようにし、自分の動機を真剣に検討してください。

親として、常に以下の基本ルールを守ってください。子どもに微妙な情報を開示しようとする場合はいつも注意を払うこと。常に子どもにとって何が最善かを考えること。大人が物事に対処してこのつらい状況を制御すると子どもを安心させるのは、親と援助専門職の責任であること。

子どもが直接尋ねるか否かにかかわらず、開示中に取り組むべき重要な問題があります。「**嗜癖**」および「**強迫症**」という言葉は、ほとんどの子どもには通じません。可能な範囲で不倫のこと、間違った性的行動に関わったことに言及し、実際の行動を子どもにわかりやすい言葉で説明してください。

子どもが青年期以降の年齢である場合、親の行動が、無力感を克服するためのコントロールとパワーを得るためだったり、不健全な怒りに対処するためだったり、苦痛を癒し麻痺させるためだったり、または自己肯定感を高めるためのものだったりしたこと、そしてこれらが何よりも重要になってしまったと伝えることが役立つかもしれません。これが嗜癖の本質なのです。

嗜癖行動と共嗜癖がどのように家族に影響を及ぼしてきたかを知ってください。直接子どもに関わっていることです。子どもが経済的に影響を受ける、別居または離婚の可能性がある、転校や友人を失うかもしれない、あるいは人目にさらされるといった可能性はありますか。

たとえば、あなたは「その行動の結果……」と思わず話しているかもしれません。

「……家にいても気を取られていて、あなたと一緒に時間を過ごさなかった」

「……あなたのお父さんに怒っているとき、よくあなたに当たり散らした」

「……家族のお金を家族以外のことに使った」

「……法律問題が明るみに出たので、家族は恥をかくだろう」

「……健全な関係行動の見本となる余裕がなかった」

もう一度言いますが、それぞれの親が自分で、子どもの年齢に応じた言葉を用いて話すのが最善です。誰が、どこで、いつなど、子どもたちが具体的な詳細を聞いてきたら、子どもに直接影響を及ぼすものでない限り、それについてもう一方の親とだけ話していると答えるのがよいでしょう。詳細な説明が必要な状況は、たとえば家族が引っ越す必要がある、休日に特定の親戚に会わないようにする必要がある場合などです。

あなたは本章を読んで動揺しているかもしれません。これは困難な状況ですが、次の重要な質問を頭に入れておけば、指針として役立つでしょう。年齢が重大な指標だということを忘れないでください。次のことを自分に問いかけてみましょう。

○子どもにとって最善の利益は何か。
○これを知ることが子どもにとって、どのように役立つのか。
○知らないということは、子どもをどのような形で傷つけるのだろうか。

間接的な開示

次のカップルは、開示に対してあまり直接的ではない、ソフト・アプローチと呼ばれる手法をとりました。彼らは情報を共有［シェアリング］することの大切さはわかっていましたが、数年間、性的なことについては打ち明けるのを遅らせました。よりソフトなやり方では、子どもが十分成長したと思うときに伝えるという選択肢もあります。

共嗜癖者　すべてが明らかになったとき、子どもは七歳と九歳でした。子どもたちは私が怒ったり泣いたりするのを見聞きしていて、父親が不在がちなことにも気づいていました。夫が治療を受け、私がセラピーに行きはじめたときに子どもたちに話したのは、私たちがお互いに傷つけ合うようなことをしてしまったこと、お互いに正直ではなかったこと、今はそれに取り組んでいるということだけでした。私が子どもたちのためにできる最善のことは、子どもたちの日常生活を維持することでした。最初に治療を受けている間、親しい友人や子どもたちが信頼を寄せる人に助けてもらいました。私たちは、子どもたちを愛していること、これらの問題は子どもたちとは関係ないこと、問題を解決し幸せな家族になるために一生懸命努力していることを話しました。

●　●　●

あなたはパートナーの行動化の性的な面について、子どもに話さないという選択をするかもしれませんが、家庭のなかでのストレスにまつわる子どもの経験は認められる必要があり、また、子どもも支援を受ける必要があります。どんな年齢であっても、子どもは涙と怒りを目撃しており、両親間のストレスに気づいています。概略を伝えることで、子どもたちの直感を認めることができます。「お父さんとお母さんはこれまでのお互いへの対応の仕方のことで今は悲しんでいる。私たちはお互いに優しくなれるよう努力している。嘘をついて隠し事もしたけれど、今はお互い正直になっている。私たちはあなた（たち）を愛している。あなたに注意を払っていなかったこと、私たちがお互いに腹を立てているときあなたに当たり散らしたことを、申し訳なく思っている。そう、私たちは大人の問題を抱えているけれども、それはあなたとは関係ない。私たちはあなたをとても大切に思っていて、心から愛している」。

結果的に、次の二つの事例で親たちは、もっとソフトなやり方で開示すればよかったと後悔していました。

嗜癖者　今思うと、子どもたちは十二歳未満だったので、僕の［表出］行動のことをいろいろ聞くには幼すぎたと思います。子どもたちは、自分の父親が何かとても悪いことをして、そのために多くの怒りと苦しみをもたらしているとしか理解していなかったと思います。このことを知ったせいで、子どもたちの恋愛関係にも影響が及んだと考えています。たしかに子どもたちは、僕が性嗜癖のためにしっかりしていなかったり、妻と敵対していたことで影響を受けました。でも、その影響の大きさは、僕が子どもたちが幼い間にどれだけ隠し事をしないで関わってやれたかによって、変わってくるのではないでしょうか。子どもたちはたくさんのことを見聞きしていたので、何らかの説明を受ける必要がありました。でも、あれは子どもたちにとって何が一番良いかに焦点を絞った、内輪の話し合いなどというものではありませんでした。僕たちはそういう考え方をするための指導を受けておくべきでした。あるいは、お互いもっと思いやりを持てるようになるまで、子どもたちには僕たちはいくつか問題を抱えていて、お互いに怒っているけれども解決のために努力していると言うだけでよかったのです。そのうえで、健全な家族の日常生活を送ることに力を注ぐべきでした。

ジェニー 振り返ると、子どもたちは十歳、十六歳、十七歳、十九歳でした。そのときはすべての秘密を明かすことが適切だと思えました。後で考えると、夫と私が取り組むべきだったのは、子どもたちの生活に私たちの行動がどんな影響を与えているか検討し、子どもたちに対してその埋め合わせをし、援助を受けることでした。そして、私たちが何らかの形で治癒し、状況を安定させるまで、性嗜癖の開示を遅らせるべきでした。これにはリスクも伴います。状況が安定することはないかもしれませんから。それでも、秘密の開示には適切な時と場所があると思います。子どもたちに打ち明ける内容は、早い段階では大まかなものにとどめておき、具体的なことについては後で対処するという道もありました。

直接的な開示

次に示す二組のカップルの事例は、非常に直接的な開示を選び、家族内でこのアプローチを用いたことに満足しています。

共嗜癖者 夫が治療を受けに行った後で初めて、夫と私は一緒に十九歳と二十一歳の息子たちに話しました。

彼らは夫が薬物使用に対する治療を受けていると思っていました。実際そうでした。でも夫婦の間では、彼がセックスの問題に対する治療も受けていることを了解済みでした。開示のなかで私たちは、子どもたちにそれほど多くのことを話しませんでした。ただ、結婚生活中ずっと夫が不倫をしていたことは話しました。これ以上家族の秘密を持ちたくなかったので、彼らに知って欲しかったのです。私たちは二人とも、彼らが夫の不倫を知っていると考えていました。そして、私たちにとって重要だったのが、この行動には嗜癖の要素があると伝えることでした。教えるのは私たちの責任だと感じていました。ほとんどの話を夫がしました。二人でそう決めていたので、息子たちは長年ずっと怒っているこの妻／母でなく、夫から話を聞くことができたのです。私たちは、息子たちはただ、罰を与えるのは私だと思うだろうと考えていました。彼らはあまり質問をせず、最後の不倫が本当に終わったのか、私たちが離婚を考えているかを知りたがりました。後になって、下の息子が二十三歳のとき、夫のところに来て自分には性嗜癖に対する援助が必要だと言いました。息子は実際にこれらの言葉を使いました。彼はインターネット上で行動化していました。私たちが正直になり、回復期に変化を起こしていなければ、息子は助けを求めて父親のもとに来たかどうかわかりません。

マイテ　子どもたちは二人とも十代前半でしたが、法律関係のこと以外、ほとんどすべて知っていました。私たちは回復ミーティングに通っている理由を子どもから聞かれれば、答えることにしていました。夫婦として問題を抱えているので、治癒する必要があると説明しました。治癒の方法は、私たちがお互いに関わり方を変えるために本気で努力することです。そうしなければ、私たちは病が重すぎて、良い母親と父親になれないでしょう。

これらの親たちが打ち明けたのは、子どもたちの経験を認めるためでした。彼らは隠し事をやめるために打ち明けたのです。そうすることが、家庭の機能不全の世代連鎖を防止するのに役立つと期待して、話したのです。

複雑さの認識

間違いなく、開示は難しい問題です。次の事例に共通しているのは、それは親が正しいと思うことをしていることや、その情報がどれほど外傷的なものとなりうるかを認識していること、後になって自分たちの決断を悔やんでいることなどからくる複雑さです。最終的には、数年後にこの親たちは、家族が一体となって回復を経験できたことに感謝しています。

●共嗜癖者● 夫と私が九歳と十一歳の子どもたちに話したことを覚えています。それから数週間、数カ月間に及ぶ、九歳の娘の夜尿症が始まりました。彼女は泣くことが多くなりました。思い返してみると、それがどれほど彼女を傷つけたかわかります。九年後のある晩のことです。当時の私たち家族を思い出させるような映画を見ていたら、突然彼女が泣き出したのです。娘は私の腕の中で赤ん坊のように泣き、私たちの問題についてあまりたくさん聞かなければよかったと言いました。そのとおりです。あまり詳しく聞かされるべきではありませんでした。彼女は、とても不健全で自分の人生をうまく送れない両親と、一緒に暮らすべきではなかったことも私にはわかっています。全体的に見れば結果は良好です。娘と息子は、私たちの「ローズ家の戦争」［一九八九年公開のアメリカ映画。命がけの夫婦げんかをテーマにしたブラック・コメディ。ちなみにローズ（バラの花）は、十五世紀に三十年間続いたイングランドの内戦、「ばら戦争」のもじり］と回復初期の苦闘だけでなく、最終的には、私たちが回復のために全力で取り組み、献身的に家族と関わり、真実とともに生きるまでを目にしたのです。明らかに、開示にまつわる決断は難しいものでした。違うやり方もあったのでしょうか。今、家族は良好な状態にあることを考えると、本当にわかりません。私が知っているのは自分の経験だけです。どのような開示の方法が一番良いのか、知ることは困難です。

何をいつ話すかがはっきりしている親もいますが、おわかりのように、その他の親にはそれほど明白ではありません。状況を複雑にしているのはたいてい、回復プロセスの早すぎる段階で最初の決断をしていること、そして多くの場合、違う目を通してこの状況を見ているパートナーと一緒にこの決断をしようとしていることです。年齢とタイミングは重要ですが、どんな状況で話すかと、子どもたちの心配にどう答えるかは、開示を建設的な体験にするために重視すべき事項です。

子どもたちの質問に答える

以下は、開示中に子どもたちが投げかける可能性のある質問の一覧です。このような質問にどう答えるか、繰り返し練習することで会話がスムーズに運ぶでしょう。

二人はまだ愛し合っているの？

子どもたちは、両親がお互いをどう思っているのか知りたいのです。これは、答えるのが難しい質問かもしれません。あなたは「はい」とはっきり答えるかもしれません。それが現実でなければこう答えるかもしれません。「とても怒っているので自分がどんな気持ちかわからなくなっている」、あるいは「今はどんな気持ちかわからない」。両親は子どもたちのニーズに共感を持ち、敏感になる必要があります。

僕・私が何か悪いことをしたの？

子どもたちは、自分は愛されている、両親の間に何があってもお母さんとお父さんはいつも自分を愛しているのだと、安心する必要があります。子どもたちは、このことは自分にも自分の行動にも無関係であることを信じ、理解する必要があるのです。

このことで僕・私の人生にどんな影響があるの？

子どもの最大の心配事はたいていの場合、自分の両親がこれからも一緒にいるのかどうかです。おそらく一時的な別居はあるでしょう。両親は家にいることが増え、子どもの生活にもっと関わるようになるでしょう。親として家族に何が起きるか確信が持てない場合は、自分に確信がないことを話したうえで、わかったら話すと子どもに約束するとよいでしょう。

他に誰が知っているの？

他に誰が知っているのかを話し合うことは重要です。開示そのものが家族の秘密になるようなことがあってはなりません。回復は、一つの秘密を他の秘密に置き換えることではありません。回復は健全な境界を示し、打ち明ける相手と打ち明けない相手を選別します。他の人が知っている場合、子どもが他の人の質問と発言に正直に対応できるよう準備しましょう。

後悔しているの？

子どもは嗜癖者と共嗜癖者両方がそれぞれの表出行動を後悔していると聞き、その結果、それを信じる必要があります。子どもたちはあなた方が後悔していると知り、どんな行動であろうと、できる埋め合わせは何でもするのを目にする必要があるのです。埋め合わせには時間がかかります。時間と健全な新しい行動によって、真の許しの可能性が生じます。子どもに許しを乞うことは適切ではありません。覚えておいてください。この会話は本当に子どもにとって何が最善かについての話し合いであり、あなた方に焦点を移すものではありません。

状況を良くするために何をやっているの？

子どもには希望を抱く理由が必要なので，個人としてカップルとしてのあなた方の回復計画について説明します。彼らは両親が自分たちの関係と家族を救うために何をしているのかを，知る必要があるのです。

自分の状況を子どもに開示するかどうか検討する際，子どもたちが考える開示経験の改善点について聞くことが，役立つかもしれません。


「多少謙虚さがあれば，お父さんのことをもっと良く思えただろう」

「お父さんはほとんどお母さんにしゃべらせていた。もっと発言したほうがよかったと思う」

「あまり具体的なことは話さないでほしい」

「継母が半狂乱になった。子どもたちの前であれほど激怒すべきではなかった」

「性嗜癖についての読み物など，情報源がもっとあるといい」

「質問は受けつけるべき，それどころか歓迎すべきだ。そうすれば家族全体が問題に直面できる」

「資格を持つセラピストが同席すれば，もっと開示しやすかったと思う」

「お父さん以外の家族にも対応してくれるカウンセラーがいればよかった」

「何年後かに，自分をもう一度カウンセリングに連れていってほしかった」

続いている治癒

状況について話し合うことで，家族全員にさまざまな感情が生まれることは間違いありません。情報共有［シェアリング］時もその後も，両親と臨床医は積極的に子どもの感情を聴き取り，認めなければなりません。これは両親にとってつらいことかもしれませんが，家族の治癒のために必要な要素です。成人した娘が質問票にこう回答したように。

「ごく小さなかけらでも、真実は荷物を軽くしてくれるのです。恥は、子どもである私たちが背負うべきではない重荷でした」

もちろん、あなたは子どもを苦しませたくはないでしょう。でもその理想は、嗜癖行為のなかで埋没してしまいます。親たちは、自分の行動について自分自身を許し、回復を進め、回復スキルを学ばなければなりません。これらのスキルは、自分自身に、次に適切な他者に対して正直になることから始まります。

回復プロセスの間、どの程度子どもに最新の情報を知らせるべきか、迷っているかもしれません。

サラ 最初の開示から数年後、夫の行動化が悪化したのですが、私たちは子どもたちに話しませんでした。子どもたちには私たちの結婚生活の浮き沈みを知る必要がありませんから。でも、別居が必要だと決断する日が来たとき、私たちは三人の子ども（下は十九歳、上は二十五歳になっていました）に対し、父親の性的行動がひどくなったこと、二人で治療的別居に踏み切る決断をしたことを話しました。そのうえで、それがどういうことなのか説明しました。このプロセスにおいて、子どもたちのうち二人が他者との信頼関係で悩んでいると知り、私は夫しか知らない秘密を打ち明けるときだと決断しました。数年前のことですが、私は怒りにまかせて一度浮気をしたのです。私が子どもに話した根拠、それは家族の秘密に終止符を打ち、人は怒るとひどいことをするものだと示す時機が来たことです。理解も許しも期待していなかったし、求めてもいませんでした。私はただ正直さを必要としていたのです。子どもたちは、差し迫った自分の怒り、恐れ、悲しみに苦しんでいました。でも私たちは、夫と私の両方が子どもによく関わっていた家族でした。子どもたちは三人とも、抵抗することなく、私たちの結婚を救うためにすべきだったことを受け入れてくれました。

子どもが何歳であっても、両親の回復の毎日の進展を、逐一知る必要はありません。子どもに必要なのは、自分の人生に最も関わること（学校や友人、仕事、新たにできた家族またはキャリアなど）に集中できるようになることです。両親が自分たちの回復実践に専念していると知ると、子どもの人生はさらに安全なものになります。十三歳以上の子どもは全体像を理解できますが、嗜癖者である親の誘因または再発の具体的な詳細を知らせることは、その情報が彼らの生活に直接影響するものでない限り、健全な親子の境界を侵すものになります。

開示を超えて

世代連鎖の可能性を阻止するためには、率直な対話以上のものが必要です。それはまさに、親としてのあなたの回復から始まります。性的行動化に気づいていてもいなくても、子どもは、家族力動からはるかに大きな影響を受けるのです。子どもと嗜癖者との関係は、嗜癖者が家にいなかったり、家族行事に参加しなかったり、嘘をついたり約束を破ったりした結果、精神的苦痛を伴うものになっている可能性があります。激しい怒りに満ちた行動、金銭的なだらしのなさは、子どもに影響を及ぼします。しかし、これだけが嗜癖者と子どもとの問題ではありません。あなた方二人の示す対人関係スキルが低い（怒りや沈黙、皮肉、配慮の欠如など）場合、それも問題です。あなたの行動も直接子どもに影響を与えます。あなたの怒りや、うつだったり、子どもを連絡係として利用したり、子どもの自律を許さなかったり、自分の相談相手や友人として利用したりすることは、長期的な問題を引き起こします。不健全な感情表現や低い対人関係スキルだけでなく、性的なメッセージや性的行動も、子どもを直接傷つけることが多くあります。

あなたとパートナーの回復がなければ、本書で語られている体験談が、数年以内にあなたの子どもの体験となる可能性が高くなります。歴史が何度も繰り返し証明してきたことですが、嗜癖行動とともに生きる苦しみのなかで、その認識があるかないかにかかわらず、子どもたちは情緒的見捨てられを体験し、この情緒的見捨てられは子どもたちが苦痛から逃れたり、麻痺させたりする方法を探し求めるようお膳立てをし、しばしばさまざまな嗜癖に誘導します。私は、不在で、疎遠で、または明らかに人を傷つける父親の埋め合わせをするために、大変な努力をした多くの母親と関わってきました。あなたが何らかの形で埋め合わせをしなければ、子どもたちは自分の持っている強さを失ってしまう可能性が高いのです。同時に、感情の切り離しや硬直性、無言の怒り、または他の共依存行動が、子どもたちにどのような影響を与えてきたかも認識する必要があります。

嗜癖とともに育った子どもはよく、こんな誓いを立てます。「自分は親のようにならない」。でも、人生の困難に直面したとき、違う生き方をできるくらいまで情緒的に成熟していなかったり、対処スキルを持っていませんん。歴史を振り返ってみると、若者が傷つき、混乱し、怒りを抱えていると、アルコールや薬物、セックスによる行動化に手を出してしまいます。この若者たちは自分が一緒に育ったモデルを繰り返すようになり、その間ずっと、自分も嗜癖サイクルに組み込まれていることを合理化し、過小評価し、否認します。彼らは性的に行動化するか、ロッジの女性たちの言う「完璧なパートナーになる」かです。

ここでの私の意図は、あなたを脅かすことではなく、あなたが嗜癖世代を超えて繰り返すことの見えづらさを怖いと思ってほしいのです。これは回復プロセスを通してのみ、断ち切ることができます。こんな言い回しがあります。「嗜癖を抱えた家族とわかれば、後からもう一度調べたほうがいい（子どもも嗜癖者になっているかもしれないから）。回復を達成した家族であるならば、後からもう一度調べたほうがいい（子ども世代が嗜癖を抱えているかもしれないから）」。あなたは嗜癖の連鎖を止め、健全な選択と生活様式が、自然と子どもたちの発達過程に入ってくる可能性を高める力を秘めているのです。

言葉よりも親としての機能の仕方が、長期的には最大の影響を与えることになります。できる限り責任を持ってください。子どものレジリエンシー［復活力、回復力］が次のようなことを行う際、助けてくれるでしょう。

○子どもたちの生活を軌道に乗せる。
○健全な家族の慣習と伝統を維持する。
○傾聴する。
○健全な境界を築く。
○感情を認める。
○問題解決スキルを手本となって示し、教える。
○ストレスに対処する健康的な方法を手本となって示す。
○必要に応じて子どもを保護する。
○子どもに専門家などの援助を受けさせる。
○子どもと父親との関係は子どものものであり、自分のものではないと認識する。
○自分の回復実践に取り組む。

過去の行動を変えることはできませんが、自分の回復実践のなかで手本を示すことで、子どもたちに影響を与えることはできます。自分の家族システムを変えることに力を尽くさなければ、開示だけでこの嗜癖サイクルを断ち切ることは無理なのです。家族システムを変化させることは、自身の回復に真剣に取り組むことから始まります。そして、適切な時期に子どもに秘密を開示することが、世代連鎖を断ち切るのに役立ちます。

あなたは回復のなかに、子どもが必要としている親になるための強さを見いだすでしょう。子どもが嗜癖にさらされ、自分の行動が子どもに苦痛をもたらしたことをずっと引きずるようになるかもしれません。子どもへの影響を心配し、恐れるのは当然のことです。回復中の他の人たちからの支援と熟練した援助専門職の指導を受けて、子どもたちに対する責任を取り、説明責任を負うことによって、自分の役目を果たすことができるのです。

本章のおさらい

＊子どものことで心配なことは何ですか？

＊自分の状況を子どもに開示し、子どもが治癒に入るのを助けるかどうかについて、あなたの考えを聞かせてください。

＊あなたとパートナーが行っているスキルと実践法〔訓練〕のうち、健全なペアレンティング〔親機能〕に役立つと考えられるものを挙げてください。

＊健全なペアレンティングを高めると思われる行動を三つ挙げてください。

＊あなたとパートナーが行っているスキルと実践法のうち、健全なペアレンティングに有害だとあなたが考えるものを挙げてください。

＊本章であなたにとって重要なことは何でしたか？

第7章　癒しのとき

いつまで痛むのだろう？
また信頼できるようになるのかな？
助けはあるのかな？

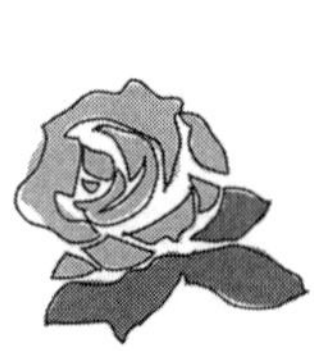

回復は真っすぐな一本道ではありません。厚い雲の中を手探りで進むようなものと表現する人もいます。いずれにせよ大変な道のりで、たくさんの浮き沈みがあるでしょう。回復の予定を立てることはできません。回復の旅にはスケジュールはありません。治ろうという意欲によって苦痛（時には緩和）から始まるこの過程は、人それぞれで異なります。自分の癒しつまり回復の旅を始めるには、ふりをするのをやめ、否認、過小評価、合理化をやめなければなりません。回復に伴い怒りや挫折、恥や屈辱、挙げ句の果てに混乱に行きつくだけかもしれません。でも「ロープの端にしがみついているとわかったらすぐ手を離せ」という助言は覚えておいてください。長い間つかんでいたので、腕は疲れ、筋肉は伸び、肉離れを起こし、手はすりむけています。手を放したら落ちてしまうと思うでしょう。でも、ロッジの女性たちは、「しがみついていること」が、自分たちに苦痛をもたらしていることを知ったのです。

共嗜癖者　雑誌では物足りず、彼はストリップを見に行きました。それでも飽き足らず、女の子を買ってホテルの部屋に連れ込んだのです。それが何人になろうと、決して満足することはありませんでした。もう嫌になりました。嫌になるほど傷つき、泣いて、取引をしてきました。今度は私が治る番です。

感情に対する恐れを克服する

ロープの端にしがみついているときに思いきって手を離そうとすることは、深い感情にすばやく触れるようになるということです。自分の苦しみ、悩み、恐怖があまりにも深いために、どうやって生き延びればいいのかわからない人もいます。感じる怒りはさまざまなところで表れるので、自分ではまったくコントロールできないと思い込んでしまいます。どんな形であれ、コントロールを求めてもがくのは自然な反応です。この名言を考えてみてください。「レモン〔逆境〕でレモネードを作るのはすばらしい。レモンが見つからないと思うなら、それが否認〔見えているものを見えないことにする無意識レベルの心的防衛〕である」。自分自身と自分の経験の否認。あなたが自分の感情を持ち、受け入れるとき（感じているのがいらだちや恐怖、悲しみ、屈辱、喜びのどれであろうと）、人生を受け入れ、前に進むことができるのです。完全であるためにはさまざまな感情に触れる必要があります。さまざまな感情を識別し、これらの感情を健全に表現する術を身につけることが、回復の一部なのです。次に、この自分の感情を認めるプロセスを始めるための方法を紹介します。

日記をつける――ノートを持ち歩く。一日中、または毎日特定の時間に自分が感じたことについて書く。

感情一覧の作成――感情の一覧を作って持ち歩く。一日三回取り出して見る。たとえば、「私には……について罪悪感がある」「……が悲しい」「……が怖い」「……に怒りを感じる」「……が恥ずかしい」など。そして、自分が感じていることを信頼している人に話す。

感情的自己〔**感情の主体としての自己**〕**を確認する**――自分の感情を認めるのに役立つ二つの主張を決める。たとえば、「自分には感情を持つ権利がある」と「感情は自分のニーズを知る助けとなる」。

深呼吸する——呼吸が浅いと人は感情を遮断してしまう。一日を通して、特に傷つきやすくなっているときに、自分の呼吸をチェックしてみる。三秒間深く吸い、三秒間ゆっくりと息を吐く。これを五回繰り返す。そのうちこれを五秒間、五回にしていく。

おそらくこれまでの人生で感情は安全ではなかったため、自分の感情を認められるようになるのは簡単ではないでしょう。感情と現実認識を否定し、たいていの場合、肯定的感情も否定的感情も健全な方法で表現できなかった人たちから、自分の感情にどう対処すべきかを理解したのでしょう。この手本だと、性的行動化をする人とあなたとの関係が強化されてしまいます。彼がそばにいて話を聴いてくれたり、正当だと認めたり、手を差し伸べてくれたりすることはありません。それどころか、しばしばあなたの感情を軽んじ、無視し、否認します。彼は激怒するか、黙って立ち去るかです。あなたがそんなふうに感じる理由はないと言います。あなたが恐れたり、怒ったり、悲しんだりする根拠などはないどころか、逆に感謝すべきだと言うかもしれません。

これまで否定される経験があまりにも多かったため、感情を示したらどうなるのかと恐怖を抱いているのかもしれません。その恐怖とは以下のようなものです。

○他人から嫌われる。
○自分がどんなに悪い人間か知られてしまう。
○弱い人間だと思われてしまう。それは嫌だ。
○こんなふうに感じる理由はないと人から言われる。
○自分をコントロールできなくなる。それは困る。
○傷つきやすくなってしまう。
○人から利用される。

自分の感情に気づけないので、感情を出すのが難しい段階にあるのかもしれません。こぶしを握り締め、きつく腕を組んで立っているのに、怒っていることに気づかないのかもしれません。涙を流しているのに、どんな気持ちかと聞かれてもわからない女性たちを担当したことがあります。多くの共嗜癖者は、恐怖や屈辱、怒りを感じているのにほほ笑みを浮かべます。

感情は何を必要としているのかを知らせる合図です。自分の感情に関心を払えば、自分のニーズをもっとよく知ることができます。また感情は、自分の安全を守るために設定しなくてはならない境界を決めるのに役立ちます。感情は快適さや安全性、不快感、危険を知らせる信号です。回復の兆候には、その感情に気づく、感情的自己を快適なものと感じる、感情を人に伝えるかどうか、また誰に伝えるかを決めることができる、などがあります。

感情は否認や過小評価、またそれが蓄積すると、最も有害なものになります。回復を始める前、食べることや買い物、仕事、運動、飲酒、その他の薬物摂取などによって自分の感情を回避してきたのではないでしょうか。あるいは、あなた自身が何らかの性的行動化に走っていたかもしれません。第一歩は、自分がどのようにして感情を覆い隠しているのかを突き止めることです。そして、どんなときに感情を隠すのかに注意を払ってください。

治癒の初めのころはさまざまな感情を持ち、それらは相反するものに見えるかもしれません。悲しみと喜び、悲しみと怒り、愛と憎しみを同時に感じることがあります。これは当然のことであり、おかしくなったのではありません。悲しくてうれしく、悲しくて怒っている、あるいは愛しくて憎いということです。同時に複数の相反する感情を抱くのは、正常なことなのです。

マイテ ありがたいことに、自分と同じような状況にいる女性たちのグループを、すぐに見つけることができました。気がおかしくなるとまではいきませんが、いろいろな感情があって混乱していました。感情がコロコロ変わるのです。最初のうちは分刻みで揺れ動きましたが、やがて一時間単位、一日単位になりました。私が何を感じていても、彼女たちは受け入れ、理解してくれました。彼女たちは私と一緒に笑い、泣き、私の憤慨と怒りを正当なものだと認めてくれました。それは私、完璧で自制が効いていた私にとって、解放的なことでした。今は昔の私ではありません。とにかくすばらしいことでした。

ジェニー　苦痛が消えることなどないと思っていました。長い間、ずっと麻痺していました。回復グループにいる女性たちはとても感情豊かに見えました。そのうち自分も打ち解けるようになり、感情（苦しみ、生々しい痛み、悩み、恥、孤独）が戻りはじめました。とても孤独でした。常に恐怖にさらされていました。その次には怒りが。これはすべて、自分にとって初めてのことでした。

ジェニーのように、自分が麻痺しているだけだと思うことがあるかもしれません。一部の共セックス嗜癖者もそうですが、麻痺し続けることで、（自分を癒す手段の一つとしての）うつ状態や病気にまで至る可能性があります。麻痺していると、痛みは増え続けます。自分の感情の深さには理由があるのだと信じてください。何を感じても、それはあなたが悪人だとか、間違っているという意味ではありません。重要なのは、これらの感情について話すことです。自分の感情がどこから来るのか考える必要はありません。でも、声に出して「悲しい。どうしたのかわからないけれど、悲しい気持ちだ」、あるいは「自分は怒っている。あらゆることに怒っている」と言っていいのです。自分が知っていること、感じていることを言語化すればするほど、早く自分の感情とその起源につながることができるでしょう。

通常、圧倒的な苦痛に襲われるのは回復の初期段階ですが、その苦痛を把握し、自分のものとして認めれば、通り過ぎていってしまいます。感情は一時的なもの、通り過ぎていくものです。苦痛は激しいものかもしれませんが、自分の感情をコントロールしたり防御したりしようとすることは、その苦痛を長引かせます。これらの感情を自分のものとし、寄り添うようにしてください。経験していることの多くは、喪失と悲嘆に関わる認められなかった感情が、長年にわたって積み重なったものなのです。

自分が悲嘆のプロセスにあることを認める

あなたが抱いている多くの感情は、自然な悲嘆プロセスの一部です。パートナーの性的行動化による喪失を考えてみてください。喪失には以下のものがあるでしょう。

○彼は出産のとき、そばにいてくれなかった。
○彼は結婚式の前夜に行動化していた。
○彼は別の女性との間に子どもがいたことを何年間も隠していた。
○彼は行動化するためのお金を隠していた。
○彼は他の女性にお金を使っていた。
○彼は家族行事に参加しないことが多かった。
○彼は嘘ばかりついていた。
○彼が足りるほどに性的でないとあなたを責めた。
○彼はあなたと一緒にいてもそこにいないのも同然で、他のことを考えていた。

古典的な悲嘆のひな型は、多くの人に見られる感情の変化を表しています。このひな型は常に「喪失」から始まり、「ショック」に至ります。起きたことに対して麻痺してしまいます。信じないのです。「ショック」から「否認」に移ります。そして過小評価し、合理化します。喪失にはあまりに激しい苦痛が伴うので、認めることができないのです。受容するためには「怒り」を通り抜けます。今度は「罪悪感」が生じ、「取引」に至ります。「取引」は、あなたとあなたの神またはハイヤーパワー［個人の「意志の力（ウィルパワー）」を超えた力、あるいは神の御心。この力に帰依することがアルコホーリスク・アノニマス®をはじめとする回復の12ステップの中核概念］との間で、たびたび行われます。「神様、彼のこの行動をやめさせてくれさえすれば、私は……すると約束します」。そこで「悲しみ」を経験します。無力感にさいなまれて反応できなくなります。これらの段階を進むうち、「受容」に到達します。受容とは、大目に見るという意味ではありません。現実をありのままに受けとめ、［出来事に］反応したり、動けない段階を乗り越えて、自分が歩んでいる道から意味を見いだすのです。

喪失が慢性的で、見捨てられ［遺棄］の可能性が感情的につらい時期に持ち上がってきた場合、悲嘆プロセスのショックの段階を飛び越えて、一足飛びに否認の段階に進む可能性が高くなります。否認によって自分の感情に対処する習慣がついていると、それがうまくなりすぎて、状況を喪失と認識することさえ難しくなるでしょう。そして、次のように考えるかもしれません。

○夫は昨晩、私の受賞祝賀会に来なかったけれど、別にたいしたことではないわ。そもそも期待もしていなかったし。

○こういうことには慣れている。そんなに傷ついていない。

○ストリップ劇場に行ったのではと疑ったけれど、同僚と一緒ならいいと自分に言い聞かせた。

怒りは喪失に対する自然な反応です。怒りは抗議です。失ったものや、無いものを取り戻そうとする試みなのです。自分の権利が踏みにじられたとき、怒りを感じるのは健全な反応です。この怒りは気づきをうながし、行動に駆り立てます。この怒りがなければ、声を上げ、的確な解決策を探し、さらなる被害から自分を守る勇気が出ないかもしれません。誰かが自分を傷つけたとき、自分の憤りを認めなければ、自分が傷ついたり、怒ったりしていることがわからなければ、その関係にどんな価値があるのかを問う力を誰が与えてくれるのでしょうか。誰が一線を引いて、「もうたくさんだ」と言うのでしょうか。誰があなたの声となってくれるのでしょうか。怒りを感じないことは、痛みを感じないのと同じくらい危険であり、無防備な状態にしてしまいます。怒りを認めることで、それに対処できるのです。傷つけられてきたのなら、怒りは自然かつ有効な反応です。怒りは賜物になりえます。力を与えてくれる感覚が生まれるからです。そして、自分を疑わなくなり、すべきことが何でもできるようになります。

怒りは対処能力を与えてくれます。自信を強め、動き出す力を与えてくれます。怒りは常に前を指して、苦痛の源を追い払っています。怒っていると他人のニーズは忘れがちになります。重要なのは他人ではなく、自分の痛みとニーズなのです。自分よりも他人のニーズを汲み取ってきた共嗜癖者は、怒りに突き動かされることで自分のために行動できるのです。

しかし、拒絶を恐れていると、自分の感覚を信用せずに他人に認めてもらうことに頼ってしまうため、怒りを抱くことが難しくなります。あなたは怒りたくないし、物分かりのいい人でいたいのです。それが怒りの回避です。怒りを回避している場合、悲嘆プロセスのなかの怒りの段階を飛ばして、罪悪感や抑うつに進んだほうが楽だと思うでしょう。怒りを認識できないことは、悲嘆プロセスを乗り越える力をさまたげてしまいます。

また、あなたが常に怒っている場合、悲嘆プロセスにはまり込んでいて、怒りの段階から離れることができないのかもしれません。怒りは安全な場所であり、他の感情は力を奪ってしまうのです。そこで重要な疑問が出てきます。怒っていなかったら何を感じればいいのでしょうか。

罪悪感（真の・偽の両方）は、喪失に対する自然な反応です。**真の罪悪感**は、自分がしたことまたはしなかったことに対する後悔または自責の念です。**偽の罪悪感**は、他人の行動や行為に対するものです。真の罪悪感と偽の罪悪感の区別が難しいと、行き詰まりやすくなります。その結果、状況を変えるため自分に何ができたのか考え続けるのです。「私が彼にもっと関心を持っていたら……」「彼の性的な要求に応えていれば……」「もっと家にいるようにしていれば……」。偽の罪悪感を抱くことにより、取引の段階から抜け出せなくなってしまいます。

悲嘆のプロセスを歩むのは誰にとっても難しいことなので、多くの人は取引にある種の心理的安全を見いだすのです。取引を手放して受容という健全な段階にたどりつくには、非常に激しい感情を認め、それに耐えなければなりません。それが難しくても希望を失わないでください。回復のなかで、自滅的または自己破壊的な行動をとらずに、感情に耐える能力を育てることができるでしょう。

悲しみは悲嘆プロセスの正常な部分ですが、ここにはまり込んでしまうこともあります。自分に価値がないと考えると挫折の力に屈してしまい、受容に進むのでなく、慢性的なうつ状態におちいることが多くなります。悲しみに暮れているときは、自分の感情を判断したり、批判したりするときではありません。あなたは傷ついてきたのです。あなたの感情は正当なものなのです。

悲嘆のプロセスの各段階を経験できれば、その結果として受容が訪れます。受容が意味するのは、パートナーのしたことには問題がないとか、無害だということではありません。彼の行動という現実と、それが二人の関係、そして家族に与える影響を受け入れることを意味します。自分なりにこの経験に意味を見いだすことが、治癒においては重要です。

喪失と悲嘆のダイナミクスすなわち、ショックから否認、怒り、罪悪感、取引、悲しみ、受容までを見直し、このどこに自分がおちいりやすいのかを特定してください。ショックと否認は悲嘆の最初の段階であることが多いのですが、他の感情を行き来しながらも、これら最初の段階に戻ることがしばしばあります。また、防衛次第では、複数の段階に長くとどまる可能性もあります。

悲嘆のプロセスを乗り越えるには時間がかかりますが、自ら積極的に回復に取り組むことでその苦しみは少しずつ治まってきます。激しい感情に見舞われているときには、外的ストレスを低減するために慎重に歩を進めなければなりません。自分が傷つきやすい感情状態にあることを知りましょう。セルフケア行動を意識的に実行することはとても重要です。つまり、健康的な食事をとり、運動をし、十分に休息を取り、支援システムを利用する必要があるということです。これ以上責任を負うときではありません。自分のためにもっと時間を作ってください。傷つきやすいということを自覚していてください。悲嘆のプロセスを完了するのに、特に決められた時間枠はありません。自分自身に期待をかけたり、〝べき〟を課したりしないでください。回復中の他の人たちや専門家の助けによって、自分なりのペースで悲嘆を克服することができるのです。悲嘆は通り過ぎていくものであり、永遠に続くわけではありません。今は優しく思いやりを持って自分自身に接する時期なのです。

痛みはいつまで続くのだろう

喪失に対する悲嘆のプロセスは、玉ねぎの皮むきに例えられると思います。一度にむく皮は一枚で、そのプロセスでたくさんの涙を流します。目が腫れふさがり、骨が痛むまで泣くかもしれません。もう大丈夫だと思う日があっても、翌日は打ちのめされたような気持ちに戻ってしまいます。喪失はとても深いものです。信頼する能力、自分の夢、自信、神聖な夫婦の契りがおとしめられ、プライドがずたずたになってしまいます。苦痛はしばしば波のように押し寄せてきます。時に麻痺が生じます。真実が明らかになっていく過程で、これはよく起きることです。麻痺は自分を守るもので、一時的なものです。安心感が得られると、より多様な、深い感情を経験できるようになります。

●共嗜癖者● 回復の途中、痛みは現れたり消えたりしました。たしかに最初のころほどではありませんが、苦痛が別のレベルに移っているような気がすることがよくありました。怒りと悲しみを避けて人生の大半を過ごしてきたため、時々打ちのめされたようになるのです。自分の感情は胸の奥にしまって、元気な自分になるのです。それは仮面だとわかっていました。でも、怒りと悲しみのなかで泳ぐ方法を覚えると、傷つきやすくなってしまうので、それはいやでした。回復への支援と実践は、痛みを受けとめ、自分を大事にする助けとなりました。

●●●●●

苦痛は深くかつ広いものです。悲しいことですが、その痛みをすぐに消し去る健全な治療法は発見されていません。応急処置をしても傷は開き、長引くだけです。感情は消えませんが、そのすべてに声を与えると感情は和らぎます。また、パートナーが傷を修復する作業に取り組むことでも軽くなります。彼があなたと一緒に回復を始めても始めなくても、あなたが起きてしまったことの現実を受け入れれば、痛みは軽減されます。痛みや恥、怒りを認めると、苦痛は和らいできます。痛みを抱えて生き、その現実を受け入れ、痛みが軽減するまで健全な行動をとる必要があります。

悲嘆を突風だと考えるといいかもしれません。硬直し、膝を伸ばし、両足をそろえて立ったまま背中をほうきで支えていたら、突風になぎ倒されてしまうでしょう。反対に、両足を開き、膝を曲げてバランスを取りながら柔軟に身を乗り出して風を受ければ、海辺のヤシの木のように揺れるものの、自分の強さと耐久力に気づくでしょう。苦痛を避けずに乗り越えてこそ、安らぎが訪れるのです。悲嘆に暮れ、自分の喪失に寄り添うプロセスには何カ月もかかるので、問題が起きるたびに悲嘆プロセスに戻っている自分に気づくでしょう。たとえ何年間、回復の旅を続けていても。苦しみの深さと長さは、回復の初期にあえて経験した悲嘆の大きさによって変わります。

極めて重要なのは、利用できる支援システムがあり、感情について日常的に話す相手がいるということです。内に秘めるのでなく、話すことがこれらの感情を和らげていきます。自分の状況を理解してくれる人を見つけたら、彼らの話に耳を傾けることが最も重要です。やがてうまく自分の話をすることができるようになります。他の人から認められることで苦痛は和らぎます。

無力さを受け入れ、どうにもならなくなったことを認める

12ステップのCOSA［共セックス嗜癖者］回復プログラムの第一ステップ、「私たちは強迫的性行動に対して無力であり、生きていくことがどうにもならなくなったことを認めた」は、嗜癖に対する自分の無力さ、そしてどのようにして自分の人生が手に負えなくなったのかを認識することについて述べています。無力という言葉は、多くの人にとって理解しづらいものです。「たしかに自分は無力だ」と考え、被害を受けることに甘んじること、あるいは苦い敗北に打ちのめされることだと思うかもしれません。でも考え方を変えてみてください。自分はさまざまな方法で嗜癖者や嗜癖者の行動をコントロールしようとしてきた（でも、長期的には何の役にも立たず行動化は続いた）という観点から、無力さについて考えてみてください。他人、場所、物事に対して無力であることを受け入れましょう。ただし、回復における自分の行動に対しては無力ではないと、覚えておいてください。パートナーの行動に対して自分が無力であることを認め、受け入れることで、彼の嗜癖の正体を自分は知っているという考えを手放せるようになるのです。

「それでも闘うのをやめない。この関係がうまくいくようにしたい」と考えるかもしれませんが、これは怖いことです。闘いをやめるのではなく、自分が嗜癖者の行動をコントロールできるという幻想を捨てるのです。手放すことで、受け取る可能性が得られます。本書を読み進むうちにだんだんわかってくるでしょう。

とりあえずは、パートナーとその行動のコントロールをやめることに集中しましょう。次の質問を自分に問いかけることから始めてください。

○どんな方法で彼をコントロールしているのだろうか。

○彼をかばうために嘘をついたり、言い訳をしたりするか。
○彼の持ち物をチェックしているか。
○怒鳴ったり、脅したり、拝み倒したり、要求したりしているか。
○セックスを避けているか。
○自分が望んでいないときに、望まない形で性的関係を持っているか。
○彼が隠しているものを処分したり、メール、買い物、マイレージを監視したりしているか。
○彼の嗜癖対象への接触を防止したり、制限したりしていないか。
○彼を無視していないか。

長い目で見た場合、これらの行動で効果のあったものはありますか。パートナーの行動によって経験した混乱と苦痛により、ますます彼に注意を向けるようになります。この過程で、いかに自分の行動が混乱を招き、自分の人生を傷つけているか認識していないかもしれません。回復のなかでこの手に負えなさに取り組むというのは、自分の行動に取り組むということです。そこにあなたのパワーがあるのです。

共嗜癖者　夫と一緒に治療の場にいました。彼だけでなく自分もコントロールできないことはわかっていました。激怒しているか、恐怖で動けないか、いつもそのどちらかを行ったり来たりしていました。自分が母と同じようにおかしな振る舞いをしていると思ったことも覚えています。母のようにはなりたくないと思っていたのに。それをコントロールすることはできませんでした。こんなふうに振る舞いたくないと自分に言い聞かせましたが、これは反射的なものでした。行動が強迫的になり、夫の生活すべてを詮索していました。激しく怒っていて支配的でした。説教もしました。振り返ってみると、彼よりも自分のほうが嗜癖をたくさん抱えていました。コントロール嗜癖だったのです。あらゆることをコントロールしていました。そうすれば自分は大丈夫なのだと思っていたからです。自分の怒りに嗜癖していました。怒りに駆られ、自分一人が正しいという気持ちでした。食べ物にも嗜癖していました。食べ物は慰めを与えてくれました。今ならわかります。嗜癖者の母親を持ち、性的虐待を受けたという自分の問題をすべて結婚に持ち込んでいたのだということが。夫の隠れた嗜癖により、状況はますます悪化しました。私は自分の嗜癖を宗教にも持ち込んだのです。起きていることを管理し、コントロールしようとして、宗教を使いました。聖書を過剰に読んで、もったいぶった態度で管理し、コントロールしようとしていたのです。彼が参加してくれれば、すべてはうまくいくと思っていました。彼をコントロールしきれなくなると、私は宗教を通した高度なコントロールに移りました。聖書研究にいそしみ、教会への関わりを深め、ただ単に霊的［スピリチュアル］であるだけでなく、行動するようになりました。私の良妻ぶりと聖妻ぶりが十分なら、彼は満足するだろうと考えました。私が通っている教会にはそれを強化する要素があったのです。「妻が十分良い妻なら、夫もそれに見合う良い夫になるだろう」。

否認や嗜癖者への没頭、セルフケアの欠如、健康な境界の不在、防衛が、どれほど苦痛と混乱の原因となっているか考えてみてください。

○これらの問題は身体にどんな悪影響を及ぼしていますか。不眠、頭痛、胃腸障害、背中の痛み、体重の増減など、身体症状を挙げてください。

○外見にどのような影響がありましたか。自分の外見にこだわりがありますか。自分の身だしなみや服装にあまり自信がないですか。

○性的にはどのような影響がありましたか（不倫をしたり、望まない性行為に関わったり、セックスを避けたりしましたか)。この行動により、女性としての心境にどのような変化がありましたか。
○感情面ではどのような影響がありましたか。うつ状態になっていますか。いつも怒っていますか。自分の感情をすり替えたり、麻痺したりすることがありますか。
○精神的にはどのような影響がありましたか。精神的修養を積む〔訓練する〕ことをためらっていますか。もしそうなら、何に対するためらいでしょうか。あなたの宗教的信仰は自己主張の妨げとなっていますか。
○知的な面ではどのような影響がありましたか。自分は馬鹿だ、能力がない、忘れっぽい、他のことに気を取られていると思っていますか。
○子育てにはどのような影響がありましたか。過保護だったり、超人的な親をよそおったり、よそよそしかったり、怒りに満ちていたり、無関心だったり、もつれ合っていたりというようなことがありますか。
○友人関係にどのような影響がありましたか。パートナーの行動や、彼がいなかったり、彼がいやらしい目で〔友人を〕見たり、性化発言をしたために嘘をついたり、言い訳をしたりしましたか。孤立していますか。
○仕事にはどんな影響がありましたか。出勤や業績に影響がありましたか。残業をしていますか。転職が多いですか。
○責任の面でどのような影響がありましたか。過度に責任を負うか、無責任ですか。
○日常生活にはどのような影響がありましたか。忙しさのため「全速力で踊っている」状態ではありませんか。完璧主義によるストレスを感じますか。

共嗜癖者　彼が部屋に入って来たら話そうと前もって練習しているのですが、彼を見た瞬間、言おうと思っていたことが全部飛んでしまい、怒鳴り、わめき散らしはじめてしまうのです。家にいて、彼が今ごろ何をしているのか想像し、ひっきりなしに電話して彼の居場所を突き止めることもありました。夜、ワインを飲みながら、彼からの留守番電話のメッセージを何時間も繰り返し再生し、街中のホテルに電話をかけることもありました。

●共嗜癖者● 私は睡眠不足で十八キロも太り、すぐに泣いたり、怒ったりしていました。夫の最近の浮気がテレビで暴露されてしまったのです。友人は、そうかもしれないけどはっきりしたわけではないと、ほのめかすだけでした。私には助けが必要でした。自分の人生がほとんど崩壊しているのに、これ以上ごまかし続けることができなかったのです。

●共嗜癖者● 彼に一緒にセラピーに行ってほしいとずっと言われていたのですが、私はあまりにも勝手でした。夫はとても熱心に回復に取り組んでいました。人が変わったようでした。彼は思いやりと責任感のある人になっていました。三年間、私は自分の苦難や怒り、恥に囚われていました。そして、ますます冷淡になっていきました。まるで、彼が昔の行動（私がそう仕向けていた）に戻ればいいと思っているみたいでした。でも、彼は昔のように挑発に乗ることはなく、具合が悪くなるのは私のほうでした。ありがたいことに、具合が悪く疲れ切っていることに、心からうんざりする日が来たのです。

●　●　●　●　●

自分の人生がどうにもならなくなったと思い知ったターニングポイントはありますか。

境界、境界、境界

境界がない、壁に囲まれた境界、傷ついた境界……すべての境界が健康な境界とは限らないのです。境界の侵入と歪曲は、共セックス嗜癖者につきものです。この境界侵入・歪曲は子ども時代に始まり、良き共嗜癖者に仕立て上げられているため、自分を傷つける行動に気づいたり、疑問を抱いたりしなくなっています。子どものころは境界侵入から身を守る手段がなかったのでしょう。境界侵入と歪曲を受けて暮らしていると、自己肯定感が低下し、誰が何に対して責任があるのかについての混乱が生じます。この境界侵入と歪曲により、被害者になったり、他人を被害者にしたりするようになるのです。嗜癖者との生活は、境界侵入を強化するだけです。嗜癖者は境界を踏みにじる名人だからです。やがて自己肯定感は打ち砕かれ、境界も大きな損傷を被ります。

ジャック　「境界」という言葉を耳にしたことはありましたが、境界などないに等しかったので、実際のところ私にとっては何の意味もありませんでした。やりたくないのに性的なことをするように言いくるめられ、それに応じていました。彼が私の欠点を挙げ連ねるのをじっと聴いていました。いつも踏みつけられていたのです。自分について感じることがほとんどなかったので、自分を尊重して自分のために立ち上がろうとしなかったのです。

境界は限界、つまり自分と他人とを明確に（誰かの所有物でなく、別個の人間として）分ける境界線です。身体的境界は容易に認識できますが、私たちは感情的・性的・関係的・知的・金銭的・霊的境界も持っています。感情的境界は、自分の考え、感情、価値観といった自己をはっきりと定めるものです。私たちは他人に自分をどう扱わせるかを選ぶことによって、感情的境界を設定しています。霊的成長をもたらすのは内的自己です。これについてわかっているのは、私たち各々は霊的世界に通じる道を備えているということだけです。私たちには性的境界、つまり何が安全かつ適切な性行動であるかについての制限もあります。性的に接触する相手と、その接触の範囲を選べるのです。また、関係的境界があります。自分の果たす役割が、他人との適切な相互作用の限界を定めます。知的境界は、学習し、教えることを楽しむ機会を与えてくれます。また、好奇心を持ち、刺激を受けることを可能にします。

柔軟な境界を限界の範囲内で設定することが大切です。これら境界は、状況に応じて変えることができます。境界の外側は見知らぬ人、内側は親密な人が対象、つまり外側は一緒にいて安心感が得られない人、内側は信頼のおける人を対象としています。たとえば、見知らぬ人からのハグは許容できないけれど、家族からのハグは進んで受け入れるでしょう。単なる知り合いが休日にあなたの家に泊まりたいというのは問題がありますが、友人や家族がそう期待するのは当然のことかもしれません。境界は自己を維持できるようしっかりと定められている必要がありますが、新たな考えを取り入れる分には問題はありません。また、価値観と優先順位を守れるほど十分にしっかりしていて、自分の優先順位を他人に伝えられるほどオープンなものなのです。境界が伝えるのは、特定の関係の文脈［状況］において、特定の行動を不適切と判断した、ということです。

共依存の女性は、パートナーを怒らせる可能性があるとき、特にパートナーが脅迫的または危険な状態のとき、自分を守ることがほぼ不可能だと思ってしまいます。腰が引け、引き下がってしまいます。回復のなかで、他人と自分の両方に敬意を持ち、気遣いを示すことを学ばなければなりません。

共嗜癖者　この関係のなかで、物事を自分の思うようにしたいと言うことを、とても恐れていました。彼はグループ治療に参加しはじめましたが、彼がどんなふうに自分の行動を変えるつもりなのか、わからないことが不安でした。それについて何も話してくれなかったからです。私は自活できるのかわからなかったので、今までとは違う彼になってほしかったのです。当時、二人の子どもを抱えているのに、彼からの養育費支払いはいっさいなかったからです。でも、「自分を尊敬し、恐怖に囚われないことが私にとっては大事」と話す、他の女性たちの声に耳を傾けました。それで少しずつ自分が何を考え、感じているのか話すようになり、それからとても大事なこと「何を必要としているか」を口に出すようになりました。そうすることで、限界を設定していたのです。

共依存の女性は被害や攻撃を受けると、避難するより状況を分析したがる傾向があります。多くの共嗜癖女性を悩ませている謎に、このようなものがあります。「もし窓の下に立っていて、誰かがあなたの頭の上にごみを捨てはじめたらどうしますか」。長い沈黙。そして、その女性はおずおずとこう答えたのです。「やめるよう頼む？」。

正解の適切な反応は、「逃げる。離れる」です。なぜと理由を尋ねている場合ではなく、自分の身を守るときなのです。

境界の欠如が原因で、被害者になったり、他人に害を及ぼしたり、侵入的になったりするかもしれません。いずれの方向に向かうのも、境界がないことによる行為です。被害者の姿勢のときは、自分の身を守っていないことになります。他人の境界を尊重しないのも、境界の欠如です。健全な境界は自分の内的価値や価値観を強化し、尊厳と自己尊重感の支えとなります。

サラ　私が抱えている境界に関連したたくさんの問題は、うまく制御ができないことが原因でした。壁で囲まれた境界から境界がない状態まで、極端に変わってしまうのです。そうなると、他人を傷つけてしまいます。沈黙の壁をめぐらせているときは、文字どおり何も言いません。やっと夫に話をする段になると、説教をしたり、大声を出したりしてしまいます。もちろん、私に対する彼の行動は虐待的なものでしたが、私も別の形で虐待的でした。境界がないと、何もかも垂れ流しにしているようなものでした。彼や相手の人に何が起きているのか、皆に話していました。彼の家族に電話して話しました。彼の同僚にも話しました。私たち二人のことを知らない美容師にまで。

報復的になるのを防ぐために境界を保っておくことは、時に困難を伴うことがあります。そう、あなたには怒る権利（激怒する権利さえ）がありますが、境界がなければさらに大きな混乱と修羅場を生むだけです。

境界を築くことは、自分が身体的、心理的に快適な安全地帯を知り、自分は何が好きで何が嫌いかを知ることを意味します。他者とは別の、自己という感覚を持つことです。自分を心理的、身体的に守る能力は、自分の境界の強さと関連しています。境界は健全なコントロールを確立することであり、人生に安全をもたらすメカニズムです。境界を強めるにつれ、自分自身および自分と他者との関係に対して、コントロール感がよりはっきりと得られます。境界は他の人からどう扱われるようになるかを決める力を与えてくれるのです。境界は自分がすることとしないことについての表明であり、他人があなたに対してできることとできないことを限定する役割を果たしています。自分のために境界を設定することによって、本来備わっている力を使い、自分は自立した個人であり、他人の所有物でも他人の一部でもないことを宣言するのです。このスキルは、自分が何者で、どのように扱われるのかをはっきりと決めるのに不可欠です。

境界を設定するのは、他人を罰するためではなく、自分を尊重し守るためなのです。どんなふうに生きたいか、一緒に生きる「受け入れる」ことができるもの、できないものを決めるのは、自分自身なのです。治癒が可能になるよう、安心感と自信を得るのに役立つ境界を設定するのも、自分次第です。これには時間はかかりますが、あなたならきっとできます。

「いいえ」と言うこと、「はい」と言うこと

境界は、「いいえ」と「はい」両方の言葉を受け入れることができるようにします。これらは通常口にすることはありませんが、自己主張の基盤となるものです。被害者の姿勢をとっていて、軽んじられたり、激しく批判されたり、怒りを向けられたりしても何も言わないかその状況にとどまることは、本質的には「自分はこんな目に遭って当然です」、または「私は無力でがまんするしかないのです」と言っていることになるのです。この行

動に「いいえ」「やめて。失礼な」、または「もっと敬意を持って話すなら聴くけれど、今はできない」と言うことです。それでも彼がやめなければこう言ってください。「何に怒っているか知らないけど、また今度、違う態度で話せるようになったら話し合いましょう。今は別の部屋に行くのでついて来ないで」「やめて。その態度は失礼よ」。このように言うことで、自分自身に「はい」と言っているのです。

パートナーと夕食に出かけ、レストランで彼が他の女性に気を取られていたら、自分を尊重する境界設定は、その状況に「いいえ」と言うことです。彼に次のようなことを言えば、自分に「はい」と言うことになります。「あなたが他の女性に関心を持っているのは不愉快だわ。そっちを見たり、彼女たちの会話に入ったりするのはやめて」。

あなたと嗜癖者の関係で彼がお金を握っているときは、次のようなことを言えばこの力関係に「いいえ」と言い、自己尊重とより同等な金銭関係に「はい」と言うことになります。「私たちの銀行口座と株式資産全部に、私の名前も記載してほしい」など。

反対に、うまくコントロールができないときは、自分が誰かに怒っていることに気づいたら、自分自身に「いいえ」と言うことで境界のない行動を抑えます。「いいえ、自分には他人を虐待する権利はない」、そして「そう、自分を大切にし、自分が何を考え、何を感じているのかを彼に話す別の方法を見つけよう」。

癒しにおいては、「**いいえ**」と「**はい**」という言葉が自分にとって何を意味するのかを探してください。「はい」または「いいえ」を言えないことが、どれほど自分を傷つけてきたか考えてください。これらの言葉の根底にある意味に対する自分の信念を疑ってください。「いいえ」と言うと好かれなくなるのでしょうか。「いいえ」と言うのはあなたが良い人ではないという意味でしょうか。皆があなたを避けるという意味でしょうか。「はい」と言えば拒絶されないのでしょうか。「はい」と言えば人に好かれるような気がしますか。「はい」と言えば不快感から逃れられるのでしょうか。「**いいえ**」と「**はい**」は小さな言葉ではありますが、回復中強い力を発揮し、健全な境界を築くのに不可欠なのです。

回復初期の境界

回復を始めたころに嗜癖者の周囲にめぐらす境界は、状況を安定させるのに役立つでしょう。これらの境界は、嗜癖者の行動のうち、許容できるものとできないものをはっきりと分けるものです。すでに自分が許容できない行動を見分けるようになっているかもしれません。これらの健全な境界を伝える時期が来たのです。そうしない、つまり自分の現実、すなわち自分の真実を認めないということは、パートナーが示してきたのと同じように自分を軽視しているということです。

回復中の女性たちのなかに、次のような境界を設定することが役立つことに気づいた人たちがいます。

○結婚生活を続けるためには、彼が私のためにセラピーを受けるべきだ。
○屈辱的、嫌だ、不快だと思う性行為には関与しない。
○夫が冗談めかして性的な発言をしたら、その振る舞いは不快だと言おう。
○彼は私との性的関係を当然だと思うことはできない。私が望んでいるか聞かなければならない。
○二人ともHIVとその他の性感染症の検査を受け、私たちの安全が確保されるまで待ってからでないと、彼と性的関係を結ばない。
○彼が他の女性と二人だけでランチに行くのは、仕事であっても個人的にであってもやめてほしい。

あなたと嗜癖者であるパートナーが、これらの問題への対処に熟練しているカウンセラーの手を借りて問題に取り組む場合、二人とも、**譲歩できない境界**と**譲歩可能な境界**と私たちが呼んでいるものを定めるように言われるでしょう。共セックス嗜癖者がパートナーとの関係において設定する譲歩できない境界の例は、次のようなものになります。
○少なくとも一年間はアフターケアを続けなければならない。
○今後六カ月間、仕事がらみの旅行に行かない。
○インターネットに接続しない。

おわかりのように、これらの譲歩できない境界の例のうち、二つは時間枠があります。三つとも後で再交渉が可能です。これらの境界はあらかじめ、危機的な状況でより大きな安定をもたらすために設定されているのです。

境界について話し合い、譲歩できることとできないことについて合意に達することは、しばしば関係を安定化させ、二人とも苦痛と回復の混同に十分対処できるようになります。自分の譲歩できないポイントを提示したように、嗜癖者も同じことができます。自分の反応的行動は正当なものだと感じるでしょうが、その行動が虐待的なものであれば、パートナーにも境界を設定する権利があります。これは怒ってはいけないということを意味するのではなく、ある程度の敬意を求めているのです。受け入れにくいことかもしれませんが、自分が傷つけられたのと同じように、彼を傷つけたいと思っているのです。そうしたところで、苦痛を和らげることにも、不公正を正すことにもなりません。

彼の譲歩できない境界の例は、以下のようなものです。
○あなたは怒っていても僕を殴ってはいけない。
○子どもを取り上げると脅すのはやめてほしい。
○あなたは少なくとも週に一回、セラピーに参加しなければならない。

これらの境界には感情的な負担が伴いますので、カウンセラーと取り組むのがよいでしょう。境界を、自分の回復へのコミットメント［責任を伴う関わり］として尊重してください。

パートナーが回復を求めていないときは、どうやってこれらの限界を彼に示すか、計画を立てることになるでしょう。自信をつけるため、あらかじめこの対話を練習しておくとよいかもしれません。

境界設定は自分に責任を持ち、失った力を取り戻すことを意味します。境界設定は、許容できることとできないことを他人に知らせます。境界について学ぶのは時間がかかります。忍耐強く待ってください。回復中の他の女性たちやカウンセラーから、フィードバックを受けてください。あなたにない視点を持っているでしょうから。

精神錯乱から自分を解放する

性嗜癖者の妻あるいはパートナーが直面する最大の課題は、没頭と反芻《はんすう》思考です。反芻は、状況をコントロールするための、または状況を理解しようとするときに生じる圧倒されるような感情を回避するための、認知的試みです。「それが想像できていれば何とかできる」「気の利いたことが言えれば、彼の行動を止める・彼を罰する・傷つけることができるだろう」。この警戒心はある意味、自分自身に傷を負わせるものです。あなたは没頭および反芻（さまざまなイメージが浮かんできて気が狂いそうになる）という考え方におちいっている可能性があります。考えるのをやめるということは、自分の抱いている感情に触れることです。この状況から自分を解放するには、これらの感情を表出し、共有し、自分で自分をこの錯乱におちいらせていると認識しはじめる意志が必要です。没頭は自分の状況を改善せず、挫折思考にはまり込ませるだけだと認めることから始まります。

ロッジの女性たちがどのようにしてこれに取り組んだのかお話しします。

ジャック　考えを頭から振り払おうとして日記をつけています。自分の考えと感情を紙に書くことは、とても役に立ちました。自分がまたやっているのに気づいて、とにかく何度も止めました。自分のなかの小さな女の子がやっているのだと思って、彼女に話しかけました。自分に話してくれたこと、どんなに怖かったか打ち明けてくれたことを彼女に感謝しましたが、今はうまくいっていて、今までできなかったような形で自分の身を守っているのだとは言えませんでした。子どもに制限を加えるのと同じようなものです。自分で自分に制限を加えています。自分自身でやめるのです。効果がないこともあります。そのときは、同じグループの他の共セックス嗜癖者に電話して、自分がもがき苦しんでいることを話します。

マイテ　「平安の祈り」を使います。[*18] 何度も何度も何度も。今はもう大丈夫です。

サラ　このことは大きな問題でした。頭の中で考えはじめるのですが、その考えが勝手に動き出してしまうのです。一度、旅行のため空港に向かう途中でいろいろ考えているうち、急に、彼に最後の女と一緒にいたときにしたことを詳しく話すよう求めました。私は性行為そのものについて重点的に聞きました。彼は具体的に話すのを拒否しました。ますます腹が立って激高しました。空港に着くころには旅行を続けるのに嫌気がさし、スーツケースを彼に向かって投げつけ、車で走り去りました。彼は飛行機に乗り、後で電話をしてきました。彼が謝るだろうと思っていましたが、彼が電話してきたのは、私が自分のスーツケースも彼に投げつけたので、そのスーツケースを彼が持っていると知らせるためでした。今は、反芻と強迫観念の道に行きそうになるとこう言います。「ハンマーを取って自分の頭を殴りなさい。あなたが危害を加えているのはほかでもない、自分なのよ」と。

＊18　平安の祈りは、ラインホルド・ニーバー（一八九二―一九七一）によって書かれた。「神様、私にお与えください。変えられないものを受け入れる落ち着きを、変えられるものは変えてゆく勇気を、そして二つのものを見分ける賢さを」。

サラが言ったように、「これは大きな問題でした」。強迫観念と反復回復は大きな課題です。強迫思考に苦しんでいない共セックス嗜癖者なんて見たこともありません。ヴァネッサは、彼女が「神様の箱」と呼ぶ訓練を用いることで、答えを見いだしました。

ヴァネッサ「神様の箱」を使います。祈るのです。自分一人だと反芻と強迫観念に取りつかれてしまうでしょう。この考えは回復中の他の女性に教えてもらったのですが、彼女はこのために実際に箱を持っていると話してくれました。私の箱は棚に置きっぱなしですが。自分が恐怖に囚われていると自覚したら、そのことを紙に書きとめてこう言うのです。「これをあなたにおまかせします」。その日のうちに、恐怖は「神様の箱」に入るのです。

回復中の多くの女性が、「神様の箱」（「心配の箱」と呼ぶ人もいます）を使っています。この箱は靴を入れる箱のように簡素なものだったり、アクセサリーを入れる箱のようにしゃれたものだったりすることがあります。この箱が、これ以上抱えていると健康を維持できなくなるような考えを収納する場所になるのです。ただ自分の考えを書いて、神様の箱に入れます。このようにして、自分の心配をハイヤーパワーにゆだねてしまうのです。

反芻と没頭は身動きができないようにするものです。この行動は自然なものなのですが、自分を傷つけているだけだということは覚えておいてください。自分が毒を飲んでいるのに、他の人が死ぬのを期待するようなものです。反芻したり投影したりしているのに気づいたら、自分にこう尋ねてください。「今、これに対して何ができるだろうか」「自分が起こせる行動はあるだろうか」「自分にできる決断は何か？」「現時点で何か具体的なことを達成できないだろうか」。思いつくことがあればやってみてください。もしなければ、今はこの問題を手放してください。祈りや深呼吸、瞑想、支援の助けを借りて取り組むこともできます。今現在に頭も身体も集中させましょう。そして自分の人生の別の側面に焦点を合わせます。仕事の準備をしたり、必要な約束をしたり、運動をしたり、仕事や作業を終わらせたりしてください。特定の回復実践、回復支援によって、強迫思考をやめることができます。

信頼を築く

パートナーが忠誠の言葉を口にすることがあります。彼はその瞬間は正直になっているのかもしれません。しかし唯一確実なのは、何の保証もないということです。これは、回復の途についたばかりの共嗜癖者全員が直面する問題です。もちろん、彼の忠誠を確かめたいと思っています。真実に近づいていると信じたいし、それをコントロールできないと知るのは、非常にいらだたしいことです。パートナーが回復実践に参加したり、セラピーを継続したり、セルフヘルプ・グループに参加しているのを目にすると、女性たちは彼らに対する信頼をますます強めます。信頼が生じるのは、回復実践への真剣な取り組みが、行動の変化（素面《しらふ》でいる、怒りの爆発の減少、コントロール行動の減少、行動の一貫性、信頼性、説明責任）につながったときです。時間と行動の変化は、関係における信頼を築くために欠かせません。

テレス 時間をかけること、素面でいること、プログラムに取り組むことが、信頼を強めるのに役立つと思います。全面的に信頼することはもうないと思いますが、それには耐えられます。思ったよりつらくはありませんでした。人間の状態に以前ほど幻想を抱かなくなっただけかもしれません。

テレスは、絶対的信頼がなくても生きていけると言いましたが、それが可能なのは、彼女が回復したからです。保証がなくても生きていけるのは、回復の恩恵を受け入れているからです。多くの女性にとって回復の初期は、中途半端で曖昧な状態で暮らすことになります。二人の将来が自分の思いどおりにならない場合、前に進むことは難しいのです。でも、今もこれまでも、思いどおりになったことはありませんでした。幻覚は安心だと感じられるかもしれませんが、あくまでも幻覚です。回復によって自己肯定感を取り戻すかまたは育て、コミュニケーションを改善し、自分にとって正しいことをするために自分を信じるようになります。自分の健康に責任を持ち、対人関係のスキル（自分の感情、思考、ニーズを知って、それを話す方法）を磨く責任を負うという選択は、回復プロセスの一部です。自分に責任を持つために話し、自分のパートナーをもっとよく知るために聴くのです。そして、健全な境界（その内側では自己肯定感を手放さない）を設定するようになります。また自分の知覚、何年間も無視あるいは過小評価してきた内なる声を信頼することを学びます。

マイテ　彼を信頼しなくてもかまわないけれど、自分のことは信頼しています。今は自分が何か思ったり、直感があったり、何かがおかしいと感じたりしたら、それを言うようにしています。以前は彼だけでなく、自分も信じられませんでした。私は口数が少なすぎました。今では、話を聴いてもらえないと不満です。彼も自分の旅の途中で、セラピーやミーティングに通い、訓練をしているのを知っています。だから、彼が自分の世話は自分でしているという確信が持てます。

ジャック　回復初期には、知る必要に駆られていました。彼の考えていることが全部わかれば、彼の嗜癖的思考を全部聞いていれば、彼があらゆる誘惑にどう対処しているのかを知っていれば、状況をコントロールできるのではないかと思っていたのです。後になってから、これが自分の病気の一つだと知りました。今は、12ステップ・プログラムに対する彼の真剣な取り組みやミーティングへの参加、態度の変化は、回復の兆候だと考えています。物事によっては一〇〇％信じられるようになったと思いますが、その他のことはそこまではっきりとはわかりません。

ジェニー　これから起きることはコントロールできませんが、恐怖を神様に預けることができるようになりました。

これらの女性たちは「手放す」練習をしています。「長い間海岸を見失う覚悟がなければ、新大陸を発見することはできない」[*19]。アンドレ・ジッドはこのように書いています。手放すこと、コントロールする必要、正しくある必要、すべてを知っている必要を放棄することは、昔の行動にしがみついても何の可能性も効果もなく、役に立たないということを、心から受け入れるということを意味します。多くの人にとってこの中間状態にいようとする意志は、霊的な道を通ることによってのみ実現可能です。第8章「平安を見いだす」で、癒しにとって霊的実践がいかに重要か、じっくり考える機会を提供します。

性的関係

一部のカップルは、自分たちの性的関係は嗜癖を除けば強いものだったと主張します。しかし、お互いが回復中に身につけたこの感情と関係の手段は、以前の経験をより親密性の深いものへと変化させます。第5章で述べたように、回復初期と性的関係が回復するまでは、禁欲契約を結ぶことを強く勧めます。

嗜癖者　最初に性的関係を結んだときから、彼女を僕の嗜癖に巻き込むことになってしまいました。そのため、回復中は二人で性生活を最初からやり直しました。手を握るところから始め、デートをして一緒に楽しいことをしました。野球を見に行ったり、ハイキングをしたりしました。デート中手をつなぎ、唇に軽くキ

＊19　アンドレ・ジッド（ジイド）。フランスの批評家、随筆家、小説家（一八六九―一九五一）。引用元不明。

スをしました。膝に触れ合いました。いろいろなことを話しました。それから、デートの後、どんな気持ちか話し合いました。馬鹿みたいだけど、すばらしいことでした。

この嗜癖者が話したステップによって、このカップルは友情を育てることができ、この友情は、結婚に発展した愛情あふれる恋愛の感覚を思い起こさせました。この友情が、一緒にいて会話をしても安全な環境を作り出したのです。そのために、二人はその絆と親密性を高めることができたのです。

性に関して羞恥心を持つよう社会化されてきた多くの女性と同様、次の共嗜癖者も、自分のニーズよりもパートナーのニーズを重視しています。

共嗜癖者 私を性的に気持ち良くさせると彼が思っていることを、いつも受け入れていました。だから、身体的な部分は自分でよくわかっていても、自分が何を好きか彼に言えるようになる必要がありました。リスクを恐れず、彼のニーズに注目するよりも自分にとって何が心地良いかを口に出し、手に入れる必要がありました。彼は自分の不安（私を喜ばせることを知っているべきであり、どういうわけか私が彼を誘導したら、何か問題があるのだと思ってしまうというもの）に対処する必要がありました。私たちは健全な性についての本を一緒に読みました。二人とも自分たちの関係のこの部分を良くしたいと心から望んでいたと思います。私たちはその努力を続け、今では大きく改善しました。

回復の過程でこの共セックス嗜癖者は、自分の性的な欲望とニーズを持つことを学び、彼女のパートナーは、経験をコントロールするのではなく共有して親密性を育む機会を得たのです。

これまでは嗜癖があらゆる健全な性体験に影を落としていて、自分が何者で、性的にどのように振る舞うべきかという社会化に適応してきたのかもしれません。嗜癖者は激しい嗜癖のなかで、健全な性的自尊感情を持っておらず、行動化をやめても急にこの自尊感情が生じるわけではありません。そのため、回復中は二人とも、この親密な経験を傷つきやすいものにしてしまいます。次の女性もまた、関係がひどく傷つけられたと感じています。

共嗜癖者　夫は私との性的関係を怖がっているかのように行動します。彼のためらいや不安を感じて今度は自分が不安になり、イライラしてしまいます。そのうち、性的関係を結ぶ努力すらしないというパターンにおちいるのです。

この時期は、言葉に出さない考えと感情によって、関係がさまたげられています。コミュニケーションを取り続けてください。

回復プロセスのどこかでセックスを避ける時期がありますが、これは治療の一環として、性的関係に距離を置く約束を見直す時期です。この時期はカップルとして、性的な親密性をさまたげるものを特定し、その解消に取り組みます。

二人のうちの一方あるいは双方が、**性的アノレクシア**〔性的拒食症〕を経験するかもしれません。性的アノレクシアは嗜癖サイクルの現象であり、自分の性〔セクシュアリティ〕に対して恐怖や自己嫌悪を覚えます。この言葉は広く使われていますが、本人が性にまつわる激しい不安を抱いているという点で、親密性に対する恐怖と定義されることもあります。

嗜癖者　僕の場合の嗜癖は、恋人とは性的関係を持てないのに、一夜限りの関係や売春婦、テレフォン・セックス、マッサージ店、インターネットに対してはコントロールが効かないというものでした。今は回復中、つまりそういうことはしていないのですが、パートナーを性的にまだ避けています。彼女に問題はありません。あるとすれば、彼女の押しがないということかもしれませんが。ただ、僕のしたこと、つまり自分のすべてが嫌なのです。彼女と性的関係を持とうとしても、できなかったりすぐ終わってしまいます。おびえた若い男の子のようです。性嗜癖者のイメージとはちょっと違いますよね。子どものときから、性的な気持ちになると、自分は悪い子で罰を受けなければならないと思っていました。

嗜癖を抱えて生きることの両極端さのために、正反対の行動が交互に表れることがしばしばあります。嗜癖者が性的アノレクシアを経験するのに伴い、共嗜癖者の行動も変動し、自分の性的な部分への激しい自己嫌悪と闘おうとして、性的行動がひどく活発になるかと思えば露骨に避けることがあります。これは、過食した後で食べ物を吐くという、過食症者の過食と排出のサイクルと似ています。単に一方の極に移動したまま、純粋な拒食症に近い欠乏状態にとどまる可能性もあります。過食か排出かのパターンとは関係なく、回復するためには健全な性について学び、これを尊重し、自分の性に対する激しい反応の根底にある喪失と外傷［トラウマ］の問題に取り組む必要があります。

共嗜癖者　彼が他の人と性的関係を持っていると知って本当に嫌だったけれど、私が性的関係を持たなくていいことにどこかでほっとしました。自分のその部分を絶対に好きになれませんでした。浮気を知っていることを何年間も彼に言わずにいたのは、そうすれば私もいろいろなことを求められないと思ったからです。

間違いなく二人にとっての健全な性は、感情の癒しをきっかけとして始まるものです。激しい怒りや恥、苦痛があるとき、自分の期待に対して現実的で忍耐強くなる必要があります。お互いにとって何が満足で感情的に安全かという話し合いは、二人の間で終始行う必要があります。霊的、感情的に健全なやり方で成人対成人の関係を築くと、関係の身体的側面はより豊かな経験になりうるのです。

再発に直面する

彼がまた行動化したらどうしよう。回復実践の後で再び行動化することを**再発**と呼びます。残念ながら、再発の可能性は常にあり、多くの人が回復プロセスのなかで再発が生じます。治療プロセスまたは12ステップ・プログラムにおいて嗜癖者は、性的に素面《しらふ》になるには自分に何が必要かを考えますが、これは彼の行動化の仕方によってさまざまです。インターネットを使用してアダルト・サイトにアクセスしないことだったり、インターネットをまったく使用しないことだったりします。自慰は許容範囲内のこともそうでないこともあります。彼は何が自分の嗜癖サイクルの一部なのかを識別し、自分の行動化の誘因に責任を持つようになるでしょう。

ほとんどの女性は回復に入ってある程度時間が経ってから気づくのですが、再発を文脈全体のなかでとらえるようになるのです。どんな行動だったのだろうか。嗜癖者は再発に対してどんな反応をしたのか。彼はどのくらいすぐにあなたと他の人（彼が再発についての説明責任を負っている相手）に話したのか。彼にはどのような説明責任があるのか。今後の再発を防ぐため、彼は何をしているのか。彼は自分の回復においてすべきこと、取り組む必要のあること（関心を払っていなかった、あるいは以前は十分に取り組んでいなかったもの）を自問しているのか。

ある女性は、パートナーが性的なビデオを見て自慰をしていることに気づきました。彼は再発から二、三日のうちに、12ステップのスポンサー（12ステップ・プログラム上の選ばれた助言者）と彼女に話しました。彼はすぐに自分の行動を認め、何がその誘因となったのか見極めることで説明責任を果たしていると彼女は考えました。また彼は、次回はその誘因に別の方法で対処するつもりでした。彼女は彼の行動に対する失望、恐怖、怒りを伝えましたが、それに取り組むのは彼の回復であり、自分は自分の回復に専念しようと決心していました。

テレサが夫の再発に直面したのは、彼がポルノを再び使いはじめ、マッサージ店で女性を物色しはじめたときでした。彼は約四カ月ごとにネット上のポルノ閲覧という形で再発を繰り返してきましたが、この行動はそれより大幅に深刻化していました。彼はそれまで数年間、回復を続けており、再発は大量飲酒（断酒期間が続いた後、周期的に短期間の行動化があるというもの）のようなものでした。この再発が原因で、夫婦は治療的別居に至りました。その結果は一見厳しいもののように見えますが、文脈全体からすると、二人とも再発を彼の長期的回復と結婚生活に対する脅威と見ており、治療的別居は各自の回復問題にもっと集中的に取り組むのに役立つものだと思っていました。

再発の発覚にどのように反応するかには選択肢があります。自分がどのように反応するか、予想と実際の反応とは異なるかもしれません。嗜癖者とのこれまでの関係の積み重ねと、自分にどこまで許容する意欲があるかによって決まるでしょう。もし、再発を受け入れる余地はいっさいなく、関係も終わるだろうという気持ちなら、それが結論です。筆者が担当した女性たちは、他人を巻き込んだり、法律上の面倒な問題を伴ったりする再発に、非常に苦労していました。再発には自慰や成人指定ビデオの視聴、ストリップ劇場通いなどがあり、これらは許容しやすいものかもしれません。ですが、再発は二人の関係にゆがみを生じさせるため、すべて深刻なものなのです。二人を断絶させ、彼の行動を激化させる誘因となる可能性があります。再発した場合、自分がどう対処するかはっきりわかっていれば安心かもしれません。ただ、問題解決をしようとせず、「もし××だったらどうしよう」という取り越し苦労のなかで生きることはお勧めしません。もし自分の治癒プロセスにいるのなら、再発が生じた場合、それに対処するための手段は見つけられるでしょう。

嗜癖者が再発すると、共嗜癖者も再発します。共嗜癖の回復は、嗜癖者の行動の悪化のようにわかりやすいとは限りません。でも、自滅的な思考と行動に再び囚われることが自分の再発だと認識することは、あなたの治癒に役立つでしょう。共嗜癖が再発すると、また詮索を始めたり、本当は「いいえ」と言いたいのに「はい」と言ってしまったり、言葉で激怒するなど、元の行動パターンに戻ってしまいます。

「あなたの再発行動はどんなものでしょうか」

回復はプロセスであることを心にとめておいてください。あなたは考えたり、関係したりする新たな方法を学んでいるのです。このプロセスには時間がかかるので、自分に厳しくする必要はありません。

助けを求める

あなたは自分の力で、あるいは家族や友人の助言や指示に従って、対処してきたと思います。恐怖と恥を手放し、専門家または自分の問題に特化した回復プログラムから、あなたは援助を受けることを願っています。このことが意味するのは、自分の最大限の努力には彼を変える力はないこと、自分の考えも行動も好きになれないこと、そして、どれほど自分の人生が影響を受けているかを認識しているということです。この旅では、自分を取り巻く関係が危険にさらされ、自己尊重と価値観についての基本的信念が疑問視されているのです。うつ、不安、多数の自滅的な共嗜癖行動が、人生を支配しています。おそらく自身の嗜癖も表面化しています。外傷後ストレスの兆候だけでなく、児童期の心的外傷とその反復が果たす役割が明らかになるかもしれません。

あなたには個別またはグループで誰かと一緒に作業に取り組む機会が与えられて当然なのです。専門家とセルフヘルプのための支援があります。性嗜癖の影響を受けている家族への対応について研修を受けたセラピストを探してください。ほとんどがＩＩＴＡＰ（International Institute for Trauma and Addiction Professionals）によるＣＳＡＴ（Certified Sex Addiction Therapist）研修を受けるか、ＳＡＳＨ（Society for the Advancement of Sexual Health）、または特定の治療プログラムに加入しているはずです［日本ではこの種の専門家集団や専門家育成機関は存在していない。訳者が現在手がけているリカバリング・アドバイザー養成講座は、これらの欠陥を埋めようとする試みの一つである。なお、先行する団体として、近親姦被害者の自助グループ〈シアブ［SIAb.］：Survivors of Incest Abuse［info@siab.jp］〉があり、You Tubeで彼女たちのミーティングを見聞することができる］。あなたの抱える問題を扱った経験のあるセラピストの名前を聞いて回ることから始めましょう。同じ問題で苦しんだことのある人や、専門家の援助を求めたことのある人と話してください。予約の電話をかける前に、その人たちがセラピストの選択で重視したこととしなかったことを確認してください。治療グループを見つけるのが難しくても、今の担当カウンセラーや知り合いのカウンセラーに、あなたのほうから若干のはげましや働きかけをすれば、共セックス嗜癖者の問題に焦点を合わせたグループの発足に積極的になってくれるかもしれません。グループを始めるにはクライアントが二人いればいいのです。

性嗜癖者のパートナーや配偶者を対象とした、12ステップ・プログラムも検討してみてください。アラノンは、「自分の側を守って歩道を歩く」、つまりパートナーの行動に気を取られることなく、自分自身に対する責任を取るための強固な基盤を提供してくれます。12ステップ・ミーティングは対等な仲間が率いるものであり、専門家による介入［ファシリテーション］はなく、料金もかかりません。守秘義務と匿名性が守られています。以上のプログラムは、成功を収めた最初のAAモデルの伝統と回復ステップに基づいて作られています。

グループが通いやすい場所になかったり、あなたの住む地域になかったりするかもしれませんが、アラノンやAAなどを参考にしながら、それぞれの地域で共セックス嗜癖プログラムを立ち上げていきましょう。

ジャック　最初は、往復三百キロの道のりを運転してCOSA［共セックス嗜癖者］グループに参加していました。何カ月かこのグループと地元のアラノン両方に参加した後、地元でCOSAグループを始めました。この問題を抱えて生きるにはどうすればいいか、希望と援助を求めてグループに駆け込んだのです。私は自分の気持ちを受け止めてくれる他の人たち、つまり自分と同じような人生を送ってきた女性たちとのつながりを求めていました。

共嗜癖者　結婚生活のほとんどの間、自分はどうかしていたし、他の人もそう思っていたと思います。車でバーからバーへと［彼を］探して回り、人前で騒ぎを起こし、些細《ささい》なことでヒステリーを起こしていました。いつも怒っていました。人生を嗜癖に明け渡していました。グループに入って自分の狂乱ぶりに気づき、それをあるがままに受け止めることができました。自分に助けが必要なことは明らかでした。共セックス嗜癖者を対象とした12ステップ・グループを見つけました。今は自分の行動に集中しています。つまり、「自分の側を守って歩道を歩いて」いるところです。

第1章で自分の体験を話してくれた女性たちを振り返ってみましょう。旅の途中で彼女たちは皆、グループに居場所を見つけました。彼女たちの一部は、性嗜癖者の配偶者やパートナーに向けた治療グループに入り、その他の人は12ステップ・グループとつながりました。最初、彼女たちがこのグループについて知っていたことは、性嗜癖者と認定された配偶者やパートナーを持つ他の女性（もしかしたら男性も）がいるかもしれないということだけでした。

テレス　自分と同じような問題を抱えていると思われる人たちのグループに足を運ぶほど追いつめられているなんて、信じられませんでした。なぜこんなことになったのだろう。家族全体が壊れていくような気がしたときカウンセラーからうながされたので、ひどい苦しみを取り除くためなら何でもするつもりでグループに参加しました。人生にはたくさんの秘密が隠れているものです。それから、他の人の話に耳を傾けるようになり、彼女たちは鏡に映った自分の姿なのだと気づきました。自分が一人ではないと知ってショックと安堵の両方を感じると、私の苦しみは少なくとも一時的にはなくなりました。

ヴァネッサ　とても怖くて、混乱していて、自分の結婚が不確実なものに思えました。「性嗜癖」という言葉におびえていました。あんなことにおびえるなんて変ですよね。結局、私は性嗜癖とともに生きていたのです。なぜその方向に進んでいるのかもわからず、車をがむしゃらに走らせている自分に気づきました。とうとう私は車を停め、自分が何をしているのか考えようとしました。おかしなことですが、実のところ、これが自分の人生に必要なことだったのです。

サラ　夫の行為に対する怒りでいっぱいのまま、私はグループの部屋に入っていきました。自分と家族の将来について、強い経済的な不安や恐怖心がありました。この不安と恐怖に押し潰されそうでした。自分がした選択と過ちのことで、また私たちの置かれている状況に対する恥ずかしさで、とても苦しんでいました。事実を全部知っているわけではないとはわかっていました。さらなるショックを受けましたし、傷つき、激しい怒りを経験しました。そしてこの部屋で、自分の恥と苦しみから逃れる道を見つけたのです。

ジェニー　ここで、私の夫のような恋人や配偶者を持った女性たちのグループに足を踏み入れました。女性たちのパートナーは悪質な騙《だま》しの手口を使い、あの手この手で他の女（マッサージ店の女性や職場の女性、友人であるはずの女性）と一緒にいた男たちです。私は長い間カプセルの中で生きてきました。海を漂流し、嵐に揺られながら。でも、もう一人きりでなくなる準備はできていました。

あなたと同じような経験を持っている女性たちのグループ、それがセルフヘルプ・グループであろうと治療グループであろうと、これらのグループの持つ治癒力をいくら強調しても足りないくらいです。12ステップ・グループでも治療グループでも、守秘義務は厳守しなければなりません。あなたは恥ずかしさと怒りを覚えていて、人に知られたくないと思っているかもしれません。また、これは個人的な問題だと考えていて、自分の家族の匿名性について心配しているかもしれません。でも、こうしたグループ体験を介さないと、それまで予想もしなかったほどの回復に至ることはないのです。グループのなかで彼女たちは、癒しの旅が人生を生き抜き、究極の課題をやり遂げるのを助けてくれる賜物であることに気づきます。

この本でどれだけの女性がグループで答えを見つけたかを読んでも、「そうだけど……交通手段の問題があるし……」「そのとおりだけど、子育てにさしつかえが……」と、まだ先延ばしにしているかもしれません。あるいは「そうなのだけど、地元では名前も顔も知られているので、そんなふうに自分をさらけ出すことはできない」と思っているかもしれません。

まず、立ち止まって深呼吸してみましょう。自分の幸福［心身が健康な状態］を最優先してください。幸福は人生のあらゆる側面に影響してくるからです。あなたがストレスと恥を抱えて生きることを望んでいないのはわかっています。他の人と接触しようとしないのは、相手の邪魔をしたくないからかもしれません。自分に近しい人たちに散々迷惑をかけていると思っているかもしれません。負担になりたくないという恐れは共依存の一面であり、快適な生活を損なう可能性があります。あなたはもっと恵まれ、良い目にあってしかるべきなのです。育児の心配があるなら、家族や信頼できる友人に子守を頼んでみてはどうでしょう。交通手段が問題なら、地域サービスや公共交通機関を探してください。12ステップのメンバーがミーティングに出席できるよう、協力してくれることもよくあります。自分は地元で有名なので、グループへの参加が人に知られてしまうと人生の他の面に大きな影響が及ぶのではないかと思うなら、12ステップ・ミーティングでは匿名性が尊重されており、専門家のセラピーには守秘義務が課されていることを理解してください。実際に、アメリカでは性嗜癖分野の専門家が数多くいて、多くの有名人やそのパートナーが治療を受けています。ほとんどの場合、あなたを遠ざけているのは恐怖です。自分の現実を認めることができるようになれば、恐怖も恥も軽くなります。

治癒するときが来たのです。治癒は一斉に起きるものではなく、過程を経て得られるものです。これからも、乗り越えなくてはならない障害や直面しなくてはならない苦しみ、取り組まなくてはならない作業はあります。でも癒しの旅では、この苦しみに耐える力を得ることでしょう。自分の声を持ち、自分の感情を知り、喪失を嘆くことを学びます。パートナーの嗜癖行動に対する自分の無力さと折り合い、自分の力がどこにあるのかを認識するでしょう。その力はあなた自身の行動と選択にあります。境界を築き、コントロールの必要性を手放すというこれから行う作業は、自分が何者で、何を必要とし、何を欲しているのかという感覚を強める解放体験になります。この作業は、なりたい自分、つまり本当の自分になる勇気を与えてくれるでしょう。自分に価値があると感じ、それが自分を愛する行為であると知ったうえで、セルフケアの必要性を認めるようになります。あなたはそれを受けるに値します。そして、一人でセルフケアをする必要もありません。嗜癖と共嗜癖は、孤立と、自己と他者からの離断の問題です。回復とはつながりです。この旅に他の人が加わるのを許しましょう。

本章のおさらい

＊自分が治癒する時期に来ていると思いますか？　このことはあなたにとって何を意味しますか？
＊悲嘆プロセスにある自分をどう表現しますか？
＊どの程度、またどんなふうに自分が無力だと考えていますか？
＊あなたの力はどこにありますか？
＊自分の手に負えない面があるとあなたが考えているのは、人生のどの部分ですか？
＊自分で認識している境界侵害はどのようなものですか？
＊この時期、あなたの回復に役立つ重要な境界は何でしょうか？
＊反芻と没頭を減らすために、あなたは何ができますか？
＊自分のパートナーは信頼できるのかという疑念で、頭がいっぱいになることはありませんか？　もしそうなら、どうすれば回復実践や新たな行動の効果が表れるまで、この精神錯乱を遠ざけておくことがで

ますか？
＊あなたの側に、より健全な性的関係を妨げる障害がありますか？
＊あなたの再発の兆候と見なされる自滅的思考・行動はどのようなものですか？
＊あなたのほうから助けを求めましたか。もっと援助が必要ですか？
＊本章の中であなたにとって重要なことは何ですか？

第8章　平安を見いだす

彼を許せるのかな？
どうすれば安らぎが得られるのかな？

涙を流し、怒りの叫びを上げるたびに、心の中に許しと安らぎが入る余地ができ、広がっていきます。自分自身の回復の旅を進めるにつれ、許しと、それが自分にとって何を意味するかを考えるようになるでしょう。神やハイヤーパワーとのつながりを深め、自分のスピリチュアル・パス［霊性に導く道］を見いだすでしょう。これらはすべて、あなたの治癒プロセスを支援する方法です。

許し

女性は他人の罪を許すべきだと教えられてきました。でも、ここには〝べき〟などありません。嗜癖者は浮気が発覚した後、しばしばあなたに許しを乞います。パートナーをすぐに許してしまう女性は、私たちが**安物の**または**偽物の**許しと呼んでいること、つまり、何も変わっていない、何にも直面しない、あるいは何も解決していないのに、親密さの幻想を助長することによって否認プロセスを深める行為をすることが多いのです。二人の関係を守るために、自分に対する、また関係に対する損傷を、否定したいと思っているのかもしれません。過度に従順で、対立を避けるためなら何でもするという生育歴と習癖が、あなたに刻み込まれているのです。著書、『どうすればあなたを許せるの？』の中でジャニス・スプリングは、安物の許しについて、どんな代償を払っても（自分の尊厳と安全性を犠牲にするなど）関係を守ろうとすることだと明快に述べています。表面的には何も問題がないかのように振る舞っているかもしれませんが、内面では血を流しています。自分の苦悩と憤りを黙らせることは、心と魂を沈黙させるだけです。[*20]

偽物の許し

期待や境界を伴う関係の崩壊を避けるため、容易に安物の許しを与えてしまうかもしれません。おそらく、対立と怒りに対する深い恐怖、拒絶と見捨てられに対する恐れ、または外部からの承認を求めているために、すぐに許したいという欲求をかきたてるのでしょう。あなたは笑顔を浮かべ、声を上げることなく、期待することをやめて、この関係にとどまります。あるいはこの関係から離れても別の関係に巻き込まれるだけで、同じパターンを繰り返してしまいます。またしてもあなたは、求めず、期待せず、自己肯定または自己尊重の立場からでなく、挫折や、無言の反抗という立場から行動するのです。

テレス　自分が正しいと思うことをするのに追われていました。夫のことを許していたと思います。許しの言葉を言って、そしてほほ笑みました。正しいことなどそこにはありませんでした。もちろん自分が傷ついていることはわかっていました。腹が立ちましたが、怒るまいと必死でした。怒るとみっともないと思っていたし、彼を悪者にしたかったのです。結局のところ、彼の行動が問題なのです。ただ自分の感情を、自分が怒っているときどう感じるかを、コントロールできないことに耐えられなかった。それで、笑顔を浮かべ

＊20　Spring, J. with Spring, M. (2004) *How Can I Forgive You?: The Courage to Forgive, the Freedom Not To.* New York: HarperCollins.

て許すと言い、その後、できる限りのことをして彼を罰し、コントロールしたのです。相変わらず私は彼の嗜癖のなかで生きていたのです。

マイテ 回復前は偽物の（コントロールされた）許しを乱発していました。許したふりをしながら、念のため、彼の愛人や行動化についての情報をこっそり集めていました。そして、彼の行動を他人に言いふらしていたのです。

ジェニー はっきりした回復が始まるまで、何年もの間、偽物の許しを続けていました。たいていは麻痺してしまって、必死で呼吸しようとしていただけでした。でも回復が始まり、私たち二人が何に取り組んでいるのか、本当の意味で理解しました。彼は、どのみち自分は変わりつつあるのだから、自分のことを許すべきだと言って私を苦しめました。でも、それがしつこくて嫌でした。それに、以前の彼の行動とたいして変わりません。若干声は小さくなりましたが、口調は相変わらず脅しでした。どういうわけか、「あなたを許す」と言うと、私は限界を設けたり、状況を変えるよう求めたりする権利を失うようでした。

感情に正直にならなければ、心の底から許すという心境には至らないのです。あなたが許すと言っても、自分の声を持たず、自分の苦痛を嘆かず、不公正を認めなければ、回復は口先だけで行動が伴っていないことになります。

セラピーの過程にとどまることを望まず、夫に対して自分の行動を真剣に考えるよう求めたがらない女性を、短期間ですが担当したことがあります。彼女の結婚生活は二十五年、その間、夫はあからさまに他の女性を相手に行動化し、彼女の目の前で言い寄っていたのです。彼女はこの年月を、安物の許しを与える行為に費やしました。夫の性的行動化の繰り返しが嗜癖だとは思っておらず、彼は自分の行動に責任があるとさえ思っていませんでした。彼女はしばしば彼の嘘とごまかしを見破りましたが、何度も何度も彼を許してきました。「彼は本当に私を愛している。他の女性たちのせいだ」と思っていたのです。彼女が目を向けていたのは、その時々で彼が付き合っている女性だけでした。彼女は、他の女性たちが寄って来さえしなければ、夫と自分はうまくいっていたと思い込んでいました。彼は彼女を愛していて、入り込んでくるのは他の女性たちのほうだ（宇宙からやって来て、彼の意思に反して拉致したようなもの）と確信していました。

許しと回復

許せること、積極的に許すことは、回復の焦点ではありません。自分のパートナーの行動の性質に気づいたばかりなら、あなたはまだ大きな喪失を嘆いているでしょう。この時点での許しは極めて時期尚早であり、偽物の（またしても）、安物の許しである可能性が高いのです。真の許しが始まるのは、自分が不当なことをされたと認めるところからです。それからあなたは悲嘆することができ、これらの不当に伴う自分の感情を認めることができますが、このことは間違いなく自分の怒りと苦痛を認めることを意味します。自分自身の回復を追求し、境界を定め、関係において受け入れられる行動と受け入れられない行動をあなたが決めるのです。

関係を維持するかどうかにかかわらず、許すという行為は、自分自身の治癒なのです。恨み、没頭、コントロール行動を手放すことです。別居や離婚をした場合、共セックス嗜癖者はいつまでも恨みを抱いていることが多すぎるのです。何年も経っているのにまだ恨みに囚われて、前のパートナーに固執している多くの女性たちを見てきました。彼女たちの人生におけるこの否定的な思考は、執拗な恨みから来るもので、他の関係（子ども、友人、同僚、新たなパートナーなどとの）すべてに影を落とします。

許しは道徳的権利であり、道徳的義務ではありません。愛はあなたに義務を負わせたりしません。結局、許しとは、覚えていて、そのうえで手放すことです。自分に忠実であることです。ですから、許しについて予定を立てることはしないでください。自分に〝べき〟を課さないでください。許しは、自分の回復実践に真剣に取り組むことによって可能になるのです。

許しのための枠組み［フレームワーク］を得ることを目的としたこの旅の間、許しは何らかの心の平穏を与えるかもしれません。その意味を知ることによってのみ、許しを癒しの視点から見ることができます。許しについて、以下の点を考えてみてください。

許すとき、あなたはもう、自分の身に起こったことを中心としたアイデンティティ形成をしなくなっています。あなたは、自分にはパートナーとの過去以上のものがあることに気づきます。自分の過去を、現在の自分の一部として総体的に眺めるようになります。

許すとき、あなたは、自分にはもう恨みも怒りも、憎しみも憐れみも必要ないことがわかっています。これらの否定的な感情を口実に、自分が望んでいるより、あるいは自分に見合うよりわずかなものしか人生から得られないことに、甘んじる必要はありません。自分を傷つけた人に対する武器、あるいは再び自分を傷つけることができる距離に他人を近づけないようにする武器として、これらの感情を必要としなくていいのです。あなたはもう、自分を傷つけた人を罰したいと思わなくなるのです。あなたは、自分が本当は仕返しなどしたくないとわかっています。許しは、そうする努力をやめたときに感じる心の平穏なのです。

◉共嗜癖者◉　境界設定を始めて、私の要求を恋人に言うようになったとき、許す方法を見つけました。彼に細かくいろいろなことを要求して、肯定的な反応が返ってくると心が和みました。下は十七歳から上は二十歳だった子どもたちに話をするよう頼みました。子どもたちがいろいろ知っているのはわかっていましたが、表向きにはまだ全部が大きな秘密でした。二人で子どもたちとじっくり話をしました。ひどく怒っていてそのうえうつ状態だったため、まるで私は悪者のようでした。カウンセラーの示すガイドラインに沿って話をしたのです。とても勇気のいることでしたが感謝しています。職場の部署を変わるよう頼むと、彼はそうしてくれました。彼は嫌がっていましたが、結局変わってくれました。行動化の相手の一人と同じ職場で働いていると知って、私はずっと腹が立ってしょうがなかったのです。彼に携帯電話の番号を変えるよう要求しました。いろいろなことを要求しましたが、彼は実行してくれました。これはすべてプロセスの一部でしたが、彼が積極的に私の話を聴き、私の要求を尊重してくれたので、許しはじめることができたのだと思います。

サラ　許しは、何より厄介なことです。そうですね……許しと信頼は。何年もかかって、許しは相手でなく、すべて自分についてのプロセスなのだと悟りました。自分が何を求めているかの問題なのです。『アルコホーリクス・アノニマス』〔通称「ビック・ブック」、邦訳「アルコール中毒からの回復」〕では、自分が自分に求めていることは、敵のために祈ることだと示唆しています。許しは、相手の幸福を祈ることを通して明らかになるのだと思います。このようにして、私は許せるようになりました。

マイテ　私の場合、本当の許しが始まったのは、教育と、嗜癖者と共嗜癖者を対象とした治療グループへの参加を通して、これが病気、すなわち彼の脳に影響を及ぼし、彼の意志と魂を乗っ取る強迫性障害（その過程で私にも同じことが起きた）だとわかったときでした。喪失、狂乱、恐怖は苦しいものですが、それには理由があります。そして私は、これらを別の文脈のなかでとらえ直したのです。問題は自分でも彼でもありません。これはいわば、魂、私たち二人の魂のがんなのです。私たち二人は傷ついた似たもの同士で、癒しを渇望していました。それが共感、本当の共感の始まりで、私にとっても彼にとっても自分の家族、喪失、人生を深く嘆くきっかけとなりました。これは判断の問題ではなく、障害、すなわち危機の間だけでなく、日常的に私たちを破壊していたものをコントロールするということでした。その後すぐ苦痛がもたらす賜物に気づくようになり、そのときから自分の新たな霊的成長が始まったのです。

ヴァネッサ　非常に信仰心の篤い環境で育ったため、許しについての私の見方はゆがんでいました。浮気や裏切りを知っても、いろいろと考えた末、心に蓋をしてその事実を胸の奥にしまうことを重ねてきたのです。許しについてのこの間違った観点から行動することは、自分をますますひどい人間にするだけでした。口先で彼を許しては後で責め立てるというのが、トラブルの最初の兆候でした。そうすることで私の優位性と混乱は増していきました。また、恨みを否認し続けることにもなりました。自分が抱えていないものを癒すことなどできないのです。まず、苦しみを経験すべきだったのです。忙しさや人助けによって自分を治療するのではなく。常に笑顔を浮かべた共依存者として、私は自分の怒りの原因を探り、多少なりとも解放しなければなりませんでした。怒りはとても深く埋めてあったので、これは大変な仕事でした。でも、すばらしい自由は、調和と本来性によってもたらされます。正直な感情を経験し、感じると、怒りを解放することができました。

夫の行動化と、私の父の激しい怒りに満ちた行動を心から許せるようになるのに非常に役立ったのが、二人とも傷ついているのだと認識し、彼らがこれらの行動をとるのは私につらく当たるためではなく、壊れているからなのだと悟ることでした。傷ついた人は人を傷つけます。私が参加したグループの一つでは、自分の内なる子ども「インナーチャイルド」との接触をイメージしました。そこで私たちは、子ども時代の虐待者にも出会うのです。この訓練で私たちは、二人の純粋な幼い子どもたちのイメージに出会います。そして、大人になってから彼らを行動に駆り立てる苦痛から解放され手をつないで一緒に立ち去る二人を、心の中に思い描いたのです。これは私にとって、行動だけでなく、核心のところで二人を理解するためのすばらしい方法でした。これは自分が抱えていた恨みと怒りを手放し、行動に注目し続けるのでなく魂を尊重するための、もう一つのステップでした。自分を悩ませる行動を克服できないと思うとき、今でもこの訓練はとても役に立つと思います。

何が許しでないかを認識することによって、許しとは何かが理解しやすくなるかもしれません。あなたが自らの感情を吟味し、許しが自分の治癒に果たす役割を受け入れる際、次のように考えることが役立つでしょう。

許しとは、起きたことを忘れることではありません。過去の経験と苦痛は、再び被害に遭ったり、他人を被害者にしたりしないようにするために、多くのことを教えてくれます。あなたを傷つけた人たちを許すことは、彼らの行動を大目に見たり、無罪放免にしたりすることではありません。あなたは自分がされたことを許容できるとか、重要なことではなかったとか、傷つけるようなことではなかったと言っているわけではないのです。それは重大なことであり、あなたを傷つけ、あなたの人生に影響を及ぼしました。許しは、彼がしたことを消し去るものではありません。依然として彼には、自らの行動がもたらした害に対する責任があります。

許しは、起きたことについてもう二度と怒らないことを意味するわけではありません。あなたに起きたことは不当かつ不公正なことでした。だから常に怒りを感じるのです。あなたが怒るのは当然のことであり、怒る権利があるのです。しかし、あなたが目指しているのは、怒りが、どうやって自分を大切にするかや、どう生きるかの妨げとならないようにすることです。

許しは一度の決断で生じるものではありません。過去を手放して生きていこうとどんなに真剣に思っても、魔法の杖を振ったりスイッチを入れたりするように、一瞬で気軽に過去を消去することはできないのです。

ジャック　彼がしたことは、許せるものではありませんでした。そのために彼を憎みました。彼を信頼したのは、光り輝く鎧《よろい》で身を固め私を守ってくれる騎士になってほしいと、心から思っていたからです。今なら盲目的な信頼だったとわかります。私たち二人が回復しはじめてから二、三年経ちますが、彼のことはもう許しました。私が彼を許せるようになったのは、自分の力を見いだしたからです。以前はなかった境界を設定しました。ずっと避けてきたことですが、自分の感情を認めました。自分のことは自分でやり、自分のことを考えはじめるにつれ、結婚を続けるために回復実践を望むようになりました。二人の関係を確実なものにしたいと思ったからです。彼の回復が進むと、私は彼の人となりにもっと共感できるようになりました。

でもこの時期、彼を許したいと思いませんでした。許すことなど考えもしませんでした。自分の人生で起きたことを理解しようとしていただけでした。自己嫌悪と苦しみを抱えて生きるのが嫌だったのです。それまでになかった形で自分たちのことを理解するようになり、お互いにどれほど似つかわしいかがわかりました。私たち二人は完全性を求めていましたが、結局それは、自分たちの回復にしか見いだせないものだったのです。完全であることに近づこうとする力によって、私は許しの境地に至ることができました。

●　●　●　●　●

許しは和解を意味するのではありません。あなたがいかなる形の許しにも抵抗するのは、許すこととはその関係にとどまることだと思っているからです。和解は選択です。あなたが別れを選ぶかもしれないし、彼が離れていくかもしれません。関係が続いても続かなくても、回復プロセスは自滅的思考・感情・行動を手放し、新たな対人関係スキルを学び、内面から自己肯定感を高める機会なのです。関係は終わってしまうことが多いのですが、たとえそれが自分の選択であっても怒りを抱えたままうつ状態から抜け出せず、自己肯定感を損なうような行動をとり続けてしまいます。でも、あなたがそうなる必要はないのです。

ジェニー　回復期に入ってしばらくすると、心静かに受け入れるようになりました。彼を許したのかどうかはわかりません。でも、彼を憎むのをやめました。彼に対する見方が変わったのです。私にとって彼はもう怪物ではありませんでした。二、三年間回復プログラムに取り組んだ後、離婚を選びました。私の人生のなかで信頼と責任を伴う関係に彼を取り戻さなかったのは、彼を許すか許さないかの問題ではなく、境界の問題でした。私たちの関係の土台があまりにも弱かったので、私は愛を感じることができなかったのです。私たちが一緒に出かけた旅の意義について、時には哲学的になって考えることができます。私たちが自分も相手も傷つけながら一緒に過ごした年月に、怒りを感じるときもあれば感じないときもあります。まだ子どものことで彼と関わる必要があり、自分が批判的で非難がましくなっているのに気づきます。私は全然完璧ではありません。自分は人間なのだと実感しています。自分を許すとは，すばらしいことではないでしょうか。今私はこれまでにないほど心穏やかですが，それはもう彼と一緒にいないからではなく，自分の怒りと傷にしがみつくのをやめることを選んだからです。そして，被害者でいるのもやめることにしたのです。それはすばらしいことでした。自由のおかげで，自分自身に，そして彼にさえ，心から愛情深く接するようになりました。

●共嗜癖者●　彼は泣きながら，一緒にいてほしい，行かないでくれと頼んでいました。心からそう言っているように見えました。一瞬彼を信じましたが，それは聞いたことのあるせりふです。カウンセラーは彼を信じると言いました。彼を許すべきだと私に言っているのだと思いました。でも私には時間が必要でした。行動の変化を見届ける必要がありました。自分の怒りは鎮まったといえるでしょう。今のところ，自分のためにすべきことに専念し続けています。それが，今までとは違う関係を，私たちが再形成するのに役立つとわかっています。許しについては……彼を愛していると思うし，尊敬しているところもありますが，私はただ，この癒しの旅が自分をどこに導くのか見極めます。

自分を許すこと

パートナーを許すだけでなく，他人や自分を傷つけてしまった行動について，あなたは自分自身を許す必要があります。没頭やうつにおちいって苦しんでいたため，子どもたちや親しい友人の相手を十分にしていなかったかもしれません。腹いせに浮気をしたり，否定的な言葉で自分を傷つけたりしたことがあるかもしれません。嗜癖者のために嘘をついたり，嗜癖者をかばったりしたかもしれません。あなたは自分を許す必要があります。自分の疑惑を無視したり，彼の愛人を理想化することで不公平な比較をして自分をおとしめたり，自分の直感を軽く見たり、虐待行為に耐えたり、どんなことをしてでも和解したりしたことを。このリストは際限なく続くように思えることがあります。あなたは人間なのですから、あくまでも人として自分が何者なのかを受け入れてしかるべきなのです。

ジャック 回復に役立ったのは、夫を許すことより自分を許すことでした。自分の性的行動化や、恐怖のため踏みつけられることに甘んじて立ち向かわなかったこと、最後通告を突きつけるのに及び腰だったことを、許せるようになったのです。それまでの人生で、私は自分を叩きのめしてきました。もうそんなことをしなくて済むようになってよかった。そのうえ、自分がなぜ、どのようにして、そんなことを自分にしてしまったのか、とても深く共感したのです。

自分を許せるようになるためには、否定的な独り言（「うかつだった」「自分はものすごく馬鹿だ」など）をやめることから始めます。あなたは馬鹿でも、うかつだったわけでもありません。自己批判してもますます嫌な気持ちになるだけです。あなたはおびえていて、低い自己肯定感から行動していたのです。自分を守ったり、自分を尊重したり、違う形で自分の感情を表現したりする方法を知らなかっただけかもしれません。女性にとっては、自分よりも他人に共感を示すことのほうがずっと容易なのです。ですから、一息ついて深く考え、その共感を自分にも示してください。自分の許しは少しずつ進むものです。一度にできるものではありませんが、あなたも他の女性たちと同じように自分を愛することができるようになるのです。

共嗜癖者 自分自身を傷つける行動を数多くしてきたことを、許さなければなりませんでした。自分にとってとても重要だったのは、彼を満足させ続けるため、彼を怒らせないために、望んでもいない性的な行為をしているとき、自分を彼に売っているような気分になったことです。今では、そんな行動をとったのは怖かったから、自分自身の強い価値観がなかったからだと納得しています。あの状況には二度と戻りたくありません。

ヴァネッサ 自分を許すこと、愛することという概念がどれほど重要か、いくら強調しても足りないくらいです。私が本当に自分を許し、愛するようになるまで、他の人に同じ贈り物をすることはできませんでした。

許しによって、パートナーと彼の行動とを切り離して見ること、善悪をはかることが可能になります。共感をもって自分を見つめ、どれほど自分が二人の関係を損なう原因となっていたか知ることができます。あなたは復讐を手放し、起きたことにこだわるのをやめ、自分の人生に再度取り組むことができるのです。

共嗜癖者 許しには時間がかかりました。私が治るまでの時間、自分自身を助けに行く時間、あらゆる混乱、コントロール、強迫観念を整理し、解決する時間、手放すための時間です。カウンセラーの助けも必要でした。私にとっての許しはいくつにも枝分かれしていました。私は両親、虐待者、夫を許さなければならず、最も重要なことですが、自分自身を許さなければなりませんでした。完璧でない自分、自分を守れない自分、もっと早く助けを求めて回復に入らなかった自分を。

治るためには、治癒に責任をもって真剣に取り組むことが必要です。そして、許しのことは許しにまかせておけばよいのです。許しは時間の経過に伴って、徐々に段階的に到達するものなのです。最終的にあなたを癒すのは、あなた自身の強いスピリット［精神］です。

スピリチュアリティ［霊性］――あなたの神はどこにいるのか

不倫とそれにまつわるすべてのせいで、あなたには、神やハイヤーパワーとのつながりを築いたり維持したりするのに必要な、感情的作業を行うための時間やエネルギーがあまり残っていません。あなたはスピリチュアルな解釈［自らの霊性に問うことによる判断］こそ最善とはまったく思わないかもしれません。自分の人生にゴッド［神］を受け入れる習慣がほとんどなかったり、自分の信仰に疑問を持っていたりするかもしれません。では、霊性はこの状況にどの程度当てはまるのでしょうか。あなたが直面している問題はあまりにも人を消耗させるものなので、人の力だけではこれらの問題に対処するのに不十分だということを覚えておいてください。

あなたのこれまでの人生は、反応すること、生き残ること、絶えず外部の力を警戒することに費やされてきたかもしれません。あなたの自己評価は他人を通してのものであり、あなたは他人を満足させ、適合し、世話をしようとしてきたのです。ですが、外側だけから本当の自分を見つけることは不可能です。治癒は、平安を求める道筋を外界から内界へと変えるものです。

完全な存在になるには、子ども時代に受けた傷の闇を旅する必要があります。あなたが経験する世界の恐ろしさが少しましになりはじめ、または自分のことは自分でできることがわかると、あるいはそれを実現する潜在能力が自分にあることがわかると、もう過度に警戒して生きる必要がなくなります。自分の恥に「いいえ」と言うことができるのです。これらを行うことにより、過去の制約を乗り越えて、現在の霊性の道を進むようになります。そうなるにつれて、パートナーに頼って自分を完全にすることはできないし、彼がいてもいなくても、自分は今もこれからも大丈夫なのだと悟ります。

あなたには内面への旅をする機会が与えられて当然なのです。『ハシディズムは語る』［ハシディズムとは、十八世紀にユダヤ教内で生じた敬虔主義運動のこと］の中で、モーリス・フリードマン［一九〇〇年生まれのポーランド人でインドに亡命。ガンジーやネールと親交があり、ニサルガダッタ・マハラジを西欧社会に紹介した」は、ユダヤ教のハシディズムの信仰について説明しています。一つの現実から別の現実への変化を望むなら、まず自分を白紙状態に変える「中間段階」を通過しなければならないというのです。この中間段階であなたは、「聖なる絶望」を経験しますが、これはハイヤーパワー以外からの助けを期待できないとわかっているときに起こるものです。自分はハイヤーパワーになれないことを受け入れたときが、あなたの回復のターニングポイントです。自分の周囲にも自分の内にもハイヤーパワーが存在すると信じるようになったときが、あなたの霊性のターニングポイントなのです。[*21]

◎ジャック◎　私の霊性は分画化されていました。私の残りの人生と同じように。壊れ、分断され、停滞しているのです。私はカトリック教徒として育ち、教会に通い、戒律に従っていましたが、それは私がしなければならないことでした。祈りは慰めを与えてくれませんでした。繰り返し唱える言葉にすぎませんでした。夫が出て行くことを告げたのは、イースター［復活祭。キリストの復活を記念して行われるキリスト教の重要な祭］の週末でした。まるで私はぬるぬるした壁に囲まれた穴の中にいて、てっぺんまで登る方法がない、そんな気がしていました。話す人が誰もいなくて、本当に一人きりでした。そのとき、苦しみのなかから「ミサに行きなさい」という内なる声を聴いたのです。何とか教会に足を運び、礼拝の間ずっと泣いていました。神父様は私の頭がおかしくなったと思ったに違いありません。変に聞こえるかもしれませんが、たぶん、生まれて初めて神の存在を感じることができたのです。自分はとても未熟で空っぽだと思いました。とうとう底つき［このままでは生き残れなくなることを実感すること］をして、鎧《よろい》に隙間ができたため、自分の人生に神を受け入れたのです。自分を解放したのは壁に突き当たったと感じたからです。失うものは何もありませんで

＊21　Friedman, M. (1988) *A Dialogue with Hasidic Tales*. New York: Human Science Press.

したから。最終的に神を見いだすことで、私は自分の人生と意志をひっくり返すことができたのです。

「平安の祈り」［第7章の＊18］は自分にとって、とても大切なものになりました。時々日記を書き、この祈りのそれぞれの文句を冒頭に使いました。平安の祈りは物事を整理し、取捨選択し、神に委ねるのに役立ちました。神様の箱も気に入っています。この箱のことは他のCOSA［共セックス嗜癖者］から教えてもらいました。問題、思考、強迫観念に苦しんでいるときはいつも書き留めて神様の箱に入れるのです。これは、手放すことに本当に役に立ち、効果があります。神が存在することはわかっています。聞くことも耳を傾けることもできます。セラピストが私にこう聞いたことがあります。子ども時代に虐待されていたとき、神様はどこにいると思っていたのかと。最初私は、神はそばにいなかったとはっきり答えました。でもよく考えてみると、神は世の中の悪を止めることができないのではないでしょうか。神はずっと存在してきたに違いありません。私はまだ生きていてまったく普通だし、精神的にも正常です。神は私の霊魂［スピリット］を守り、私をどこも欠けていない完全な状態にして、回復に導きました。神はずっとそばにいて、私と私の精神を守らなければならなかったのです。

私にとっての霊性は教会に通うこととは違いました。日常、自分の周りに神を見いだすことでした。自然のなかに、そよ風に、自分の飼い犬の笑顔に。車の走行を邪魔されたときには神を求め、こう言います。「まあいいか。神様は今私に到着させたくないのだろう」。以前は運転しながら激しく怒っていました。明らかに自分はたくさんの怒りを抱えていました。唯一それを発散しても安全だと感じられたのは、顔も名前も知らない周囲のドライバーに向けてでした。

何でも祈ること、神の導きを求めること、さらに重要なことですが、自分の人生を神に感謝することを学びました。

ジャックのように、私が担当した女性たちのほとんどは、神あるいはハイヤーパワーを受け入れるにしたがって人生に受容と平穏を見いだすようになりました。宗教的慣習または教会や礼拝所を通して高次の存在を信仰する女性や、12ステップへの参加によって自分の信仰を見いだす女性がいました。

マイテ 回復前の私の霊的生活［スピリチュアル・ライフ］は、神様はどこかよそにいるもので、愛されるためには神様を満足させなければならないという、私と両親との関係にとてもよく似たものでした。回復してから私は他の霊性への道、特に禅宗について学びました。一日数回瞑想を行い、自分の内なる導きを信じました。夫と子どもたちが自分の内なる導きを信じるにまかせるようになりました。すべてのもの、特に自分と他人の内に神聖なものを探します。私の国の文化では、女性である私は家族の信仰の羅針盤なのです。だから、その羅針盤として私は尊敬され、重んじられます。ですから、私が治れば、家族も治るのです。

サラ 自分に深く染みこんだ宗教的慣習には、まったく効果がありませんでした。あまりにも厳格で、恐怖に根ざしていて、呪術的思考を伴うことが多すぎたのです。私の宗教には公式のようなものがありました。私が参加、A-B-CをすればDが起きるというものです。でも、そんなふうにうまくはいきませんでした。私が参加、奉仕、無条件の愛などの霊的指針を学んだのは、12ステップ・プログラムのなかでした。アラノンでは、出席はしましたが話はしませんでした。あまりにもつらくて話すことができなかったのです。何カ月間も通いました。メンバーは皆、歓迎し、支援してくれました。愛を感じました。それまでの人生で、無条件の愛を感じたことはありませんでした。私が学んでいたこと、つまり霊性は自由であり、自分のコントロールの及ばない大きな計画だということは、現在に生きるチャンスを与えてくれました。私が必死で求めていた何かとは、自分がコントロールしようとしないものでした。この霊的導きには効果がありました。12ステップには「やればできる［参加すれば効果がある］」という言葉があります。疑わしいと思っていたときでも、とにかく参加しました。

自分の内なる知は、最良の仲間です。何らかの知識集団や宗教集団に適応しようとするとき、以前のように内なる知を否定したり、隠したり、説明したりする必要はなくなりました。今は嗜癖のことを、喪失や苦しみ、恐れ、嘆きをめぐる幸運な旅、すなわち外部の人や物に対する愛着を手放し、自分の完全性と神性、すべての物、すべての人とのつながりを見いだすことを教えるための旅だと考えています。それこそ賜物です。

サラが学んでいるのは、『魂との対話』の著者、ゲーリー・ズーカフの言葉どおり、「魂は、あなたの胸部にある空洞の一空間を占有する受動的あるいは理論上の存在ではない。魂はあなたという存在の中心にある積極的かつ意図的な力である」ということです。*22

ジェニー 信仰が私を救ってくれました。一生懸命に聖書を読み、ラジオで説教とクリスチャン・ミュージックを聴きました。リカバリー・バイブル・スタディ〔回復のための聖書勉強会〕に参加しました。これらすべてのことが、否認から抜け出して現実と向き合うための勇気と基盤を与えてくれました。自分が何を必要とし、何を望んでいるのか伝える代わりに、ひそかに他人を操って、自分の欲しいものを手に入れようとしていたことに気づきました。自分が状況や家族をコントロールしようとしてきたことを告白すると、神様は誠実にも、すぐに彼を信頼する力を私に与えてくれました。毎回物事は何とか解決しました。神様は、自分には価値がないという思い込みがキリストから私たちを引き離すことを示しました。キリストに受け入れてもらう前に、自分自身のすべてを受け入れなければなりませんでした。自分の一部を否定していると自覚する必要がありました。

共嗜癖者 自分の文化には役立つことがいくつかありましたが、それはカトリックとアフリカ土着の文化が混じり合っていたことと密接な関わりがありました。最も重要なのは、すべてを支配している普遍的なハイヤーパワーに対する信仰を持っていることでした。私は一人ではありません。自分を導いている存在（目に見えるものも見えないものも）があって、必要なときに助けてくれます。苦しみも暗闇も永遠には続かないことはわかっています。これらの試練はただ、自分を人間として強くし、魂を浄化してくれるものなのです。忍耐〔手放す〕と信仰〔神に委ねる〕により、すべてのことが可能になります。

ヴァネッサ　鍵となったのは、私の受けた厳格な宗教的教育を離れ、慈悲深い神との真正な関係を築くことでした。キリスト、ブッダ、シャーマン、聖人について学び、神と本当のつながりを築くことは、旅にとって最も重要なものだと考えるようになりました。それは、自分の魂に静寂を見つけ、どんな状況においても「存在していること」の恵みを知るということです。自分を愛し許すことや、平穏、落ちつきはすべて癒しに至る鍵であり、癒しは自分の魂のこの部分に火がついてはじめて、見いだすことができるのです。私にとっては、神なくして降伏〔すべてを委ねること、明け渡すこと〕は不可能です。自分のコントロールを手放し、苦しみを和らげることができるのは、力強く慈悲深い神がそれを叶えてくれたときです。それが自分にとって本当の癒しなのです。もう自分の苦しみを否定したり、それにしがみついたりはしません。今は自分よりも偉大な存在がそれを引き受けてくれると信じているからです。自分と神との関係を築くため、何年間もの宗教的教化を経て、本当に神とつながりました。それによって私は降伏と許しの大きな恩恵を見いだすことができたため、平穏が得られたのです。自分の心の内の平穏と愛に心から共鳴することが、治癒への道でした。

●　●　●　●　●

ハイヤーパワーへと導かれるような環境で育っていなくても、これまで特定の信仰とつながりがなくても、可

＊22　Zukav, G. (1989) *The Seat of the Soul.* New York: Fireside. p.31.〔ゲーリー・ズーカフ／坂本貢一訳『魂との対話――宇宙のしくみ人生のしくみ』サンマーク出版、二〇〇三年〕

能性を受け入れてください。これらの女性たちは霊的導きのなかで、すばらしい方向性と平穏を見いだしました。

霊的導きの道

魂の幸福を促進するための道は、創造的で非破壊的、進歩的、非退行的でなければなりません。霊的導きの道は、魂の幸福を刺激し、促進するものであり、抑圧するものであってはなりません。『呪術師と私』の中で、カルロス・カスタネダはこのように書いています。「あらゆる道を慎重に見ることだ。必要とあらば何回でもやってみるがいい。そして自分に、ただ自分一人に次のように尋ねてみるのだ。この道に心はあるかと。心があれば良い道だし、なければその道を行く必要はない[*23]」。

回復中の多くの女性たちは、自分と自然、歌、瞑想との関係のなかで霊的導きの道を進んでいきます。『ずっとやりたかったことを、やりなさい』の著者、ジュリア・キャメロンは、彼女が「モーニング・ページ」と呼ぶ毎朝の自由作文を習慣づけるよう、数百万人の女性に指導してきました[*24]。毎日自由作文や日記を書くことは、グラウンディング［地に足をつけること］とセンタリング［中心化］の働きを持つ、すばらしい瞑想法となりえます。これ以外にも身体的活動をすること、歌うこと、自然とつながることなどの探求的実践も精神を鎮め、解放します。

ジャック ウォーキングは静かに思いをめぐらすための時間となりました。ウォーキング中に静けさを見いだします。自分の行く道に美しさを見つけます。そこにある静けさのなかを、自分が進んでいくのです。

共嗜癖者 サイクリングは自分が身体的・人間的な力を感じる時間でした。その時間に自分の感情を感じ、方向感覚を得ることができます。サイクリング中、このすばらしい時間に眺めの良い場所で止まり、ただじっとしていたりしました。

瞑想を文字どおりに考えてみてください。恐怖と怒りを抱えている多くの女性は、たとえるなら、心臓が硬化しているか、閉ざされているかです。閉ざされた心臓は、自分、そして身体の他の部分への血流を遮断します。医療用語では**アテローム性動脈硬化**といいますが、これは、プラーク〔脂肪や血小板の固まり〕が蓄積することによって冠動脈の血流が阻害される過程です。高名な心臓専門医、ディーン・オーニッシュ博士は、インドで行った研究において、未解決の怒りと恐怖（閉じたハート・チャクラと閉じた冠動脈）には関係があり、食事療法と運動、グループによる支援、そして瞑想によって侵襲的方法を用いずに心疾患を治療することが可能であることを発見しました。[*25] 多くの言語において、**霊魂**〔spirit〕という言葉の語源は、**息**〔breath〕または**息をすること**〔to breathe〕を意味します。瞑想によって心臓と肺を開くことができます。瞑想はあなたの精神をクリアにし、今ここに存在するための機会を与えてくれます。

あなたがどの霊的導きへの道（キリスト教、ユダヤ教、イスラム教、マザーアース〔地母神〕、その他）を取るか、またそれをどのような形（祈り、唱、自然、瞑想）で表すか、それはあなたの好きなようにすればよいのです。重要なのは、自分の選択した道を進み、そこで成長し続けることなのです。

以下の質問について考えてみてください。

＊23　Castaneda, C. (1985) *The Teachings of Don Juan: A Yaqui Way of Knowledge.* New York: Washington Square Press. p.82.〔カルロス・カスタネダ／真崎義博訳『呪術師と私――ドンファンの教え』二見書房、一九九七年／真崎義博訳『ドンファンの教え』新装版、太田出版、二〇一二年〕

＊24　Cameron, J. (2002) *The Artist's Way: A Spiritual Path to Higher Creativity.* New York: J.P. Tarcher/Putnam.〔ジュリア・キャメロン／菅靖彦訳『ずっとやりたかったことを、やりなさい』サンマーク出版、二〇〇一年／鈴木彩織訳『今からでも間に合う大人のための才能開花術』ソニー・マガジンズ、二〇〇五年〕

＊25　Ornish, D. (1990) *Dr. Dean Ornish's Program for Reversing Heart Disease.* New York: Random House.

○特定の信仰を実践している場合、その信仰は治癒プロセスにおいて、どのようにあなたを支援することができるでしょうか。
○特定の信仰や宗教を持っていない場合、あなたはどの霊的修養を試してみますか。
○どんな形の霊的修養に興味がありますか。またそれを試してみたいですか。
○霊的なつながりの感覚を伝える音や静寂があると思いますか。
○個人的に普段行う儀式を決めているか、あるいは決める可能性がありますか。

ブライアン・シーワードは著書の『山のようにそびえ、水のように流れる』の中で、頂上を目指す登山者というたとえを用いて霊的導きの道について述べています。「山頂に立つことは『私は神のお顔に触れた！』という表現を具現化したものだ。だが、人生の旅は山頂では終わらない。人が頂上にいるのは、下山しはじめるまでに眺めを楽しみ、インスピレーションを得る程度の時間だけである。唯一最良の登山ルートなどはなく、いくつかの道があって、それぞれ違った経験を提供する」。さらに彼は、グレン・クラークの著書から言葉を引用します。「遠く速く旅をしたいのなら軽装で行くべきだ。……羨望、嫉妬、不寛容、利己主義、恐れなどのすべてを脱ぎ捨てていくことだ[*26]」。

霊的導きの道にはポーターはいません。あなたは自分の荷物を自分で運ばなければなりません。霊的成長に取り組むにあたっての究極の質問は、「どうすれば最もよくハイヤーパワーとの関係を育てることができるのか」です。

女性としてあなたは、もっと高度な立場で活動するよう社会が期待していると感じるかもしれません。もっと思いやりがあり、寛大で精神的深みを備えなければならないと。〝良い〟女性であろうとして、感情に関する諸作業を飛ばして、直接霊的領域に進もうとするかもしれません。あるいは、知的に理解することで平穏と調和を見いだそうとしたり、自分の霊的意思を示すためにボランティア活動に身を投じたりします。真摯《しんし》な努力は非常に貴重なものでしょうが、あなた独りではより高次の段階を目指すことはできません。どの段階も飛び越えることはできません。必要な作業に専念しない限り、霊的な人にはなりえないのです。霊的に成長するためには、やるべきことをやらなければなりません。

霊的導きの道とは、以下を意味します。

○足を使うこと。
○存在する、今ここにいること。
○自分の内なる導きに耳を傾け続けること。
○本来の［真正な］自分であること。
○努力すること。
○結果に対する執着を手放すこと。
○神の導きとその導きが与える選択肢を信じること。
○日常的に繰り返し参加すること。

霊的成長を遂げるにつれ、あなたは人生が本来定められたとおりに展開し続けていくことを学びます。

●**サラ**● 日常的に慈悲深い神に触れる練習をしています。朝は、たくさんある瞑想本のなかから一冊を読んで瞑想することから始まります。私の神は慈悲深く、罰する神ではありません。他人に対する愛をもっと感じるようになることが、神の本質だと思っています。欠点があっても人をありのままで受け入れる。このこと

＊26 Seward, B. (1997) *Stand Like Mountain, Flow Like Water*, *Deerfield Beach.* FL: Health Communications, pp. 56-57.

は、犠牲者の役割に身をささげるという意味ではなく、他人と自分自身に対する判断を下すのをやめ、健康な境界によって自分を愛するという意味です。

●●●●●

あなたの霊性［スピリチュアリティ］はあなたの内に表れる神の輝きを認め、それを解き放ちます。これは人生へのアプローチであり、人生に対する態度となります。生きるにあたってこの態度を貫き、常にこれを実践し、この態度を意識して行動することにより、人生に前向きに取り組むようになります。霊性は人生に対するあなたの態度にはっきりと表れます。あなた自身の霊性とは、本来的［真正、本来の自分］であろうとすること、そして自分の直感を信じることで成り立っています。本来性と直感性は回復の印です。本来の自分であろうと努力し、自分の直感に従うことで、人生から学び続けようという意欲が出てくるのです。

「自分が心に描く霊的存在は神の概念と切り離せない。つまり私は、神を我が内なる霊的存在そのものと信じている」（マヤ・アンジェロウ*[27]）。

本章のおさらい

*あなたにとって許しは何を意味しますか？

*自分が安物または偽物の許しを与えたことがあると思いますか？

*自分自身を許していますか？

*ハイヤーパワーの存在を信じることは、今のあなたの人生にとって大切ですか？　もしそうなら具体的に述べてください。

＊霊性は回復プロセスと関わっているため、自分の人生の霊性という側面を積極的に探したいと考えていますか？
＊本章の中であなたにとって重要だったことは何ですか？

＊27　Angelou, M.（1993）*Wouldn't Take Nothing for My Journey Now*. New York: Bantam Books. pp. 33-34.〔マヤ・アンジェロウ／宮木陽子訳『私の旅に荷物はもういらない』立風書房、一九九〇年〕

第9章　ロッジの女性たち

変化には時間がかかる。回復とはプロセスのこと。
現実を信頼し、言葉にしよう。
あなたの癒しの旅を始めよう。

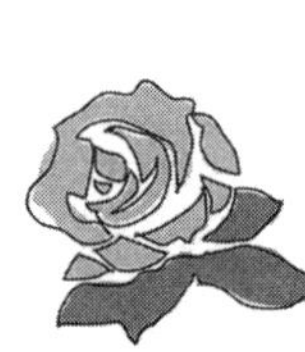

インスタントコーヒーを飲み、コンビニで買った朝食をとり、お金さえATMから即座に出せるという、その場ですぐに満足が得られる社会に生きていると、セラピストのクリニックや12ステップのミーティングに出かけて、性嗜癖とともに生きることによるすべての問題を即座に解決したいと思ってしまいがちです。しかし、回復はプロセスであって、出来事ではありません。回復のプロセスは、その関係を保証するものではなく、自分を愛し、癒すことへの旅を保証するものです。

あなたはもうひどい仕打ちに耐える必要はありません。自分の感じることを信頼し、自分の現実を言葉にすることができるのです。本当の意味で前に進むことができます。秘密は消え去りました。自己、他者、世界との連帯の可能性は、十分にあります。あなたは恐怖や混乱、否認、恥のない人生を送り続けるに値します。自分の大切さを信じ、内面から自分の人生に招き入れた人たちから、その大切さに敬意を払ってもらって当然なのです。このことが可能になるのは、自分の回復のプロセスに他の人が参加することをあなたが許すときです。ロッジの女性たちがそうしたように。彼女たちは道を見いだしました。彼女たちには回復への手段と信仰があります。では彼女たちの話を続け、旅がどのように進んでいったのかを聞くことにしましょう。

●テレス●

いったいなぜ、私には自分自身の回復が必要なのでしょうか。問題を抱えていたのは彼のはずなのに。でも今では、私が彼よりずっとましだったとは考えていません。回復とグループは、私の人生に恵みを与え続けています。

夫に助けが必要なことははっきりわかっていましたが、自分にも助けが必要だと自覚するのは大変でした。自分には、言いたいことを言い、やりたいことをやる資格があると信じていました。結局、私は被害者でいたのです。彼が回復を始めたとき、彼が変わることは望んでも、自分が変わるよう彼から求められたくはなかったのです。彼が回復のために時間を割いていることが妬《ねた》ましいのだと気づきました。実際、彼が回復しはじめると、彼がネットにつないでいないか、ますます気にするようになりました。恥も外聞もなく詮索し、彼をおとしいれようとしました。彼は以前よりも自分のことをよく思えるようになったようですが、私のほうはますます怒りを募らせていました。何もかも自分に関係づけて解釈しました。彼は私に借りを作ったわけですから、私のために彼は何をしてくれるのだろう。他の女性たちに目を向けないと約束するために、彼は何をしてくれるのだろう。気を遣って彼のセラピー・セッションの一つに定期的に出席してはいたものの、彼を支えてはいませんでした。出席者たちの前で話をしたくなかったし、話すこともありませんでした。その後、私たちの十四歳の娘がドラッグとセックスの問題を起こすと、物事が揺らぎはじめました。娘を失うのではないかと思いました。ある夜、彼女はレイプされそうになったのです。私は夫の深刻な再発のことも知っていました。自分で車を運転して彼のカウンセラーのところへ行きました。彼の再発行為を見つけようと画策すると、それに呼応するように再発してしまい、そのとき私は自我を丸ごと手放したのです。はじめて、私は答えが出ないことを悟りました。自分でもコントロールできず、混乱におちいっていたのです。

とても怖くて麻痺していたので、彼のカウンセラーの言うとおり、他の女性たちのグループに参加しました。数週間は話をせず、ただ静かに泣いていました。彼女たちは私と、私の涙と、沈黙を、優しく受け入れてくれました。私はこの女性たちをとても尊敬していました。彼女たちは怒り、泣き、笑いました。感情が至るところに存在し、彼女たちはその感情について話すことができました。徐々に私は自分のことを話すようになりました。彼女たちは私に、夫の話をさせようとしませんでした。彼の行動は自分とは関係ないのだということを、本当の意味で理解しました。早いうちからそのことは聞いていたのですが、本当に理解してはいなかったのです。今はわかります。私たちがお互いにぴったりの相手だったことが。ポルノは、自分の抱えている恐怖に対する彼の答えだったのです。ポルノは彼にとっての一時的な救済であり、それが嗜癖となりました。私の嗜癖は共依存、自分のことがわかっているという強い感覚の欠如、自分たちがどう見えるかに基づいた自己評価、自分の感情をコントロールはしていてもそれに正直でないことでした。

今は、自分の感情を認識し、自分の感情について話すことに懸命に取り組んでいます。自分が感情を隠しているときはわかるし、すぐに防衛を用いてしまう自分を笑うこともできます。好んで自分の傷つきやすさを見せるつもりはないのですが、見せてしまっています。一番よく私を理解し受け入れている人は、夫です。私の支配的な面ではなく、この弱い部分を見せても、そのままの私を見てくれます。たいていいつも私は怖がっています。現実的なものより未知のものが怖いのです。そのため、今ここにとどまる作業に主に取り組んでいます。自分の時間や家族の時間をすべてスケジュール管理しているわけではありません。何カ月も経った今は、そういったことが功を奏したということができます。のんびりする時間、他の人のために使う時間、自分に耳を傾ける時間があるのです。もう自分自身から逃げません。もっと良いことに、前より自分が好きになりました。夫のことも。もっと人生が好きになりました。

これまでの人生、もちろん結婚前の長い年月では、怖がってばかりだったことに気づきました。自分は不十分なのではないかといつも恐れていました。常に、他の人よりも優れていて、他の人とは違うかのように振る舞ってきました。最初のグループ療法にたどりつくときまでには、とても謙虚になっていました。とても深い地面の穴から這い出してきたような気がしました。他の人は私のこの優越性に気づかなかったかもしれませんが、私はこれまでの人生でずっと、自分がその陰に隠れてきたことを知っています。

今私は、ロッジのドアをくぐるすべての女性たちを受け入れ、彼女たちの役に立つことを本当に誇りに思います。私たちはそれぞれ皆違いますが、弱点は同じです。多数のさまざまな女性たちとグループに参加してきましたが、その一部の人とはとても強い友情で結ばれています。グループに来るというだけで、私は彼女たち全員を尊敬します。それがどんなに大変なことかわかっていますから。回復はとても謙虚なものなのです。

長い目で見た場合、このことが自分の結婚生活にどんな意味を持つのかわかりません。でも希望を持っています。静かに怒りを燃やしながら殉教者を演じていては、私たちの結婚がうまくいかないことはわかっています。それに自分のこと、彼のこと、私たち二人のことが、前よりずっと良く思えるようになりました。実際、これまでにないほど自分の結婚生活を幸せなものだと思っています。

パートナーがポルノを使って行動化している場合、テレスがそうしたように、自分は他の（パートナーが生身の人間を相手に行動化している）共セックス嗜癖者とは全然違う状況にあると、合理化することがよくあります。それがポルノやサイバーセックスであろうと、他人への実際の接触を伴わない窃視や露出、その他の行動であろうと、自分を隔離し孤立させるのは、自分の苦痛を癒す機会を逃す可能性を高めるだけです。あるいはまた、お互いの治癒と回復に基づいた二人の関係のなかに、パートナーを参加させる機会を逃してしまうかもしれません。テレスがもう少しでそうするところだったように。テレスは次第に、回復のプロセスで非常に多くの恩恵があることに気づきました。そして、自分と他のロッジの女性たちとの間には、思っていたより共通点のほうが相違点よりずっと多いことにも気づいたのです。

ヴァネッサ

妊娠中、夫が私に性感染症をうつしたと最初に知ったとき、彼が最小限の開示しかしなかったことが、自分の人生で行動を起こすきっかけとなりました。本気で取り組んでこれを解決しようと思いました。私たち二人はそれぞれ12ステップ・プログラムに入り、セラピーを受けはじめました。私は別の目標に専念できて、つまり自分が達成するもう一つの計画を持てて幸せでした。この考えは約三カ月後、彼のステップ１の書類を見つけたときに変わりました。そこに詳しく書かれていた浮気の程度が、衝撃的なものだったのです。私は激怒し、彼に思い知らせようと復讐に燃える邪悪な女と化しました。その後の数カ月は、私たち二人にとって地獄でした。自分の人生が崩れ落ちていく気がしました。私の基本的信念体系があらゆる面で打ち砕かれているのに、完璧な妻、完璧な母、完璧な仕事中毒の社員、私の周りの困っている人たち全員の完璧な友人でいることは不可能でした。このときは人生の危機でしたが、幸いにも私は自分自身の仕事中毒やさまざまな問題に目を向け、変化を起こすという選択をしました。本当につらい年でしたが、私の回復にとって非常に重要な年になりました。高度で高給な仕事を辞め、専業主婦になり、真剣に回復に取り組みました。この決断によって、私の人生は永久に変わりました。

しゃべるなと否認の訓練があまりにも深く染みついていたため、自分の人生の暗い面を人に話すことはとても難しいことだと思いました。12ステップ・プログラムはとても役立ちました。このプログラムは、同じような経験をし、同じような苦しみを受けている他の人たちに話すのに安全な場所だったからです。最初のうち、このことを友人たちと話し合うのは非常に難しいと思いました。それは一つには、あまりにも長い時間、自分の完璧な人生を、自分自身と他人に売り渡すのに費やしてきたからです。自分がどのように感情的に遮断された状態だったか、新たな気づきがありました。私にはたくさんの友人がいましたが、私は単に友人の悩みをすべて聴き、問題を打ち明けるよう励ましながら、自分のことはほとんど明かさないことで人と親しくなるのが得意なのだと自覚したからです。自分にとっても夫にとっても、打ち明けることは大きな一歩でした。安全な人たちに自分のことを打ち明け弱みを見せることによって、子ども時代のルール、すなわち、しゃべるな、感じるな、を破りはじめることが、自分にはとても重要なことでした。

回復中、私は父の激怒に直面しました。そして、コントロールする必要を手放し、完璧主義を手放しました。自分の美点を認め、養育を必要としているインナーチャイルド［内なる子ども］の存在を認めたのです。自分を信頼することを学びました。夫と私は必死で取り組みましたが、再発も苦痛もありました。私たちが本当にいくぶんか幸せを見いだしたとき、もう一つの爆弾が投下されたのです。私は悪性の卵巣がんと診断されました。この試練は真に回復を試すものとなりました。

この時期、回復にまつわる昔からの格言がどれほど役に立ったか、言葉では言い表せないほどです。「今日一日手放して神に任せよう」「克服できない試練が与えられることはない」。これらのすばらしい教訓は、私の命綱となりました。私はこれまでにないほど弱っていました。ひどく打ちのめされていました。生き残ろうとして闘いました。ついに私は、手を伸ばして助けを求めることを学んだのです。自分の人生の最も暗い時期に人生をつかみ取るとはどういうことなのか、身をもって知ったのです。息子を見ていて、一瞬一瞬を楽しむことがどれほど大切か、よくわかりました。回復は自分の命を救うきっかけになりました。私の身体への死刑宣告は、霊性と感情の成長期となったのです。死と直面して、私は今までよりも元気になりました。この旅では夫が一緒に歩いてくれたと信じています。化学療法中、脱毛するのが私一人にならないよう、彼は髪の毛を剃ってくれました。たくさんの友人が、大がかりな治療（手術や化学療法、大きな検査など）の前は、寝ずの祈りと友情によって私たちを支えてくれました。彼はこれらの治療のたびにそばにいて、すべての過程で力を尽くしてくれました。でも、嗜癖のもたらす裏の顔が、再びはっきりと姿を現したのです。私の診断（と予後不良）の一年後、彼は呼び出され、集中治療センターで私に白状しました。私ががんと闘っていた間、彼は一方では私の手を握りながら、もう一方では売春婦と性的関係を持ったり、他の女性たちと浮気をしたり、大胆なカップルとの性的関係に応じたりしていたようです。私はセラピストのクリニックで彼の告白をすべて聞きました。化学療法のため髪の毛を失い、内面で自分の一部が死んだような気がしました。これほど打ちひしがれた気持ちになったことはありませんでした。私が一番つらい時期にこれほど露骨に人を欺《あざむ》く裏切り行為をしていたとは。このとき、自分の回復の旅はまだまだ先が長いと思い知ったのです。関係と回復について、いくつかの重大な決断を迫られていました。

良かれ悪しかれ予断は許されませんが、とどまると決断しました。セラピストたちと一緒に悩んだすえにこの選択をしたのですが、振り返ってみると、当時はまだ別れるほど力がなかったのだと思います。そのとき初めて、何が自分をこの有害な関係に駆り立てるのかを考えはじめたのです。自分の魂の荷物を下ろすまで、私たちの関係の持つ病理性に本当に目を向けることはできなかったのです。本質的にはまだ自分は不十分だというところで行動していました。

朗報は、私たち二人が癒しの新たな段階に入ったことです。物事は円滑に運んでいるようでした。私たちはセラピーに参加し、そこで私は子ども時代の問題に焦点を当てました。その後、またしてもつらい出来事がありました。何年も寛解期が続いていた私の姉妹が、がんで死に瀕していたのです。激しい苦痛があったため、常に助けが必要でした。癒しの新たな段階では、姉妹の死に直面し、自分が死を免れられない運命であることを突きつけられました。

ヴァネッサは回復実践を続け、その過程で感情的にも霊的にも成長を遂げました。がんは消え、彼女の身体は治癒しました。彼女はやっと自分の人生で平安な場所にたどりつき、自分でも驚いたことに、夫が他の女性と一緒になるために離婚を決意したときも結婚生活のなかで力強さを感じています。

ずっと自分が思い描いていた「末永く幸せな」結末を、あなたに話せたらよかったのにと思います。回復は自分の人生で最大の贈り物の一つですが、結婚生活を救うことはできませんでした。嗜癖は抜け目がなく、不可解なものです。再発を避けるためには生涯にわたって責任を持って真剣に取り組むことが必要な、厄介なものなのです。一緒に回復に取り組んでから七年後、夫は再び元に戻ってしまいました。人間として、私の子どもの父親としての彼のために祈ります。最後に私は手放すことの意味を学びました。人生で苦難に遭遇することを通して、私は降伏［明け渡し、すべてを委ねること］の必要性や自分に集中すること、自分を愛せるようになるまでの道のりについて学びました。感謝、本来性、調和から行動するよう全力を尽くしています。本当に人生を生き、この世の中に貢献できるようになるために。

悲しいことに、回復実践を行っても幸せな結婚生活の保証はありません。ヴァネッサの夫は自分の旅の道筋に沿ってさまざまな選択をしましたが、旅の途中、彼は自分の感情と行動を彼女に正直に話しませんでした。彼は離婚を決意しました。すっかり回復の道に入っていたヴァネッサは、自分の回復の基盤がこの結婚にないことを自覚して、心の平穏を得たのでした。

この癒しの旅はつらく大変なものでした。それでもこの旅は実り多く、人生を変えるものでした。そして、まだ道のりは遠いのです。回復は旅であり、目的地ではありません。日々、私は自分の内面を見つめ、毒を含んだメッセージや不健全な行動がないか点検しています。毎日私は一瞬一瞬に美しさを自分と人との関係に喜びを見いだし、回復の恵みを探します。私は矛盾のなかを生きているのです。私の歩む霊的・感情的導きの道は、とても豊かで本来的［真正］なものです。私は話し、感じ、愛します。これは私の旅のもう一つの段階にすぎず、学ぶべきことがたくさんあると知っています。「末永く幸せに」がないことはわかっていますが、その瞬間の平穏と喜びはあるでしょう。そして、今がすべてなのです。

●マイテ●

自分の文化に強く同化していたマイテは、回復のなかで、嗜癖に拍車をかける沈黙のルールに加え、ラテンアメリカ系女性であるがゆえの社会的ルールと対決するという選択をしました。他の女性の支援を得て、彼女は新たな自由を受け入れ楽しみ、社会と家族による制約を手放し、自分自身そして夫との親密な関係を見いだしています。

支援とセラピーが自分に必要だと悟りました。彼の行動に対する罰としてではなく、理解と癒しの方法として。私にも回復する資格があるのです。長い年月を費やして、善良で完璧な聖人然とした振る舞いのなかで、自分は夫よりもましだと思っていた人間の役割を果たしてきました。ラテン系のご多分に漏れず、私はプライドの高い人間です。でも、この病気がどのように関係者全員に影響を及ぼすのかはわかります。同僚や夫婦双方の家族、友人に影響を及ぼすのを目にしています。もちろん私にも影響がありました。自分のために回復したいと思わず、偽のプライドにしがみつくことを選び、「○○よりはまし」思考から抜け出せない女性たちを見るのはつらいことです。私にはもう無理です。そうすることはできません。回復の前には、コントロールするため、自分を他人から守るための、恐怖という壁がありました。回復中の今、コントロールの必要がないことを知ってよかったです。実際、コントロール行動を手放すことにより、これまで知らなかった自由を見つけました。この自由の下では、自分の恐怖も恥も隠す必要はありません。自分自身にも夫にも愛を感じます。それから、境界についても学びました。境界とは、自分にも他人にも身体的、感情的、知的に敬意を払い、尊重する霊的に神聖な空間であり、正直に誠実に生きることなのです。

私の家族と文化では、皆が他人事に口出しします。私は、権威や愛する人を疑わないよう教育されていました。たとえ私の知性や直感が、私にとっての真実を知っていても。もつれ合いは多くの虐待をもたらします。誰かが苦痛を抱えていれば、私が泣くことになっています。あなたにニーズがあれば、それを満たすのは私です。あなたが太っていれば、私も太らなければならないのです。隣近所が悲しんでいれば、私も喪に服すべきなのです。今の私にはこれは無理です。現在、自分には「いいえ」を言う権利があること、自分の感情を持つ権利があること、良い人でいるために世話を引き受ける必要はないことを学んでいます。

私は幸運です。夫が回復を望んでいるのですから。彼は秘密の生活を送り続けたくないのです。でも、彼がいてもいなくても私は回復できると思います。不正直や嘘に甘んじ、本当のことを知らされていないために自分を疑っておかしくなる生活を送るつもりはもうありません。今、私の健康な自己は自分の判断に自信があり、私もそれを尊重しています。誰が怒ろうと関係ありません。

夫は実業家で、たくさんの人が私たちを知っています。以前の私はあらゆることに関わっていました。地域の人たち、他の家族の人たちは、私たちにありとあらゆる頼み事をしていました。お金のことから仕事、新たにやってきた移民の家族のためのビザ申請書類の作成の手伝いまで。お金も時間も与え、手紙を書き、頼まれれば誰にでもいろいろなことをしてあげました。今では、断りたければ「ノー」と言います。自分が良い人であるために、この人たちの望むことをしなくていいと思っています。自分は良い人間だとわかっています。私たちは裕福な生活をしているので、たくさんの家族や友人、従業員の世話をする義務があると思っていました。私はひたすら与え続けましたが、際限がありませんでした。罪悪感と怒りを覚え、利用された気がしました。今は取捨選択をしています。今は自分の霊的生活、内面生活をさまたげることには「いいえ」を言うようになりました。

今、自分の人生には笑いがとても多くなりました。すべてのこと、すべての人を、コントロールしたり操作したりしようとせず、完璧主義のルールを気にしないことで、毎日の生活に笑いとユーモアをずっとたやすく見いだせるようになりました。笑いは私に、ありのままの自分でいる自由、自分の感情を知る自由、不完全である自由、判断を手放し平安を見いだす自由を与えてくれました。私はもう役割を生きていません。楽しくてカラフルな服を着ています。子どもたちは時々もう少し派手さを抑えてほしいと思うかもしれませんが、私はただそこにもユーモアを見いだしています。子どもたちは青年期特有の課題を抱えていますが、回復の手段によって、私は母として向上したのです。

回復のグループで他の女性と一緒に過ごすほかに、グループ外でも付き合っている女性もいます。一緒に映画に行ったり、ショッピングに出かけたり、コーヒーを飲んだりして、たくさんの時間を笑って過ごします。もう他の人の期待、すなわち夫の、そして自分の家族と文化の期待に縛られて生きるのはやめました。自分を愛せるところまで回復しました。自分の身体と魂、そして私たち二人の関係を育てています。現実はこの上なく厳しく、時に正直さは恐ろしいものですが、真実に生きるのは解放的なことです。結婚生活がどうなっているかというと、今のところ私たちは、それぞれで回復実践をしています。コミュニケーションの取り方を学ぶことが不可欠でしたが、まだ時々ぎこちないことがあります。私の開放性はときには夫を圧倒することがあると思います。結婚初期に私は黙っていることを覚えたのですから、それは衝撃的なことに違いありません。お互いに隠し事はありません。何であろうと、私たちがそのことについて話し合えば大丈夫だと信じています。ただ彼を攻撃したいと思ったときは、「自分の意図は何か」と自分に問いかけます。健全な意図というのは、彼を嫌な気分にすることでも、コントロールしたり操作したりすることでもなく、真実を求めることです。真実は治癒への道です。現実を生きることが必要です。彼は私の現実を映す鏡なのです。彼が嘘をついたり隠し事をしたりしていると、現実はゆがみます。彼の回復のことで頭がいっぱいというわけではありませんが、私たちが夫婦であるためには、彼は回復を続ける必要があります。私たちはどんなに病んでいてもお互いに愛し合っていますが、この病気を治さなければなりません。

私たちは完璧な家族ではありません。完璧というのは幻想です。完璧さは崩れるものであり、現実のものではありません。そこにはおとぎ話などないのです。今では、私たちは家族は愛にあふれ、たくさんの良好なコミュニケーションのある家族です。私は自分の回復に取り組み、彼は彼の回復に取り組んでいます。

何年間も、「問題は彼女の頭の中にある」つまり妄想だと言ったセラピストたちに助けを求めたすえ、マイテは自分という存在に深く染みこんでいるジェンダーと文化教育に挑戦しました。自分のニーズは重要ではない、自分の知覚を信じるな、男性に従いなさい、疑問を持つな、どんなことをしてでも見かけを良くしろ、絶対に不満を漏らすなという教育です。これは彼女にとってかなり大変な闘いでしたが、この教育を振り払っている間に彼女は真実を生きることで自分を愛し、自分を癒し、本当の喜びに至る道を見つけたのです。そしてその過程で彼女の夫は、彼女の旅に加わりました。

ジャック

夫と私が自分たちの人生で起きていることについに名前をつけたとき、私は性嗜癖とその対処方法についてすべてを知りたいと思いました。それを全部ひとくくりにして、きちんとした小さな箱に入れておきたいと思いました。そうすれば、また自分の人生をコントロールできるようになると考えたのです。私たちがこの問題を解決できるという保証が欲しかったのです。自分のためというより、二人のために回復を望みました。私が本当に必要としていたのは、完全に手放し、すべてを諦めたうえで、何が戻ってくるかを見極めることでした。突きつめると、私はふるいを持って人生を送る必要があるのだと思います。人生のかけらをふるいにかけ、細かくて繊細なものだけを集めて戻し、あまり自分の役に立たない大きな塊（コントロール、恨み、怒り、恐れ、信頼の欠如、信頼相手を間違えること）は、どれほど自分がそれにしがみついていたとしても捨て去るのです。自分が壊れてしまったような気がして、もし可能なら、それがどんなことなのかわかっているかもしれない他の人たちと一緒にいたいと思いました。

私と同じ経験をしたことのある、他の女性たちを見つけました。耳を傾け、自分の経験についても話しはじめました。自分の行動、私たち夫婦の行動、夫の行動をとても恥ずかしいと思いました。でも、他の女性たちから受け入れられ、愛されていると感じました。彼女たちの何人かが持っているものが欲しいと思いました。声です。彼女たちは自分の感情について語ることができたのです。そして、自分で自分のことをする方法がわかっていました。彼女たちはたしかに必死で闘っていました。自分の関係において何が本当の現実なのか知らず、去るべきかとどまるべきか混乱し、挙げ句の果ての裏切りに怒りながら。私たちは一緒に治りたいと思っていました。他の女性たちと一緒にいることの力について、自分を育てるという形で自分に優しくする方法について、学ぶことがたくさんありました。

古い信念と行動に直面し、これらを変えようと必死で努力した結果、私は自分について非常にたくさんのことを発見したのです。でも、それは簡単なことではありませんでした。私の内面は完全性［全体性］というもっとすばらしい境地に至るために手放す必要があるものを守ろうとして、何度も悲鳴を上げました。信頼を取り戻す唯一の方法は、自分自身への信頼を学ぶことでした。自分の人生のあらゆる場面で正直になることを学びました。何事も二度と元には戻らないことも知りました。自分が変わったのだから私の人間関係はすべて変わると思いました。すべてを手放し、神を信じることを覚えました。自分の人生を支援してくれる女性たちの力を知りました。女性を信頼することを学びました。力を感じられるような方法で自己主張する術を身につけました。つらいこと、つまり苦しみ、恐怖、怒り、恨みを分かち合えるようになりました。

自分のことを打ち明け、自分の過ちと恐怖を話すことを学んだのです。笑いと楽しみの力も知りました。聴くことを覚えました。女性としての自分を尊重することを学びました。女性であることを大事にし、手放さないということです。自分は支配的かつ批判的で、完璧でないと悟りました。自分のそういう部分も大切にすることを覚えました。自分の受けた虐待にもっと取り組む必要があると知りました。セラピーを信頼することを覚えました。どんなに努力しても、これは自分一人ではできないと思い知りました。自分にはグループ、セラピー、支援者、そして友人が必要でした。

私の回復の大部分は、幼児期の性虐待について積極的に話したことと、子どもを持てないという喪失を嘆いたこと、そして男性が慢性的に自分を虐待してきたことに対する自分の否認を打ち破ったことによるものです。私は努力して性虐待の被害者からサバイバーに転身しました。非常に多くの本を読みましたが、特に私の心に訴えかけてきたのが『生きる勇気と癒す力』という本でした。[*28] 本を読んだ翌年はもっぱら訓練に取り組みました。この本を買ったとき、とても恥ずかしい気持ちになりました。本を隠して、他の誰かのために買うふりをしたいくらいでした。それから両親に、四〜六年間、兄が私に加えた性的虐待のことを話しました。いつ始まりいつ終わったか以外、時期についての実際の記憶がありませんでした。私にはいくつか明確な記憶があり、回復を通じて、自分が虐待に関連した外傷後ストレス障害の非常に激しい症状を持っていることがわかりました。ＥＭＤＲ〔眼球を左右に移動するという脳への刺激の後に外傷的な出来事を想起させ、その際の苦悩の度合いを数字で表現させ、再び眼球運動を繰り返させることによって苦悩の度合いを漸次下げさせる方法〕というすばらしい手法も使って不安を和らげ、自分についての愛にあふれた信念を築き直し、自分の

＊28　Bass, E. & Davis, L. (2008) *The Courage to Heal: A Guide for Women Survivors of Child Sexual Abuse*. New York: HarperCollins.（エレン・バス、ローラ・デイビス／原美奈子・二見れい子訳『生きる勇気と癒す力――性暴力の時代を生きる女性のためのガイドブック』新装改訂版、三一書房、二〇〇七年）

話を聴いてもらうこと、声を上げること、嘆き悲しむこと、すてきで思いやりのある女性たちに支えられることを自分に許したのです。

回復〝する〟こと、自分の回復がどのようなものになるか想定することを学びました。夫に反応して暮らすのでなく、自分に目を向けました。ミーティングに通っては話をしました。住んでいる地域にグループがなかったため、勇気と支援を得て、自分でCOSA［共セックス嗜癖者］を対象とした12ステップ・グループを始めました。自分は全体の一部であり、自分の部分もグループの他の女性と同じくらい重要なのだとわかりました。私は完全になったような気がするし、自分のことを信じています。足りないと思うのをやめ、他人と自分を比べるのをやめました。脳のもう半分を使いはじめました。自分の芸術的な面を出し、そこにあるものが意図していた形で流れるようにするためです。私は話に耳を傾け、フィードバックを受け入れています。何が自分に役立ち、何が役立たないかを見極めます。自己防衛をやめ、自分の力と自分自身を差し出すのをやめました。自分を尊いものだと考えています。女性の力、伝統と儀式の力を感じます。

自分が健全な怒りにたどりつけるよう、セラピーを受ける必要がありました。ティッシュペーパーをびりびりに破いたことも、ベッドを叩いたこともあります。物を蹴ったり、ひたすら歩いたり、シャドーボクシングをしたりします。自分の怒りに寄り添うのはすばらしいことだし、怒りは力を与えてくれます。でも、これまでの人生では平和維持者だったため、怖くなると今でもそこに戻ってしまうかもしれません。そして、夫の怒りがまだ怖いのです。そのため、どれが誰の問題なのかを見分けながら、常に境界に取り組んでいます。彼の非難は受けつけません。進んで虐待を受けるようなことはしません。今は、早い段階で虐待されていることに気づき、言葉で自分を弁護し、必要な場合はその状況から離れることができるようになりました。

私の最良の境界は、私が彼の回復をすることはできないと知ることでした。今でも彼は出張に行くことがあるので、私は自分が恐れていることについて話します。もう現実から目を背けることはありません。彼が彼自身の回復計画に従わないという選択をしても、それは一時的なものだと心から信じるし、私は承知するでしょう。それに、自由に自分で物事を決められるようになりました。今私が関係にとどまっているのは、私たちに希望があると感じるからです。希望を感じるのは行動に変化が見られるからです。私たちのコミュニケーションは前よりずっと良くなったし、ずっと増えました。彼と一緒にいる自分をもっと信頼するようになり、弱さを素直に見せるようになりました。それは彼も同じです。今では人に援助を求め、支援してもらうことを学びました。

付き合いはじめのころは、必死で見捨てられまいとしていました。彼に対する私の愛は、一人きりになりたくないという気持ちに変わりました。私たちが回復を始めると、私は自分を大切にしはじめ、自己肯定感を持てるようになりました。彼が物理的にも情緒的にも私に寄り添うことができないのなら、この関係を続ける気はありませんでした。優しく、愛情深く、楽しい男性を心から愛しながら、彼と一緒にいたいと願うのがどういうことだったか、しっかりと覚えています。そして、彼がますます真剣に回復に取り組むようになると、この男性、この回復中の男性こそが、自分が一緒にいたいと望む男性（優しく、思いやりがあり、楽しく、冒険好きな人）だとわかったのです。私は夫と出会うずっと以前に傷を受けていて、彼は性嗜癖におちいる前の傷つきから生まれていたのです。私たちは傷ついた二人の人間で、自分たちの力を活用し、今まで経験したことのない形でこの世界に生きることを学んでいます。

ジャックは回復に懸命に取り組み、前記のように、結婚や夫のことよりも自分のことを話しています。これは、彼女が今結婚生活に必要としているもの、つまり彼女の回復なのです。その背景には二回の治療的別居がありましたが、彼女と彼女の夫は一緒になり、二人とも積極的に回復に取り組んでいます。

ジェニー

長年、否認と幻想のなかに生きていました。私の結婚生活は当初から、外面では自分のことを公明正大で能力があり、世界を支配していると考えているように見えても、内面は自己嫌悪、恐怖、混乱でいっぱいというものだったのです。十五年間の結婚生活の後、夫はたくさんの嗜癖を行動化させましたが、私は最低限レベルで活動していて、ひどいうつと二回の神経衰弱を経験しました。私がイエス様に自分の霊性を求めはじめたのは、このときでした。状況が変わるようひたすら祈りましたが、主の言葉を信じるまで、物事が変化しはじめることはありませんでした。「義人《ぎじん》はいない。一人もいない」は私のことを指していると思いますが、自分は夫よりずっとましだと思っていました。「まず自分の目から丸太を取り除け。そうすれば、兄弟の目からおがくずを取り除くことができるだろう」。何ということでしょう！　主に変えてくださいと願う必要があったものは自分だったのです。

これは大変なことでした。私は自分が完全な被害者で、彼は虐待者だと考えていました。私は祈りとともに生きることを始め、自分のことに取り組む必要があることを悟りました。私の祈りの形が変わりました。道を示してくれるよう願い、勇気と力を求めたのです。

霊的な旅に入って数年が経ち、私が「主よ、私を変えてください」と祈りはじめたころ、夫は実際に変わりはじめました。最初、彼の行動化は悪化しました。最後に心から開示をした後、彼は治療センターを探しはじめました。そのころは性嗜癖のことは何も知りません。あまりに世間知らずだったため、私は治療センターが何なのかも知りませんでした。彼は薬物嗜癖のために行くのだと言っていましたが、適切な施設を選ぶべく慎重に事を進めていました。今では、性的行動化が自分を支配し、家族をひどく傷つけているとわかっていたから、彼はそうしたのだと思っています。

私は、治療プログラムのスタッフに励まされて性嗜癖の専門家によるセラピーを受けはじめたので、自分の共依存問題に集中することができました。怖かったけれど、なぜ自分がこんな状況にいるのかどうしても知りたかったのです。焦点は主に、私たちの育てられ方と人間関係における他者との関わり方でした。セラピーでは、私の外傷や虐待、ネグレクト、見捨てられを探りました。自分がどうなってしまったのか、自分の人生に何が起こったのかさえわかりませんでしたが、自分の人生で変化が必要なことにはどんなことでも進んで目を向けるようにしました。聖書は私に「真理を知りなさい。真理はあなたを自由にする」と教えてくれました。自分は自由になりたいのだとわかっていましたが、何から自由になりたいのかはわかりませんでした。自分が暮らしてきた地獄から抜け出したいのだ、ということだけはわかっていました。ここで私は、共依存と共‐性嗜癖について知ったのです。しかも、私もまた病気にかかっていました。

隠すようにとずっと教え込まれていたため、最後にはその存在を忘れていた恥ずべき自己を見つけ出そうとしました。圧し殺された恥ずべき自己は、しつこく表に出ようとしていて、実際私がすることすべての端々に表れていました。子どもたちとの関わり方、自分についてどう考え、どう感じているか、夫との関わり方に。判断［決めつけ］、非難、コントロールは、私の毛穴からにじみ出ていました。

セラピストと一緒に、子ども時代の成育歴と、私の性嗜癖者に対する嗜癖に取り組みました。そのころ、私が通っている教会の、性的行動化に走るパートナーを持つ女性たちの支援グループに入りました。教会の共依存グループにも参加しました。さらに個人的にセラピーを受けて、何とか生き延びることができました。自分が変わるために必要な承認が得られたと感じたのは、グループのなかでした。被害者意識を持った子どもっぽい人間から、自分自身を信頼し、必要なものを求める人に変わるためです。グループのなかで、どのようにして他の人とつながるか、また他の人をあまり恐れないようになることを学びました。

唯一最も強力な癒しにつながったのは、支援グループでした。グループの女性たちがいなければ、イエス様が私に経験するようお望みになった愛と受容を経験することはできませんでした。グループで居心地が良いと思ったことはないし、すぐには友人を作りませんでした。私は他人、特に女性が怖かったのです。でもグループでは、安全な人たちを信頼することを覚え、自分の話ができるようになりました。自分が求めていること、必要としていることを、彼に言えるようになりました。すばらしい勇気と信念を手にしたのです。霊的に癒されるとともに、感情的、関係的にも治癒が始まりました。

それから別のグループにつながり、そこで自分の回復プロセスを深め、自分の受けた虐待と結婚生活についてもっと率直になることができたのです。このグループでは、どれほど自分が解離していて、今現在にとどまることができなかったかに、集中的に取り組みました。この作業は何年も続きました。話を聴いてもらうことを自分に許した、つまり、しょっちゅう感じていた自己嫌悪を話せるようになったのは、ここでした。このグループでは、他の人たちからもらうこと、思いやりを受け取ることができるくらい開放的になり、それによって自分の価値を本当に認めるようになりました。この癒しのプロセスは、私にとって不可欠のものでした。このプロセスは、私が抱えていた有害な恥を打ち砕くのに役立ちました。このグループでのさらに深い体験の一つは、自分がしたことや自分自身にしたことについて何を言っても、無条件の愛と受容の感覚をグループから得られたことでした。ファシリテーターの誘導で、私はグループのメンバー一人ひとりの目を深くのぞきこみました。かなり長い時間その人を見つめてから、次の人のほうを見なければなりませんでした。このプロセスは、自己嫌悪の原因となっている嘘と恥を、受容という真実と創造主によって与えられた私の真価に変化させたのです。

人生において一番重要なのは自分の治癒だということがわかりました。そして、自分の完治を妨げているのは夫だと確信するようになりました。こんなに支配的で恐ろしい夫とは一緒にいられないと心に決めました。それを乗り越えるほど強くなかったし、自分の癒しに真剣に取り組んでいました。どうすれば自活できるのか、本当にわかりませんでした。何年間も外で働いたことがなかったのです。でも私は一歩前に踏み出し、祈りました。それに私は現実的でした。回復しはじめて数年後、怖かったし、経済的に困難ではあったのですが、離婚を選びました。夫の回復行動は私の回復行動に見合ったものとは思えず、二人の違いは大きすぎました。今は、［恋愛］関係のこととなるとあまり自信がないのですが、これは一過性のものだと思っています。まだ傷つきやすいし、人生も回復も簡単ではないとわかっています。でも今は、自分の力も感じています。子どもたちとともに自分が持っているものに感謝しています。自分の頭の良さを認めています。楽しみ方、自分の世話の仕方、自分の感情を知り、尊重する方法を学びつつあります。毎日、自分の内面が強くなっていくのを感じます。実際、自分の心が笑っているのを感じることができます。これは、うつと神経衰弱からは遠く離れた場所です。

最終的に、ジェニーの信仰が彼女を回復に導きました。彼女が言ったように、信仰は彼女に「否認から抜け出して現実と向き合うための勇気と基盤」を与えたのです。彼女はすぐに、聖書の教えがセラピーの進行とともに提示する治癒への道を受け入れることができました。多くのCOSA［共セックス嗜癖者］と同じように、彼女は自分の神に祈り、懇願し、神と取引しましたが、やがて彼女は話を聞き、耳を傾けるようになりました。進んでセラピーに取り組み、指示に従い、共依存と外傷についてのさまざまな本を読みました。彼女は思い切って他の女性たちに心を開くことを怖がっていたのですが、彼女たちの力添えと支援を受けて花開いたのです。

サラ

サラはアラノンに十年間参加した後、COSA［共セックス嗜癖者］として回復に入りました。おそらく12ステップ・プログラムへの参加によって、彼女はグループに対する信頼、同様の経験を持つ他の人たちとのシェアリング［分かち合い］の力を信じるようになったのでしょう。

このグループに来たのは、行動化している夫を持つ他の女性たちに出会うためでした。私はとても怒っていました。これが、自分の今の状況だということに怒っていました。自分が何を望んでいるのかわかりませんでした。この結婚から離れる覚悟ができていましたが、それでもこのグループに来ることができたことに、ずっと感謝しています。

今、自分の回復について考えてみると、これまでのところ三段階に分かれていたと思います。第一段階はアラノンで始まりました。それが私の回復の道のりの始まりでした。夫は素面《しらふ》になったばかりでしたが、私は睡眠障害と食欲不振を抱えていました。お金の心配もあり、子どもたちは行動化していました。私の人生のどこにも平穏はありませんでした。「自分に何が起きても人生の結果に責任を負う」という概念、それが大きな始まりでした。

第二段階は性嗜癖と関係の深い回復でした。ここでも私は危機におちいりました。夫が性的行動化を続けていて、それが嗜癖であることを知っただけでなく、今度は自分が乳がんにかかっていたからです。しかもこの時期、私の家族と友人のうち三人が亡くなったのです。すべての回復段階が危機から始まりましたが、この段階での危機はとりわけ深く、生命を脅かす恐ろしいものでした。私には導きと支援、直面化が必要でした。一人ではできないことはわかっていました。何人かの専門家、すなわち共依存、性嗜癖、喪失を扱った経験のあるカウンセラーを探し求めました。信頼できる医療支援を見つけました。この人たち全員が私のチームでした。彼らは私が一歩前に踏み出すのを助けてくれました。私は傷つき、おびえていましたが、満身創痍のときに自分の持つ内なる力を総動員する必要がありました。大勢のガイドたちの話を聴き、指示に従い、自分を尊重しました。

私には多くの喪失、つまり幻想の喪失、健康の喪失、家族と友人の喪失と恐怖がありました。ただひたすら嘆き悲しみ、浮き沈みしながら、それまでに聞いていた怒り、悲しみ、取引、罪悪感のすべての段階を進みました。途切れ途切れに、進んでは止まりを繰り返しました。自分の家族内の世代間連鎖に気づいたことが、自分は頭がおかしいのでも欠陥人間なのでもないと理解するための枠組みを示してくれました。私は傷ついているだけで、そこから治ることができるのです。健全な境界を実践しました。自分の壁を壊し、なおかつ自分の尊厳と自己肯定感を持ち続けることを学びました。聴くこと、そしてさらに重要なことですが、聞くことも学びました。より良いコミュニケーションと問題解決のスキルを身につけました。苦痛のなかでわめき散らしたい気持ちを抑えていました。いつも明るく振る舞い、あまり深刻にならないようにしていました。この段階では、感謝と笑いを盛んに実践していました。

回復の第三段階は、第二段階が始まってから二、三年以内にやってきました。これは、それまでとは違う形で自分自身を知るということでした。何が起きても自分は大丈夫だと思います。自分が大丈夫でいられるのは、彼がアルコールやセックスから素面《しらふ》だからではありません。目の前に何が立ちはだかろうと、自分はそれを乗り越えていけると思っています。自分を信頼しています。二度と誰かから不当に扱われたり、虐待されたりしません。付き合いはじめたとき、私たちは熱烈に愛し合っていて、お互いが運命の人であり、運命の恋人だと思っていました。その後、私たちの嗜癖の最盛期に、私の愛は条件つきのものになってしまいました。今でも彼を愛していると言えるし、ずっと愛し続けます。ただこれは、彼がずっと私と一緒に暮らせるという意味ではありません。彼が行動化し、それについて何の対処もしなければ、私を不当に扱っていることになります。私が思うに、私たちは欠点があるもの同士なのです。彼に欠点があっても、彼が私を捨てるわけではありません。今となっては、出会ったときから自分が夫を偶像化していたことがわかります。それで、行動化によって彼は、その偶像の座から落ちたのです。今は彼の欠点をよくわかっているし、それにイライラすることもありますが、彼が自分の幻想であってほしいとは思っていません。

回復中であるというのは、自分が行うすべてのことによって自分がどういう人間なのかを表現するために毎日があるということです。つまり、その日自分が避けられない間違いをしたとしても、自分の良心を正す方法があるということです。世間から何と言われたり、思われたりしても。自分の気持ちはわかっているし、自分が愛する人も、愛する理由もわかっています。自分の判断と動機の正直さ、そしてこれらを信じることがその理由です。私の仕事は誰かを助けることではないとわかっています。それはできません。私は、すばらしいけれども時に痛ましい、その誰かの道のりを邪魔したくないのです。この世界に愛情をもって役に立てることをうれしく思います。時々恐怖に震えることもありますが、それは神様や信頼できる友人と分かち合うことができるものです。私は遊び、泣き、傷つき、笑います。私が世界に送り出したものは愛情深く自分に返ってくると、信じるようになりました。配偶者も含め、自分が選んだ人と協力し合っています。何らかの関係が自分の幸福を損なうものになったら、私は自分を助け、かけがえのない自分の人生を引き受ける覚悟です。

再発の可能性があると知りながらどうして彼と一緒に暮らせるのかと聞かれます。たしかに再発はあったし、これからもあるかもしれません。彼が再発しなければいいと思います。わかっているのは、何が起きてもそれは自分とは無関係だということです。彼の行動は私とは関係ありません。それにどんなことがあっても、私は対処することができると思います。何の保証もありませんが。

昔の習慣と恐れが出てきたら、その状況や意見の不一致、課題について話し合う友人がいます。回復中であるということは、人生をみじめにする古いパターンに逆戻りしていると感じるときに、この友人に助けを求めることを意味します。回復仲間は、私の頑固さとコントロールの問題を叱り、私が自分本位あるいは自己中心的になっているときはそれを指摘することを厭《いと》いません。

現在、私が最も取り組む必要があるところを一つ挙げるなら、すぐに感情的に反応してしまうことです。

自分が傷ついたりおびえたりすると、脅かし返します。この過剰反応にずっと取り組んできました。なぜ克服が大変なのかはわかっています。子どものとき、生き残るために過剰反応を使ってきたからです。配偶者と私が本当に激しい口論をするとき、あるいは、もっと悪いことに意見の相違が表現されないとき、離婚してもっと平穏な人生を見つけることに時々考えが飛んでしまうのです。でも私は、それが古い行動、恐怖に基づいた行動だと自覚しています。今は自分の持っている技術を使って感情に取り組み、コミュニケーションを取り、自分のニーズを持ち、それらを尊重するようにしています。私たちは話し、耳を傾け、ウィン－ウィン［双方両得］を目指して努力しています。

最も大きな進歩は、回復中あるいは12ステップ・グループの他の女性たちと一緒に過ごすことによってもたらされました。グループに出かけそこで調整できるのは、特権でした。私が取り戻した［回復した］ものは真実です。もう隠す必要はないのです。

サラが言ったように、彼女はとても激しい怒りを抱えて、ロッジの女性たちのグループにやって来ました。しかし、アラノンでの経験から彼女は、他の女性といれば安心だと知っていました。その安全な環境で彼女は感情を発散し、最終的には自分の恥と恐怖を認めたのです。彼女はつながりを築き、幼少期の見捨てられがどのようにして成人した自分と男性との関係において連綿《れんめん》と続いているのかを、知ることができました。彼女の人生を笑いとつながりに満ちた平穏なものにする原動力となった内面の変化が生じたのは、彼女が、もう自分を見捨てないという誓約が自分の治癒の前提であることを認めたときでした。

回復の旅への招待

テレス、ヴァネッサ、マイテ、ジャック、ジェニーそしてサラが経験したそれぞれの危機により、彼女たちは性嗜癖とともに生きることに特有の回復を追い求めるようになりました。テレスは、夫が回復の旅を始めてから数年後に自分の旅を始めました。ヴァネッサは、妊娠中に性感染症をうつされた後に回復を受け入れました。マイテが離婚を覚悟したちょうどそのとき、彼女と夫は回復の旅を始めました。ジャックと彼女の夫は、彼が恋人と暮らすために出て行ったときに、ともに回復の旅を始めました。ジェニーが回復を始めたのは、夫が自分の薬物乱用の治療を求め、それに性行動への治療が加わったときでした。サラと夫が治療の旅に出たのは、彼の車の中で彼女が性嗜癖についての本を見つけたときでした。

自分の心と魂を治癒と回復のプロセスにつぎこんでも、その関係や結婚が続かなかった女性（六人のロッジの女性のうち二人に該当します）について読むと、気持ちが萎えてしまうかもしれません。でも、現在の彼女たちは、その関係の結果、パートナーが回復中にしたことしなかったことにかかわらず、全員が自分の癒しの旅を続けています。自らの関係に問題を抱えて彼女たちは回復プロセスに入り、自分を癒すためにこのプロセスにとどまったのです。この旅は、裏切りと欺瞞の問題を超え、それまで想像もしなかった個人的治癒の一つとなりました。彼女たちは自分の知覚を信じ、自分の感情に耳を傾け、自分のニーズを認識し、尊重し合う境界を設定することを学びました。自分の子ども時代の外傷問題に取り組み、世代間反復の兆候に気づき、自己肯定感を発達させ、自分の声を取り戻しました。

それは、圧倒的な量の内面的対話（「よくも彼はこんなことが。どうして私では不十分なのか。どうやって生きていけばいいのか。どう対処すればいいのか」など）を伴う長い道のりでした。しかし、これらの女性たちは、それまで経験したことのない内なる力を発見し、その力のなかに自己肯定感や本物の情緒的親密性、喜びそして笑いのスキル、心の平穏を見つけたのです。

あなたの前に他の人が歩いたとはいえ、これはあなた独自の旅です。あなたがここまで来たこと、この本を読んでいること、自分の真実に直面していることは称賛に値します。これは勇気のいることですが、あなたはその勇気を内に秘めているのです。重要なのは、現在に注目して、結果を予想しないようにすることです。絶対性という観点から旅が自分をどこに連れていくのか知りたいと思うでしょうが、コントロールの及ばない領域があるのです。それはパートナーの行動、思考、感情です。あなたが彼の行動の原因ではなかったのです。あなたは彼の行動をコントロールすることはできないし、あなたが彼の問題に対する回答ではありません。でも、あなたの人生には、あなたが影響力を持っている領域もあります。あなたの行動と思考、そしてあなたが感情を込めて行うことです。平安の祈りがあなたの人生の糧となるのはこのときです。

神様、私にお与えください。
自分に変えられないものを受け入れる落ちつきを、
変えられるものは変えてゆく勇気を、
そして、二つのものを見分ける賢さを。

何も知らないままで宙に浮いているというのは、最初は絶望の段階なのですが、同じ経験をした他の人たちの支援により、はるかに大きな恩寵と力の感覚を携え、それを乗り越えていけることがわかるでしょう。回復により、知らないことを人生におけるごく自然なこととして受け入れる、本物の受容に到達することができるのです。

現在、あなたの目の前にある選択肢は、共嗜癖のなかでしてきたことを続けるか、声を上げて、自分のニーズを尊重する道に腰をすえて取り組むかです。これは、正直に話をし、防衛も虚勢もすべて手放すということです。

自己発見の旅は、あなたに多くの賜物をもたらすでしょう。誰かの嗜癖の陰で生きる必要も、他人の行動に支配される必要もありません。あなたは自分を信頼すること、要するに「自分の腹の虫」に耳を傾け、信頼することを学ぶことができます。これは、健康な境界について誰が何に責任があるのか、あなたに安心感を与えるものは何かを学ぶ機会です。この旅を始めるにあたって、重要なのは自分を尊重し、尊敬することだと覚えておいてください。あなたはロッジの女性たちのように、動けなかったり他者に反応したりというものから、希望に満ちた人生、すなわち自己肯定感を持ち、選択肢を増やすように移行することができるのです。誰もあなたの代わりに回復の道を歩くことはできませんが、同じ道を旅したことのある他の人たちがいて、あなたを助けてくれるでしょう。真っ暗で何も見えないときは、これらの女性たちがあなたが進み続けることができるよう、光を照らしてくれるでしょう。治癒を始めるに際し、あなたは内なる力を見いだしますが、この力は苦痛を乗り越えることを可能にします。また、自分を信頼し、経験から意味を引き出すことを学ぶでしょう。

自分が関係に何を求めているのかわかってから回復に入る必要はありません。関係を続ける必要さえないのです。熱心にやって来なくてもいいのです。実のところ、あなたはためらいながら来るのではないかと思っています。あなたは怒り、悲しんで、とても混乱しているだろうと思います。私はただ、あなたがやって来て、自分の旅を始めるよう励ますだけです。

私たちは姉妹であり、皆で一緒に治癒するのです。

本章のおさらい

＊女性たちの体験談の中であなたが共感する部分に、アンダーラインまたはマーカーを引いてみましょう。

＊あなたの治癒と回復プロセスに刺激を与えるために、さまざまな女性たちから学び取れることは何ですか？

＊治癒のプロセスにおいて自分自身のために進んでやっていることは何ですか？　具体的に述べてください。

＊この治癒のプロセスにおいてすでに受け取った恩恵は何ですか？

＊あなたの民族性・文化は、どのようにあなたの話［体験］に影響を与えていますか？

＊プロセスを続けるなかであなた自身が受ける可能性のある恩恵は何ですか？

＊本章の中であなたにとって重要だったことは何ですか？

訳者あとがき・感想

あとがき

本書はClaudia Blackの著作*Deceived: Facing Sexual Betrayal, Lies, and Secrets*（Hazelden.Org. 二〇〇九年刊）の翻訳である。原タイトルを意訳すれば、「欺かれていた妻たち――夫の性的裏切り、嘘、秘密に向き合う」という意味になるだろう。要するに、性嗜癖者である男を夫やパートナーに持つ「欺かれている女性（deceived）」たちの絶望や空虚に共感しつつ、男たちの性嗜癖の実態を教える本である。そして、「もしかしてこれを読むあなたも性嗜癖者の妻かパートナーじゃないの」と警告し、その対処法を述べようとしている本でもある。

したがって、キーワードは「性嗜癖（sexual addiction）」と「性嗜癖者の妻たち（ＣＯＳＡ=CO-addicts of Sexual Addiction）」の二つということになるのだが、これらはそれぞれに説明がいる。

まず、嗜癖（addiction）という用語についてだが、これは二〇一三年五月まで、依存（dependence）ないし依存症（dependence syndrome）と呼ばれていたものである。ＡＰＡ（アメリカ精神医学会）の「診断と統計の手引き」の新版（ＤＳＭ-5）が使われるようになったのに合わせて、かつて廃棄された麻薬嗜癖（narcotic addiction）のうち嗜癖（addiction）だけが再採用されることになり、依存（dependence）の語が廃された。これに合わせて、本書では性依存ではなく性嗜癖の語を用いている。

ちなみに、嗜癖とは「衝動的で貪欲で強迫的で有害な反復行為」のことで、ある種の精神活性物質の反復摂取やギャンブル反復について用いる。性的反復行為に関して性嗜癖の語を用いることは、ＤＳＭ-5では尚早として回避（棚上げ）されているのだが、ＤＳＭそのものは精神医学専門家たち内部の取り決めにすぎないので、ギャンブル嗜癖という「行動嗜癖（化学物質摂取ではない嗜癖）」が一疾患と見なされた時点で、精神医学圏外の論者たち（主として社会学者や文芸批評家）が、性嗜癖や恋愛嗜癖などの行為や人間関係を「非物質摂取型の嗜癖」として認識することに異を唱えるわけにはいかなくなっている。

本書でいう性嗜癖とは、極めて広い範囲の性的な強迫反復行動を含んでいる。浮気（性的裏切り）、ポルノグラフィのダウンロードを含む性的空想とそれに関連する自体愛（性的自慰）、ポルノ女優とのチャッティング（有料）を含むサイバー売買春、出会い系サイトでのチャッティング（無料）や、そこで知り合った異性／同性とのリアルセックス、児童（同性／異性）を対象とした性的誘惑や威圧による性的搾取などがその一部である。露出狂や窃視狂のようなパラフィリア（性倒錯）もこれに含まれると思われるが、ＤＳＭ-５ではいまだ別個の診断カテゴリーとして扱われている。

先に性嗜癖と恋愛嗜癖を挙げたが、これらと並ぶ「人間関係の嗜癖」に共依存（co-dependence）／共嗜癖（co-addiction）がある。これは配偶者や親子などの親密な人間関係のなかに見られるような献身的で、しかし支配的な関係を指す。母子間であれば正常（健康）と思える人間関係であっても、子が成長して成人と呼べるようになってからもそれが続くようなら、病理的なものと考えられる。そうした関係のなかでは、「嗜癖者の妻（ないしパートナー）」は母性的保護と統制で嗜癖者に接し、そうすることで嗜癖者の退行（子ども返り）を促し、結果として嗜癖者は自己統制と衝動制御の能力を欠いた人間として、社会秩序の枠外に暮らす人になったりする。「性嗜癖者の妻たち（ＣＯＳＡ）」の問題と述べたのは、このことである。性嗜癖者が強迫的性行動に耽《ふけ》る間、妻たちは嗜癖者の嘘や言い訳を信じようとし続け、それによって嗜癖者の愚行を促進させる一方、自らは「愛する者から置き去りにされる空虚と寂しさの感情」に包まれて過ごす。夫の浮気が露見したり、売春捜査網にひっかかったりしても、妻たちは現実を直視することを避け、夫が口にする「気づき」や「自己治療の提案」といったデタラメで妥協する。そうすることで自己評価を下げ続ける妻たちは、多くの場合、似たような夫婦関係を持った父母の娘だったりする。

こうして「嗜癖者の妻」の問題は、抜本的な治療を受けない限り、世代間を伝播し続けることになる。では、どうすれば良いか。

すべては、現実を直視することの恐怖を受け入れることによってしか始まらない。しかし、この恐ろしい関門を通り過ぎることができさえすれば、回復への道が見えてくる。そのことを、六人の女性たちの生々しい体験を通して明らかにしたのが本書である。

著者（Claudia Black）と訳者である私との関係は極めて長い。彼女の初期の著書 *It's Never Happen to Me*（1981）を、『私は親のようにならない』（誠信書房 一九八九年刊）というタイトルで翻訳した時からだから二十六年にもなる。その改訂版（二〇〇一年）の翻訳にも関わらせていただいた。翻訳にあたっては編集の方々からはさまざまなご助力をいただいた。特に編集部の松山由理子さん、中澤美穂さんには心から感謝しています。

一読者としての感想

以上が訳者の務めとしての「あとがき」だが、読者としては幾つかの疑問を抱えながら読んだので、その点に触れたい。

乳児の「おしゃぶり」を、「恍惚を伴う吸引」と呼んで手淫（性的自慰、自体愛）と結びつけたのはジグムント・フロイト[*29]である。これを踏まえて私[*30]は、指しゃぶりを原初の嗜癖と考えた。つまり嗜癖とは、指しゃぶりから始まる一連の性自慰を指すというのが筆者の嗜癖論の根源である。物質摂取嗜癖者（たとえばアルコール嗜癖者）の場合、薬物の作用下にある自己身体を他者と見なして愛着するという自体愛の存在を仮定しないと、あの「酩酊」への執着を理解しがたい。

そういうわけで、私はあらゆる嗜癖には自体愛の側面があると考えている。したがって、自体愛を含む性嗜癖を正面から取り上げた著者の姿勢には敬意を払うのだが、性嗜癖が男性に特有なもの、その影響を受けるのが女性という書き方には疑問を感じる。確かに暴力を伴う性的襲撃や一連の性倒錯の加害者のほとんどは男性であるが、性嗜癖そのものの頻度には性差が認められないのではないかと考えている。頻度の差はないが、表現形には大きな男女差があるというのが性嗜癖の特徴なのではないか。このように考える理由のひとつは、最近急速に目立つようになった女性自体愛のための道具（「大人の玩具」）の普及である。

イギリス映画『ヒステリア』（二〇一一）は一八九〇年代、表面上の性的禁欲主義がはびこっていたビクトリア朝のイギリスで、抑うつ、悲嘆、心身不調を訴える女性が激増するようになり、婦人科治療の道具としていわゆる「電動バイブ」が誕生したエピソードを描いている（映画の冒頭で実話であると強調されているが、真偽不明）。舞台こそ百二十年前の昔だが、現在では日常一般的な生活道具と化しているという主張を前提に女性監督（ターニャ・ウェクスラー）によって作られており、エンドロールでは各時代を代表する世界の名器が実物写真として次々に紹介されている。それらのうち、一九七〇年代を代表する名器として登場するのは、我が日立社のHitachi Magic Wandであった。

アメリカ映画*Friends with Money*（邦題『セックス&マネー』二〇〇八年）では、大学時代の仲良し四人組の中で一人だけ落ちぶれてメイドをしているヒロイン（ジェニファー・アニストン）が日に何軒も掃除をして歩くのだが、どの家の引き出しにも電動バイブがあって、彼女はそれを時々使う（シーンは音だけ）。それが当たり前のように描かれていて、これも女性監督（ニコル・ホロフセナー）の作品だ。

これらは決して卑猥な作品ではない。それどころか、女性の視点から鋭く社会の陰翳を削ぎ取った〝女性のた

＊29　S・フロイト／懸田克躬・吉村博士訳（原著1905）「性欲論3編Ⅱ　小児の性愛」『フロイト著作集第5』人文書院

＊30　斎藤学（1994）「嗜癖の起源、およびその暴力との関係」『アルコール依存とアディクション』一一巻二号、九九‐一〇八頁

めの〟作品になっている。そこに単なる小道具として無造作に登場する自体愛のための道具は、何を意味するのか。

今を生きる女たちにとって、上品ぶった男たちに性衝動を押し込められてパニック発作を起こしたり、泣いたり、まして性愛の主体性を男に奪われるなんてあり得ない。そんなものは日用品でどうにでもなる、ということなのではないか。

つまり、自体愛は今や男の専有物ではなく、話題にしてはならないものではなくなっている。少なくとも一部のリーダー役の女性たちの間では。

性嗜癖の形態が男女によって違うという点で重要なのは、前記の共嗜癖を嗜癖的性愛の一型と考えることである。[*31]そう思うことは、〝聖なる母〟の神域が存在していた時代には禁忌だったのだが。共嗜癖に絡め取られた母親が、精液まみれの十五歳や、性的パートナーのいない三十五歳や、妻との性交渉が絶えて久しい五十五歳を世話しようとしてまとわりつく気色悪さの正体は、これが生殖器抜きの性愛であるためだろう。性器だけは使わないという理由で共嗜癖を性愛から遠ざけるのは、むしろ不自然だ。

このように女性自体愛の普遍化を認め、共嗜癖もまた女性という性別に固有の性愛と認めると、性的嗜癖の頻度にそれほどの差はないのではないかという私の疑問も理解してもらえるだろう。ということで、さて、自分の妻やパートナーが女性同性愛に溺れていたり、手早い自体愛で満足していたり、自分たちの息子を世話焼きと統制で縛り上げることに熱中していたら、夫たちはこの本の中に描かれている「ロッジの女たち」のように、「問題に気づいて愕然としたり、今までの配偶者の不自然な嘘の本質を見極めたり、『真実を語れ』と妻たちに迫ったりする」のだろうか。そして、この方面に理解のあるカウンセラーを捜し歩き、同性のカウンセラーのもとで「真の回復への道」を探るためのシェアリング（分かち合い）グループに参加するのだろうか。

アメリカ映画 *Thanks for Sharing*（邦題『私の恋人はセックス依存症』二〇一二年）では、性嗜癖者のためのシェアリング・グループにせっせと通う男（マーク・ラファロ）が描かれている。彼は五年間にわたって禁欲しているというのだが、なんとその禁欲には性的自慰（自体愛）が含まれるのだ。このハンサムがパーティで長身の金髪美女（グゥイネス・バルトロー）に出会う。この女性は癌で片方の乳房を失い再建術を終えたところ、という設定がいかにも〝今〟らしい。身も心も整った女性は新しいボーイフレンドを求めていて、禁欲男に接近しすぐに親しくなるのだが、そこからが大変。性自慰を含む全セックス禁断中という男が理解できない。以前、ドラッグ嗜癖男のことで苦労していたこともあり、セックス嗜癖と聞くとおののいて去ろうとするのだが……、という設定。ここで私はヒロインと一緒に引いてしまった。シェアリング風景そのものは嗜癖治療に必須で、私にもお馴染みなのだが。

筆者の運営するセックス嗜癖者プラス性倒錯者（主として痴漢と窃視症者たちで、弁護士や司法機関を通じて来院する）のグループ（男性限定）では、性自慰を禁じていない。それを避けようと努力するのは勝手だが、禁欲を守れないことで生じる罪悪感が、倒錯的性行為を促進することを知っているからだ。

セクサホーリックス・アノニマス（ＳＡ）では、「配偶者とのセックス以外のいかなる性行為も（性的自慰も含めて）しない」ことを「sexually sober（性的に素面《しらふ》）」と呼び、この状態を保つことを仲間たちに勧めている。この方針は日本（SA-Japan）においても変わらない。

それはそれで良いと思う。しかし治療者としての私は、この方針を私の手がける治療ミーティング（シェアリング・グループ）に採用しようとは思わない。配偶者とのセックスだけを他の性行為から区別するという考え方は、極めてキリスト教的な家族聖域論にすぎないと思う。そのような意見を排除はしないが、彼らのいう「性的素面《しらふ》」が、性倒錯や衝動統制不全や性的嗜癖に悩む者たちの治療ゴールになりうるとは思わない。私たちは勝手

＊31　斎藤学「エロティシズムとアディクション――現代人の恋愛、共依性、親密性」『アディクションと家族』二六巻一号、二〇〇九年、二七–四三頁

に湧いてくる性衝動や渇望に意識的であってよい。ただし、それを行動に表現して自分自身の社会的評価を下げる必要はない。偽善者になる必要はない。だから、我が内なる性的な欲求という健康な生命力を自覚するだけで自己卑下におちいるのはナンセンスだ。内なる生命力は私たちを創造的にする。そしてその変化が他者とつながるきっかけを作る。

いずれにせよ、性を語ることは難しい。これを書いていて、改めてそう思う。

二〇一五年一月

斎藤　学

＊共依存

ジョン・ブラッドショウ／香咲弥須子訳（1995）『ファミリー・シークレット――傷ついた魂のための家族学』青山出版社

ピア・メロディ／内田恒久訳（2002）『児童虐待と共依存――自己喪失の病』そうろん社

ピア・メロディ，A.W. ミラー，K. ミラー／水澤都加佐訳（2001）『恋愛依存症の心理分析――なぜ、つらい恋にのめり込むのか』大和書房

＊アダルト・チルドレン

J. G. ウォイティッツ／斎藤学監訳（1997）『アダルト・チルドレン――アルコール問題家族で育った子供たち』金剛出版

クラウディア・ブラック／斎藤学監訳（2004）『私は親のようにならない――嗜癖問題とその子どもたちへの影響』改訂版，誠信書房

＊その他

エレン・バス，ローラ・デイビス／原美奈子・二見れい子訳（2007）『生きる勇気と癒す力――性暴力の時代を生きる女性のためのガイドブック』新装改訂版，三一書房

Whitfield, Charlie. *Boundaries and Relationships: Knowing, Protecting, and Enjoying the Self.* Deerfield Beach, FL: Health Communications, 1993.

その他

Bass, Ellen, and Laura Davis. *The Courage to Heal: A Guide for Women Survivors of Child Sexual Abuse.* New York: HarperCollins, 2008.

Carnes, Patrick. *A Gentle Path Through the Twelve Steps: The Classic Guide for All People in the Process of Recovery.* Center City, MN: Hazelden, 1994.

Duerk, Judith. *Circle of Stones: Woman's Journey to Herself.* Novato, CA: New World Library, 2004.

邦訳文献（一部書き下ろし文献も含む）

＊嗜癖

斎藤学著（2009）『依存症と家族』学陽書房

＊性嗜癖

パトリック・カーンズ／内田恒久訳（2004）『セックス依存症――その理解と回復・援助』中央法規出版

＊共嗜癖

ジャニス・エイブラムズ・スプリング，マイケル・スプリング／永井二菜訳（1998）『不倫は別れる理由にならない――カップル再生の処方箋』アスペクト

Weiss, Rob, and Jennifer Schneider. *Untangling the Web: Sex, Porn, and Fantasy Obsession in the Internet Age.* Los Angeles: Alyson Books, 2006.

共依存

Adams, Christine. *Love, Infidelity, and Sexual Addiction: A Codependent's Perspective.* Bloomington, IN: Authors Choice Press, 2000.

Carnes, Patrick, Debra Laaser, and Mark Laaser. *Open Hearts: Renewing Relationships with Recovery, Romance, and Reality.* Phoenix, AZ: Gentle Path Press, 1999.

Carnes, Stefanie, ed. *Mending a Shattered Heart: A Guide for Partners of Sex Addicts.* Phoenix, AZ: Gentle Path Press, 2008.

Corley, M. Deborah, and Jennifer P. Schneider. *Disclosing Secrets: When, to Whom, and How Much to Reveal.* 3rd ed. Tucson, AZ: Recovery Resources Press, 2004.

Hall, Laurie. *An Affair of the Mind: One Woman's Courageous Battle to Salvage Her Family from the Devastation of Pornography.* Wheaton, IL: Tyndale House Publishers, 1998.

Laaser, Debra. *Shattered Vows: Help and Hope for Women Who Have Been Sexually Betrayed.* Grand Rapids, MI: Zondervan Publishing House, 2008.

Lusterman, Don-David. *Infidelity: A Survival Guide.* Oakland, CA: New Harbinger Publications, 1998.

May, Alice. *Surviving Betrayal: Hope and Help for Women Whose Partners Have Been Unfaithful; 365 Daily Meditations.* New York: HarperCollins, 1999.

Pletcher, Claudine, and Sally Bartolameolli. *Relationships from Addiction to Authenticity.* Deerfield Beach, FL: Health Communications, 2008.

Potter-Efron, Ronald. *Angry All the Time: An Emergency Guide to Anger Control.* 2nd ed. Oakland, CA: New Harbinger Publications, 2004.

Schneider, Jennifer. *Back from Betrayal: Recovering from His Affairs.* 3rd ed. Tucson, AZ: Recovery Resources Press, 2005.

Schneider, Jennifer, and Burt Schneider. *Sex, Lies, and Forgiveness: Couples Speaking Out on Healing from Sex Addiction*. 3rd ed. Tucson, AZ: Recovery Resources Press, 2004.

Spring, Janis, with Michael Spring. *After the Affair: Healing the Pain and Rebuilding Trust When a Partner Has Been Unfaithful.* New York: HarperCollins, 1996.

Weiss, Douglas, and Dianne DeBusk. *Women Who Love Sex Addicts: Help for Healing from the Effects of a Relationship with a Sex Addict.* Los Angeles, CA: Discovery Press, 1993.

共嗜癖

Beattie, Melody. *Beyond Codependency: And Getting Better All the Time.* Center City, MN: Hazelden, 1989.

Bradshaw, John. *Family Secrets: The Path from Shame to Healing.* New York: Bantam Books, 1996.

——. *Healing the Shame That Binds You,* Deerfield Beach, FL: Health Communications, 1998.

Carnes, Patrick. *The Betrayal Bond: Breaking Free of Exploitive Relationships.* Deerfield Beach, FL: Health Communications, 1997.

Carnes, Patrick, with Joseph M. Moriarity. *Sexual Anorexia: Overcoming Sexual Self-Hatred.* Center City, MN: Hazelden, 1997.

Katherine, Anne. *Boundaries: Where You End and I Begin.* New York: Simon & Schuster, 1991.

Mellody, Pia, with Andrea W. Miller, and J. Keith Miller. *Facing Codependence: What It Is, Where It Comes From, How It Sabotages Our Lives.* New York: HarperCollins, 1989.

——. *Facing Love Addiction: Giving Yourself the Power to Change the Way You Love.* New York: HarperCollins, 1992.

Spring, Janis, and Michael Spring. *How Can I Forgive You? The Courage to Forgive, the Freedom Not To.* New York: HarperCollins, 2004.

推薦図書

性嗜癖

Carnes, Patrick. *Contrary to Love: Helping the Sexual Addict.* Center City, MN: Hazelden, 1994.

——. *Don't Call It Love: Recovery from Sexual Addiction.* New York: Bantam Books, 1992.

——. *Out of the Shadows: Understanding Sexual Addiction.* 3rd ed. Center City, MN: Hazelden, 2001.

Carnes, Patrick, David Delmonico, Elizabeth Griffin, and Joseph M. Moriarty. *In the Shadows of the Net: Breaking Free of Compulsive Online Sexual Behavior.* 2nd ed. Center City, MN: Hazelden, 2007.

Delmonico, David, Elizabeth Griffin, and Joseph Moriarty. *Cybersex Unhooked: A Workbook for Breaking Free of Compulsive Online Sexual Behavior.* Phoenix, AZ: Gentle Path Press, 2001.

Earle, Ralph, and Gregory Crowe. *Lonely All the Time: Recognizing, Understanding, and Overcoming Sex Addiction for Addicts and Codependents.* New York: Pocket Books, 1989.

Ferree, Marnie. *No Stones: Women Redeemed from Sexual Shame.* Camarillo, CA: Xulon Press, 2002.

Kasl, Charlotte. *Women, Sex, and Addiction: A Search for Love and Power.* New York: HarperPerennial, 1990.

Laaser, Mark. *Faithful and True: Sexual Integrity in a Fallen World.* Grand Rapids, MI: Zondervan Publishing House, 1996.

——. *Healing the Wounds of Sexual Addiction.* Grand Rapids, MI: Zondervan Publishing House, 2004.

Weiss, Rob. *Cruise Control: Understanding Sex Addiction in Gay Men.* Los Angeles: Alyson Books, 2005.

著者紹介

クラウディア・ブラック Ph. D. は，嗜癖障害の分野で最も有名な女性の一人です。著者，指導者として，家族システムと嗜癖障害を扱った先駆的・現代的研究によって，世界的に認められています。1970年代後期に始めた，アルコホリック［アルコール嗜癖者］の子どもたちおよびアダルト・チルドレンを扱って後世に大きな影響を与えた研究を皮切りに，彼女は自分の仕事に常に心血を注いできました。アイスランドからオーストラリア，中国，メキシコまで世界中に，老若男女すべての人々の人生に触れる，彼女の理解と希望のメッセージを伝えました。30年間以上，家庭内暴力，多重嗜癖，再発，怒り，うつに関連した問題および女性問題の分野で，数千人の嗜癖専門家および精神保健従事者の教育にあたるなか，彼女は熱烈に迎えられてきました。

1998年以降は，外傷［トラウマ］および嗜癖障害治療を専門とするアリゾナ州，ウィッケンバーグのメドウズ治療センター（The Meadows Treatment Center）の臨床顧問を務めています。彼女は全米CoA（Children of Alcoholics）協会の元会長であり，現在は同協会の諮問委員を務めています。また，モイヤー財団の諮問委員として，精神的苦痛を抱える子どもたちの援助にあたっています。2004年，ワシントン大学社会福祉大学院から著名な卒業生に対して贈られるDistinguished Alumni Awardを授与されました。

本書はブラック女史の15冊目の著作です。また，嗜癖問題に関連した数枚の音声CDと20枚を超えるDVDもプロデュースしています。

クラウディアは，夫と，２匹のウエストハイランド・ホワイトテリア，クインとケイティとともに太平洋岸北西部で人生を楽しんでいます。一人になる時間があると，グランド・フォレストに出かけたり，ピュジェット湾でカヤックに乗ったりしています。

ブラック博士のその他の資料，プレゼンテーションの日程，ブログ，ニュースレターの詳細な情報については，彼女のウェブサイト，www.claudiablack.com を訪れるか，info@claudiablack.com にEメールを送ってください。

訳者紹介

斎藤　学（さいとう　さとる）
1941年　東京都生まれ
1967年　慶應義塾大学医学部卒業
同大学医学部助手（精神神経科学教室），WHO研修生（薬物依存関連問題），フランス政府給費留学生，国立療養所久里浜病院医長，東京都精神医学総合研究所研究員を経て，
現　在　家族機能研究所代表，日本嗜癖行動学会理事長，同学会誌『アディクションと家族』誌編集主幹，日本トラウマ・サバイバーズ・ユニオン（JUST）理事長，医学博士。家族機能研究所ホームページ http://www.iff.or.jp
著訳書　『女らしさの病い』（共編），『依存症と家族』，『あかるく拒食 ゲンキに過食 リターンズ』（共著），『わたしのままでママをやる』（共著），『「母」がいちばん危ない』（共著），『「毒親」の子どもたちへ』，H.ドゥローシス『女性の不安』（訳），C.ブラック『私は親のようにならない 改訂版』（監訳），A.W.シェフ『嗜癖する社会』（監訳），J.スウィガート『バッド・マザーの神話』（監訳），C.マダネス『変化への戦略』（監訳），C.ウィットフィールド『内なる子どもを癒す』（監訳）以上誠信書房，他多数

クラウディア・ブラック著
性嗜癖者《せいしへきしゃ》のパートナー――彼女《かのじょ》たちの回復過程《かいふくかてい》

2015年5月10日　第1刷発行

訳　者　斎藤　学
発行者　柴田敏樹
印刷者　日岐浩和

発行所　株式会社　誠信書房
〒112-0012　東京都文京区大塚3-20-6
電話03（3946）5666
http://www.seishinshobo.co.jp/

中央印刷　協栄製本
検印省略

Printed in Japan
ISBN978-4-414-42865-0 C1047